新・精神保健福祉士シリーズ 1

精神医学と精神医療

福祉臨床シリーズ編集委員会編

責任編集＝高岡　健・古屋龍太

弘文堂

はじめに

　精神医学も精神医療も、英語ではひとしなみに psychiatry という言葉に翻訳される。しいて微細なニュアンスの違いをあげるとすれば、前者がどちらかというと理論面に力点を置いた言葉であるのに対し、後者は実践面に力点を置いた言葉であるとはいえる。その意味では、後者にはpsychiatric practice という英語をあてることも可能である。

　しかし、このようなニュアンスの違いを認めるにしても、両者が相即不離の関係にあることはまちがいない。理論のないところに、ほんとうの実践は成立しないし、ほんとうの実践を伴わない理論は、文字どおり机上の空論でしかないからだ。本書の表題を、『精神医学と精神医療』としたゆえんである。

　こんにち、精神医学・精神医療に対する人々の関心とニーズは、高まる一方だ。その背景には、高度化し複雑化する社会の中に生きる、人々の苦悩がある。他方で、苦しみを横目で見ながら、社会の中の矛盾をことさらのように軽視し、自己責任の名のもとに、すべてを個人の心理・精神状態へ還元しようとする動きもある。

　精神保健福祉士は、精神医学・精神医療に携わるさまざまな職種の専門家たちとともに、苦悩を持つ人々に対し、真摯に向きあうことを仕事としている。同時に、過剰な個人心理・精神への還元とたたかいながら、心の健康を守るために社会環境を少しずつ変革していくことも、精神保健福祉士の大切な仕事であることは論をまたない。

　本書は、そのような仕事を志す学生のみなさんに役立つことはもちろん、すでに精神保健福祉士として活躍されている人たちにも、折に触れ参照していただける水準のテキストブックを目指して編纂された。

　具体的には、以下のような認識のもとに、高い水準の内容を、可能な限り平易な表現で執筆いただくよう、各分野における第一人者に依頼した。

1.　多職種協働に役立つテキスト

　精神保健福祉士の仕事は単独で行われるものではなく、医学・看護学・臨床心理学等を含む広範な領域で働く人たちとの多職種協働があって、はじめて成立するものである。したがって、第一線で活躍する人たちが、職種の垣根を超えて共有しうる内容をもち、かつ、いつでも参照しうるテキストが求められている。

2. 基礎から臨床・地域までを俯瞰するテキスト

　人間は、脳にも心にも社会にも根ざした存在である。そのため、生物学・心理学・社会学等と接点をもつ基礎的知見を理解することが必須であるとともに、そこから実務に耐えうるだけの臨床的・地域保健的知見を身につけることが不可欠である。それゆえに、基礎から臨床・地域展開までをも広く射程におさめたテキストが求められている。

3. 歴史を顧みつつ未来を見据えるテキスト

　精神医学・精神医療は、過去から現在を経て未来へ至る道筋を、一歩ずつ前へ向かって進んでいる。しかし、その道筋を、まばゆい希望だけをたずさえて、たどっているわけではない。そのため、過去を反省的にふりかえり、現在を批判的にとらえかえし、未来を建設的に展望する姿勢を堅持したテキストが求められている。

　ともすれば無味乾燥な形式知の伝達に終始しがちだった類書とは異なり、この本は、精神医学・精神医療に関して著された大学生・社会人向けテキストの中で、書き手の豊かな経験知に基づく内容により、独自の光芒を放っているはずだ。

　本書が、精神保健福祉士に必要な資質の構築に寄与するものであることを願ってやまない。

2023 年 2 月

責任編者を代表して　　高岡　健

目次

精神医学と精神医療 （60 時間）〈2021 年度からのシラバスと本書との対応表〉

ねらい（目標）
①精神疾患の分類を把握するとともに、主な疾患の症状、経過、治療方法などについて理解する。 ②精神医療と人権擁護の歴史を学ぶとともに、精神保健福祉法における精神科病院の入院形態や医療観察法について理解し、その中での精神保健福祉士の役割と法制度の課題を理解する。 ③精神科病院等においてチーム医療の一員としての精神保健福祉士の役割を理解する。 ④早期介入、再発予防や地域生活の支援等における地域の多職種連携・多機関連携における精神保健福祉士の役割について理解する。

教育に含むべき事項	想定される教育内容の例		本書との対応
大項目	中項目	小項目（例示）	
①精神疾患総論	1 精神医学・医療の歴史	●諸外国における精神医療の歴史 ●日本における精神医療の歴史	第1章1節
	2 精神現象の生物学的基礎	●脳の構造と機能 ●こころの生物学的理解	第1章2節
	3 精神障害の概念	●健康 ●精神症状 ●精神疾患 ●精神疾患に由来する障害	第1章3節
	4 精神疾患の診断分類	●内因性、外因性、心因性 ●国際疾病分類（ICD） ●精神疾患の診断・統計マニュアル（DSM）	第1章4節
	5 診断、検査	●診断手順と方法 ●心理検査 ●理化学的検査	第1章5節
	6 代表的な疾患とその症状、経過、予後	●認知症 ●てんかん ●依存症 ●統合失調症 ●気分（感情）障害 ●不安障害 ●神経症性障害、ストレス関連障害 ●摂食障害 ●発達障害	第1章6節
②精神疾患の治療	1 薬物治療	●薬理作用と副作用	第2章2節
	2 精神療法	●精神療法の種類と内容 ●集団精神療法 ●認知行動療法 ●社会生活技能訓練（SST、社会生活スキルトレーニング）	第2章3節
	3 脳刺激法	●電気けいれん療法 ●経頭蓋磁気刺激療法	第2章4節
	4 作業療法	●死別経験と喪失経験 ●複雑性悲嘆	第2章5節
	5 地域精神医療	●訪問診療、往診 ●訪問看護 ●アウトリーチ ●デイケア	第2章6節

教育に含むべき事項	想定される教育内容の例		本書との対応
大項目	中項目	小項目（例示）	
③精神医療の動向	1 精神疾患患者の動向	●精神保健福祉資料、患者調査 ●入院患者の推移（疾病別、年齢階級別） ●外来患者の推移（疾病別、年齢階級別） ●在院期間、退院先 ●精神科病院数の推移 ●病棟の機能分化の推移	第3章1節
	2 医療制度改革と精神医療	●医療法（医療施設の類型、医療計画） ●保健医療政策 ●診療報酬制度	第3章2節
	3 医療機関の医療機能の明確化	●病床機能分化 ●クリティカルパス ●地域医療連携（地域完結型医療）	第3章3節
④精神科医療機関における治療	1 入院治療	●専門病棟	第4章1節
	2 入院治療と人権擁護	●入院治療の歴史 ●精神保健福祉法における入院形態（任意入院、医療保護入院、措置入院、応急入院、緊急措置入院） ●医療保護入院における退院促進 ●インフォームド・コンセント ●精神科病院における処遇（隔離、身体的拘束）、行動制限の最小化 ●退院および処遇改善請求 ●精神保健指定医制度 ●精神医療審査会 ●移送制度	第4章2節
	3 外来治療、在宅医療	●外来 ●精神科診療所 ●訪問診療、往診 ●訪問看護	第4章3節 （精神科診療所については第2章6節）
	4 医療観察法における入院・通院治療	●指定入院医療機関 ●医療観察病棟 ●指定通院医療機関 ●鑑定入院	第4章4節
	5 精神科医療機関における精神保健福祉士の役割	●相談援助 ●人権擁護 ●入院・退院時の関わり ●退院支援、退院後生活環境相談員 ●多職種カンファレンス ●家族への助言、指導 ●制度の説明・提案・相談	第4章5節
	6 精神保健福祉士と協働する職種	●医師、薬剤師、看護師、作業療法士、管理栄養士、公認心理師	第4章6節

教育に含むべき事項	想定される教育内容の例		本書との対応
大項目	中項目	小項目（例示）	
⑤諸外国の精神保健活動の現状及び対策	1 治療導入に向けた支援	● 早期介入 ● 保健所、市町村保健センター、精神保健福祉センターと役割 ● 学校保健の役割 ● 産業保健の役割 ● 精神科救急医療システム ● 認知症初期集中支援チーム	第5章1節
	2 再発予防や地域生活に向けた支援	● 服薬自己管理の支援 ● 精神障害にも対応した地域包括ケアシステム ● 地域生活を支える多機関の役割 ● 障害福祉サービス	第5章2節

注）この対応表は、厚生労働省が発表したシラバス（令和2年3月6日）に、「精神保健福祉士国家試験に関する検討会」（令和4年1月17日）で変更になった箇所を反映した内容が、本書のどの章・節で扱われているかを示しています。

全体にかかわる項目については、「本書との対応」欄には挙げていません。

「想定される教育内容の例」で挙げられていない重要項目については、独自の視点で盛り込んであります。目次や索引でご確認ください。

第1章 精神疾患総論

人間は歴史と現在の交点に生きている。だから、精神医学・医療を学ぶ者は、歴史的視点と現在的視点の双方をもつ必要がある。現在的視点は、心の生物学的基礎から診断・検査までを含む。その上に立って、各精神疾患の概要を熟知しておきたい。

1

精神医学の歴史は、決して明るい進歩の歴史ばかりではなく、多くの負の側面を伴っていることを学ぶ。

2

精神現象を、脳−神経系、創発現象と心の階層性、精神分析理論に基づく臨床などの視点を通じて、多角的に理解する。

3

健康の定義、well-being、生物−心理−社会モデル、ICF について学び、変化する環境の中の個人という見方を身につける。

4

伝統的診断における外因・内因・心因、アメリカ精神医学会の DSM-5、および WHO の ICD-11 の概要と特徴について学ぶ。

5

行動観察と面接から把握しうる状態像・症候群について知るとともに、心理検査・身体的検査により何がわかるかを学ぶ。

6

精神疾患とは何かについて知り、認知症、てんかん、依存症、統合失調症を始めとする主要疾患の特徴を理解する。

1. 精神医学・医療の歴史

A. 諸外国（欧米）

[1] はじめに─精神と精神医学の語源

　日本語の「精神医学」という言葉は、ドイツ語のプシヒアトリー（Psychiatrie、英語のサイカイアトリーPsychiatry）の翻訳語として作られた。プシヒアトリーとは、ギリシア語で精神（心）を意味するプシケー（Psyche）に医学を意味するイアトロス（Iatros）を加えた合成語で、1803年にドイツの精神科医**ライル**によってはじめて作られた。

　では、このプシケーという言葉の語源は何であろうか？　それはギリシア語を含むヨーロッパ各国語の起源とされるインド・ヨーロッパ祖語の語根 vat-（風）に由来すると考えられる。英語のフール（fool）もこれに由来する。古代ギリシア語のプノエー（Pnoe、息）も同様で、ここからプシケーという言葉が生まれる。

　人間の精神は目に見えない。しかし、そのままでは抽象的過ぎて具体的に考えることができないので、精神の在り処を身体のどこかの部位に同定（可視化）する必要が生じた。最初に同定された身体部位は腹（腹部、腸）である。次いで呼吸（息）とともに動く横隔膜に、さらには心臓や胸腺に位置づけられ、それらの臓器や器官が病むことで精神病が発生すると考えられた（なお、脳が精神病の座であるとされるのは、後述のように、19世紀の近代精神医学においてである）。

[2] 古代医学と狂気

(1) メランコリーとマニアー

　のちに近代精神医学が誕生するヨーロッパでは、古代ギリシア医学とその継承者たる古代ローマ医学が近代に至るまで長く影響力を保った。

　古代ギリシア医学の特徴は、体液病理説にある。すなわち、血液、粘液、黒胆汁、黄胆汁の4つの体液の平衡失調によって病気が生じるとされた。また、この四体液は、それぞれが自然界の性質や人間の気質などに対応しており、多血質（熱、陽気で明るい性格）、粘液質（湿、執着的性格）、憂うつ質（冷、不活発で暗い性格）、胆汁質（乾、短気で怒りっぽい性格）などに区別されていた。

ライル
Reil, Johann Christian
1759-1813

精神病と横隔膜
古代ギリシア医学において精神病を表すフレニティス（Phrenitis）という言葉がある。この語はフレノス（Phrenos＝横隔膜）の炎症を意味し、近現代に至るまで精神の異常を表す言葉に転用された（フレノパチア、スキゾフレニアなど）。

このうち、精神医学史の上で特に重要なものが黒胆汁（メラノス＝黒、コロス＝胆汁）の過剰による**憂うつ質**で、今日でも使われる**メランコリー**（Melancholia）という言葉はこれに由来するが、中世以降は精神病全般を指す言葉としても使われていた。この言葉が、もっぱらうつ病を指すようになったのは19世紀の近代精神医学においてである。しかし、間もなく低気圧を意味する気象用語の**デプレッション**（Depression）に置き換わり、今日では一般にうつ病をメランコリーではなくデプレッションと呼ぶようになった。

うつ病とは逆の躁病を意味する言葉**マニアー**（Mania）についてはどうであろうか。この言葉も今日なお使われ、躁病に限らず、何かに没頭する人をマニアックなどと表現する。しかし、マニアーの語源は古代ギリシア医学の四体液とはまったく関係のない一般語であり、預言者を意味するマニケー（Manike）に由来する。マニアーもメランコリーと同じく、近代に至るまで精神病一般を指すために用いられた。

語源的にも、症状の面でも、まったく異なる両者であるが、メランコリーとマニアーとが交替して周期的に現れる例があることも記述されていた（カッパドキアのアレタイオス、紀元2世紀頃）。今日の国際的疾病分類（DSMまたはICD）では、うつ病のみの単極性障害と躁病エピソードの加わる双極性障害とを区分しているが、どちらも気分障害という大きな分類カテゴリーに入れられている。

古代ギリシアの医師とされるヒポクラテス（生没年不詳）が記したという全集（いわゆる**ヒポクラテス全集**）には、それまで「神聖病」とされていたてんかん発作を脳の粘液の異常とする記述があるが、これもまた体液説の1つであり、近代精神医学に登場する脳病論と混同してはならない。

(2) 古代の医療

上述のように、古代医学がいくつかの精神異常を取り上げ、それに名称を与えていた一方で、医療はほとんど神秘的・宗教的な性格をもっていた。その代表的な例が古代ギリシアにおける「睡眠神殿」（**アスクレペイオン**）である。この神殿では医神とされるアスクレピオスが祀られ、患者は神殿に参籠した夜、眠りの中に医神の現れる夢を見て治癒したり回復したりするとされた。

そうした効果は現在では**催眠暗示効果**と考えられるが、当時は神による癒しと信じられていた。神殿はギリシア本土ばかりではなく、風光明媚なエーゲ海の島々にも広がっていたので、転地療養的な意義も兼ね備えていたのかもしれない。なお、蛇の巻き付いた**医神アスクレピオスの杖**は、ヨーロッパで近代医学が勃興すると、医学の象徴としても広く用いられるよ

ヒポクラテス全集
古代ギリシアの医師ヒポクラテスについては、その実在が確証されていない。のちに『ヒポクラテス全集』なるものが編纂され、近代以降に各国語に翻訳されていったのは事実だが、複数の著者によるものとされる。近代医学は自己のアイデンティティを確立する目的からヒポクラテスを実在の医師とみなし「医学の祖」として顕彰した。

医神アスクレピオスの杖
医学の象徴とされた医神アスクレピオスの杖がWHOのロゴマークにシンボルとして取り込まれている。
多くの古代ギリシア神話の神々は杖を手にしているが、これはもともと卜占用具（聖木とされた木の枝）に由来する。蛇（ピュトン）は大地の守護神であり、医神に限らず、たとえば商業の神とされるメルクルスの杖にも蛇が巻き付いている。

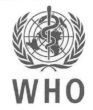

うになった。

[3] 中世

(1) 神秘的精神病観と魔女狩り

　ゲルマン民族の大移動に伴って古代ローマ帝国が崩壊して中世に移ると、古代医学の文献なども散逸し、もっぱら宗教的・魔術的な精神病観が広がっていった。特に古代ローマ帝国後期に国教とされたキリスト教の影響が強くなり、精神障害は悪魔（デーモン）などの**憑依**とされ、教会や修道院などで悪魔祓い（エクソシズム）による治療が広く行われるようになった。

　また、天体の影響によっても狂気が生まれるとの神秘的主張も広がり、月（ルーナ）と狂気が関連づけられ、精神障害を表す言葉として用いられるようになった（**ルーナティクス**）。満月の夜に狼が人に憑くという俗説も広まった（狼憑き＝リュカントロピー）。

　とはいえ、キリスト教という一神教を、もともと多神教のゲルマン民族のあいだに広めることには種々の困難が伴い、教化の過程で多くの妥協が図られた。その1つがクリスマス行事である。これは、元来ゲルマン民族の冬至の祭りをイエス・キリストの誕生日に改変したもので、それによりキリスト教の普及を図るものであった（ゲルマン民族の聖木である常緑の針葉樹がクリスマスツリーとされた）。他方で、力による強硬な布教も行われた。その典型事例が**魔女狩り**であり**異端審問**である。

　魔女狩りの対象となった人びとの間に精神障害者が含まれていたことはよく知られているが、魔女狩りについてはすでに多数の書物が著されているので、ここではその詳細に立ち入らない。むしろ、精神医学の歴史にとっては、魔女狩りそのものの仔細よりも次に見る宗教改革に伴って現れた事象のほうが重要である。

(2) 宗教改革と精神医療

ルター
Luther, Martin
1483-1546

　ドイツのマルティン・ルターによる宗教改革（1517年）は、それまでの旧教（カトリック）に対して人間のもつ信仰の自由を主張し、新教（プロテスタント）の樹立を宣言した。宗教改革によって信仰選択の自由が与えられ、人びとも為政者も、ともに選択が可能となった。

　これに伴って新教を公認する領主や大公などが現れ、それまでの旧教所有の修道院などを解体して別の施設に転用する例がみられるようになった。ドイツ中部のヘッセン大公国では、元首のフィリップ（寛大王）が4つの旧教修道院を廃止して障害者を収容するための福祉施設に転用した（ホーフハイム、メルクスハウゼン、グルーナウ、ハイナ）。それらはいずれも、のちに精神障害者専用の施設となり（グルーナウのみは廃止）、19世紀に

は精神病院となる。また、マールブルクの修道院も大学に転用された（マールブルク大学）。

　北ブラバンド（今日のベルギー）でも新教徒となった侯爵のもとで、医師**ワイヤー**が魔女とされた多くの人びとが悪魔憑きではなく精神病であること、それは神秘的原因によるのではなく身体病と同じく自然の原因によること、などを強調して魔女狩りに反対した。アメリカの精神医学史家**ジルボーグ**は、このワイヤーの出現をもって「**第一次精神医学革命**」が起きたとしている。

　宗教改革によって起こった価値観の逆転は、古代医学の項で触れた憂うつ質（メランコリー）に対する評価にも現れた。すなわち、元来は不活発で怠惰な性質とされて活発で陽気な多血質に対し低い評価にさらされていたメランコリーが、思慮深く創造力の源であると高く評価されるようになったのである。こうした逆転を見事にテーマ化しているのが、ドイツの画家デューラーによる大作『メレンコリア・I』である（**図1-1-1**）。デューラーも晩年になってルターと知り合い、新教に改宗したという。

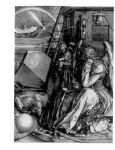

ワイヤー
Weyer, Johann
1515–1588

ジルボーグ
Zilboorg, Gregory
1890–1959

図1-1-1　『メレンコリア・I』

出典）アルブレヒト・デューラー作，1514年，銅版画，ドレスデン美術館蔵

（3）修道院医学

　12世紀のドイツの尼僧ヒルデガルトは自身も多彩な幻視体験をもつ預言者であったが、ライン川中部のビンゲンに尼僧院を作り、薬草や食餌療法などの知識を集成した。尼僧院に限らず、修道院は自給自足を原則としたので、自院に薬草園を付設してさかんに薬草栽培が行われた。このことにより、ドイツ中世の医学は別名「**修道院医学**」とも呼ばれる。

　当時は精神異常に効果のある薬物はなかった。もっとも、「**向精神薬**」という言葉だけは、中世末期の僧侶ロリチウスによってギリシア語から作られていた（Psychopharmakon）が、実際に精神症状を抑える効果のある向精神薬の登場は、20世紀のクロルプロマジン合成まで待たねばならなかった。

Psychopharmakon
ギリシア語の精神＝プシケーと魔力＝ファルマコンの合成語。

［4］近代精神医学の登場
（1）18世紀啓蒙主義と精神病院の登場

　18世紀に入ると、ヨーロッパでは宗教改革以来の啓蒙的な考え方が広がり、ニュートンの物理学やライプニッツの幾何学に代表されるような自然科学が勢いを増した。そうした啓蒙主義的傾向は科学面のみならず政治の領域にも及んだ。のちにドイツを統一するプロイセン王国やオーストリ

ア帝国などでは**啓蒙専制君主**と呼ばれる元首が登場し、「臣民の幸福」のために社会福祉的政策を展開した。その1つが医療改革と精神病院の建設である。特に、オーストリアのヨーゼフ2世が首都ウィーンに設けた総合病院とそれに付属する正円形の**狂人塔**は有名である（**図1-1-2**）。

　この施設に限らず、18世紀にはヨーロッパ各国で今日まで続くような精神病院施設が現れた。ロンドン（聖ルカ病院、1751年以前）、ダブリン（聖パトリック病院、1746年）、トレド（精神病者の病院、1790年）などがそれである。また、この世紀の終わり近くには自由・平等・博愛をスローガンとする**フランス革命**が起きて、次に述べる精神病者の鎖からの解放という出来事に連なったとされる。

（2）鎖からの解放

　これまでの精神医学史はどれも、近代精神医学のはじまりに「患者の鎖からの解放」譚を記述し、それまでは囚人のように鎖につながれていた精神障害者をフランスの医師**ピネル**がパリの施設サルペトリエールなどではじめて人道精神から解放した、とする。あたかも、近代精神医学がいかに人道的であり、それまでの精神病処遇がいかに野蛮で非人道的であったかを強調するかのごとくである。しかも、鎖からの解放を実行したピネルは、のちに描かれた絵に見るように、英雄然として女性患者のわきに屹立している（**図1-1-3**）。

　しかしながら、精神医学の歴史を真摯に学ぼうとするなら、このような既成の安っぽい記述に騙されてはならない。本当の事実はどうだったのか、われわれはもう一度批判的に再検証してみる必要がある。しかし、ここで詳細な再検証を記すだけの紙幅は残念ながらない。ぜひ、章末の参考書に当たってほしい。ここでは、上記の解放譚に対して、大きく2つの重要な批判だけを記す。

　ピネルによる「鎖からの解放」そのものは実際にあったと思われるが、その出来事がいつのことであったのかは不明のままである。研究者の説も1791年から98年説までさまざまであり、しかもその月日はいずれにおいても特定されていない。また、ピネル以外にも（上記の最も早いとされる1791年以前に）精神病者を鎖から解放した医師もあった（イタリアのキアルージ、スイスのヨリーなど）。結局のところ、誰がどこで最初に鎖からの解放を実行していたのかは、未だに精神医学史の上で謎にとどまっている。

　患者の鎖からの解放という出来事に対しては、もう1つ別の観点からの批判も重要である。フランスの哲学者**フーコー**によれば「患者は確かに鎖から解放されたが、今度は道徳という目に見えない鎖によって再び拘束さ

ピネル
Pinel, Philippe
1745-1826

キアルージ
Chiarugi, Vincenzo
1759-1820

フーコー
Foucault, Michel
1926-1984

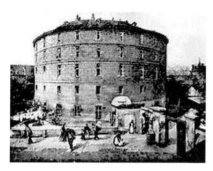

図1-1-2　ウィーンの狂人塔
（1784-1870年）

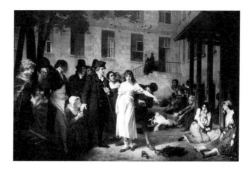

図1-1-3　ピネルによる鎖からの解放を描いた絵画

出典）トニー・ロベール＝フリューリー作，1876年，油彩，サルペトリエール病院

強制具（鎖の延長、鎮静、懲罰）　　　　回転器（催眠、催吐、衝撃、懲罰）

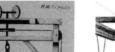

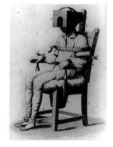

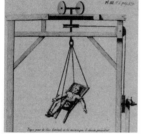

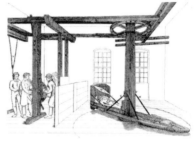

- 強制椅子
  下に「鎮静剤」
  というドイツ語
  が付されている。

- 回転椅子
  E.ダーウィン/1800年ごろ
  　　　　　構想
  J.コックス/1804年製作
  W.ハララン/1810年改良

- 回転ベッド
  E.ホルン/1818年使用

図1-1-4　強制椅子と種々の回転器具

強制椅子と種々の回転器具
これらは興奮患者の治療具として考案されたが、実際にはそれを見せることで静穏にする効果があった。それゆえ、強制椅子には「鎮静剤」という別名がつけられていた。

れてしまった」。実際、鎖からの解放がなされたという18世紀末のあと、19世紀になってさまざまな拘束具が登場してくる。その代表が**強制椅子**であり、種々の**回転器具**（高速回転ベッド、回転椅子など）である。これらの器具は、興奮患者にも強い不快感を与えたので、のちにはそれらを見せるだけで患者は静穏になったといわれる（図1-1-4）。こうした使用方法は鎖のような明示的拘束ではないが、患者への懲罰的な意味合いを含む処遇だったといえるだろう。

（3）「精神病は脳病」―生物学的精神医学

　近代医学は、すでに述べたような古代医学の体液説ではなく、人体を構成する個々の器官と細胞の病理を根本原理としている（細胞病理学）。こ

の新しい考え方に立って、精神の座を脳であるとし、「精神病は脳病である」と教科書に明記したのが、ドイツの精神科医**グリージンガー**である（1845年）。

　グリージンガーははじめ、先のピネルが提唱した**単一精神病論**（すべての精神病は同一の経過を辿るとして精神病は1つしかないとの論説）に立っていたが、予後の良い一次病型と予後不良の二次病型とを区別した。これは、精神疾患の臨床分類の新しい試みで、のちに、やはりドイツの精神科医**クレペリン**による疾病分類の元となった。

　クレペリンは、その後版を重ねる精神医学教科書において、原因不明の精神病（内因精神病）を**早発痴呆**（のちの**精神分裂病**、今日の**統合失調症**）と**躁うつ病**との2つに分類（二大精神病論）し、これが現在のICDやDSM分類の骨格となった（教科書第六版、1899年）。

　クレペリンの基本的立場は、精神疾患の原因は脳にあるとする生物学的精神病観であり、内因もいずれは発見されるであろう遺伝性の代謝障害であるとする。こうした立場を器質論ないしは脳病論と呼び、精神医学の内部では次に述べる一連の心因論的立場とは真逆の見解として位置づけられる。

(4) ロマン主義の影響—心理学的精神医学

　先に述べた啓蒙主義・科学主義とは逆に、人間にとって目に見えないもの、神秘的・精神的存在を第一に考えテーマ化しようとするものがロマン主義である。当初は文学運動としてはじまったとされるが次第に哲学、医学、絵画などの世界にも広まった。精神医学でも、上述のグリージンガーやクレペリンらの脳病論とは異なり、磁気などの目に見えない力によって病気が起きたり治癒したりするとの説が現れた。オーストリアの医師**メスメル**による動物磁気説と**磁気療法**がそれである。

　メスメルははじめウィーンで開業したのちパリへ移り、磁気療法によって名をなしたが、医学界からは反発を受け再び故国へと戻った。イギリスの外科医**ブレイド**は、この磁気療法の効果が催眠暗示によってもたらされるとして**催眠術**（hypnosis）という言葉を作った。催眠術は19世紀半ば以降、医学領域でも広く行われるようになった。その代表的な例がパリの神経学者**シャルコー**によるヒステリー治療である。シャルコーはヒステリー発作が催眠術によって誘発されたり回復したりすることをサルペトリエール病院の臨床講義で開示した。そこには世界各国から聴講者が訪れ、その中にウィーンから留学した**フロイト**もいた。フロイトは帰国後に次項で述べる精神分析を創始する。

ブレイド
Braid, James
1795–1860

シャルコー
Charcot, Jean-Martin
1825–1893

フロイト
Freud, Sigmund
1856–1939

　このように、19世紀のヨーロッパでは近代精神医学が脳病論に代表される啓蒙主義に沿って登場するとともに、他方では磁気療法や催眠術の流

行にみられるロマン主義的な心因論の流れも同時並行的に存在した。この2つの潮流は次の20世紀にも受け継がれる（図1-1-5）。

生物学的精神医学

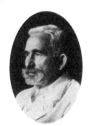

- 啓蒙主義
- 脳病論・器質論
- クレペリンほか
- 身体的治療法
- 薬物精神医学

心理学的精神医学

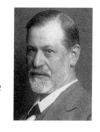

- ロマン主義
- 心因論・機能論
- フロイトほか
- 心理的治療法
- 精神分析、精神病理学

図1-1-5　精神医学における二大潮流

精神医学における二大潮流
こうした相対立する流れは精神医学・医療の歴史を貫いて現在でも続いている。

［5］20世紀の精神医学

（1）優生学と精神医学

　19世紀啓蒙主義の下で展開した一大学説が、イギリスのチャールズ・ダーウィンによる進化論（『種の起源』1856年）である。この学説は精神医学にも大きな影響を与えたが、ダーウィンの従兄弟に当たる**ゴルトン**によって提唱された**優生学**は、さらに大きな影響を精神医学にもたらした。

　優生学とは「人種の血統の改善に資するあらゆる学問」（1883年）と定義されたことで、20世紀にはドイツ語圏の国々で広く受け入れられ、「**人種衛生学**」として普及した。ゴルトンは、天才のような高い知能が遺伝するとし、人種全体にとって好ましいこととした。このような考え方をさらに強める要素となったのが、**社会ダーウィニズム**である。それによれば、本来なら自然淘汰される障害や病気などが、医療福祉の進歩によって逆に生き延び、人種や民族全体からすると不利な結果をもたらす。この論理の延長上に現れた対処法の1つが障害者の断種（不妊化手術）である。

　優生学や社会ダーウィニズムなどのこうした考え方は、次の第一次大戦によってさらに強められる。なぜなら、戦争は兵士となる若く健康な（人種にとって好ましい）人間を戦場で大規模に淘汰してしまい、多数の傷病者を生み出したからである。特に、敗戦国となったドイツでは、経済的な打撃とも重なり「**価値なき生命**」を安楽死させるべきとする論議が現れた（法学者ビンディングと精神科医ホッヘへ、1920年）。

　上記の断種と安楽死の2つは、やがて訪れるナチズム期のドイツで、断種法および精神障害者大量殺人などとなって結果する。

（2）第一次大戦と精神医学

　第一次大戦（1914-1918）は、主にヨーロッパを戦場として闘われたが、戦車、戦闘機、毒ガス兵器など多数の新兵器が出現して死傷者の数も膨大

ゴルトン
Galton, Francis
1822-1911

優生学
eugenics

ビンディング
Binding, Karl Lorenz
1841-1920

ホッヘ
Hoche, Alfred Erich
1864-1943

9

なものとなった。特に砲撃戦で新しく登場した榴散弾は戦場の兵士に著しい精神的負荷を与えた。それが「シェル・ショック」と呼ばれたパニック障害であった。

この戦争がもたらしたもう1つの精神医学上の変化は、**戦争神経症（戦争ヒステリー）**という名の膨大な数の後遺症である。この障害は、生命の危険がある戦場へ赴くことへの無意識の抵抗に基づいて歩行障害をはじめとする種々の身体症状を呈する。ヒステリー発作などと同様に催眠暗示療法などが効果的で、心因性の障害とされた。しかし、戦争が終わって戦場での危険が去ったのちも、多数の帰還兵らにこの障害が認められたことから、傷病年金などを目的とした神経症ともみなされ、年金神経症（または賠償神経症）という病名が生まれた。

こうした心因性障害が多数生まれたことで、にわかに注目されその需要が高まったのが、次に述べる精神分析をはじめとする精神療法である。

(3) 精神分析および心理学的精神医学の歴史

精神分析（Psychoanalyse）という言葉は、前項で触れたシャルコーのもとに留学し帰国後にウィーンで開業したフロイトにより作られた（1895年）。

精神分析は第一次大戦後の戦争神経症の急増によって需要が高まったこともあり、各国に支部ができて実践者を増やした。しかし、その多くはユダヤ人であったため、次に述べるナチスによって迫害された。

精神分析とは別に、20世紀に入ると統合失調症などに対する心理学的な説明や学説も多く出されるようになった。スイスの**ブロイラー**はクレペリンの早発痴呆が単一の疾患ではなく連合弛緩や自閉などの心理的症状の寄せ集めであることを主張し、「精神分裂病群」という症状群であるとした（1911年）。その際、ブロイラーが依拠したのは連合心理学で、以後は精神分裂病＝シゾフレニーという呼び名が一般的となった。ドイツの**ヤスパース**も、精神病症状には了解可能なものと不能なものの2種類があり、精神病のすべてが荒唐無稽なものではない、とした（1913年）。ヤスパースが依拠したのは了解心理学であり、彼の精神医学は記述現象学とも呼ばれる。さらに、ドイツの**クレッチマー**も、妄想の一部は性格論的に説明できるとして「**敏感関係妄想**」の名を与えた（1918年）。これは、妄想が現れる以前に、敏感性格という特別な性格の持ち主が特定の体験を機に関係妄想を呈するとする説で、いわゆる病前性格論のさきがけをなした。

こうした一連の心理学的精神医学は**精神病理学**とも呼ばれる。

(4) ナチズム期の精神医学

1933年、ドイツで**アドルフ・ヒトラー**が政権を握ると、反ユダヤ主義や「劣等者の排除」を掲げたナチ党の一党独裁体制が実現して、精神障害

フロイトの学説
フロイト説の中核は生後の親子関係が人間の精神発達に決定的影響を与えるとするもので、遺伝決定論とは逆の心理学的なものであった。また、人間の精神に、無意識（エス）、自我、超自我という3つの階層を設け、無意識の中へと抑圧された幼児期の外傷体験が神経症の原因であるとする独自の学説を構成した。治療もこのような無意識の世界を分析し意識化することで達成されるとした。

ブロイラー, E.
Bleuler, Eugen
1857-1939

ヤスパース
Jaspers, Karl Theodor
1883-1969

クレッチマー
Kretschmer, Ernst
1888-1964

精神病理学
Psychopathologie

者などを対象とする断種法が制定され、ユダヤ人への迫害も日増しにひどくなった。そのため、ユダヤ人精神分析医らの亡命が相次ぎ、精神分析の中心地も英米などの英語圏へと移っていった。

1939年、ナチ・ドイツがポーランドへ侵攻し第二次世界大戦がはじまると、精神障害者らに対する大量殺人の計画が具体化し、翌年から一部の精神病院などに付設されたガス室でCOガスを用いた殺害が行われるようになった。この計画は国家機密であり、露骨な殺人を隠ぺいするために「安楽死」という表現が使われた。しかし、これは隠語のようなもので、ナチスが本当に安楽死を実施していたなどと誤って受け取ってはならない。

このガス室殺人は、その後ユダヤ人大量殺害（**ホロコースト**）へと転用される。また、ガス室での**障害者殺人**が停止されたのちも、1945年のドイツ敗戦に至るまで薬物による殺害や食糧制限による餓死などにより、総計20万人以上の障害者が犠牲となった。

さらに、このような「価値なき生命」としての精神障害者が殺害されたのちに、ハイデルベルク大学精神科などでは遺体から脳などが収集され研究材料とされた。また、犠牲者の選別には当時の精神科教授なども「鑑定医」などとして加わっていた。こうしたことを含め、精神障害者らの大量殺人には当時の精神科医をはじめとする医療職が深く関わっていた、ということを忘れてはならない。

(5) 第二次大戦後の精神医学

1945年5月にはドイツが、8月には日本が連合国側に無条件降伏し第二次世界大戦は終わった。上述のナチズム期の医学犯罪はアメリカによるニュルンベルク継続裁判（**医師裁判**）により裁かれ、インフォームドコンセントをはじめとする**ニュルンベルク・コード**が発表され、戦後の医療倫理規定が定められた。しかし、後述のように、日本における**731部隊**などによる大規模な人体実験は東京裁判で裁かれることなく、戦後日本の医療にも禍根を残した。

一方、オーストラリアの**ケイド**による炭酸リチウムの効果発見（1949年）に次いで、フランスではクロルプロマジンが合成され（1950年）、統合失調症などの精神症状を劇的に緩和することが確認されたのち、すぐに世界中で新規の精神科薬物療法として普及した（日本での発売は1955年）。以後、抗うつ作用が確認される**三環系抗うつ薬**、強力な抗幻覚作用をもつハロペリドール製剤など一連の**抗精神病薬**が次々に開発され、**精神薬理学**という新しい分野が誕生した。

こうした向精神薬の登場は、次に2つの変化を精神医療の場にもたらした点で、精神医学史の上でも重要である。

安楽死
一般に安楽死とは、苦痛を抱える末期患者や重度障害者などの懇請に基づいて薬物などにより死に至らしめることをいうが、安楽死の定義は医学的にも法律上も存在しない。ナチスは障害者の大量殺人を「安楽死」という言葉で隠蔽したため、こちらはつねにカギカッコつきで表現される。なお、このような隠蔽は、ガス室殺人を「特別治療」と称したように擬似医学用語で殺人行為を秘匿しようとしたナチスの常套手段であったといえる。決してナチスが一般的な意味での安楽死を実行していたなどと誤解してはならない。

ケイド
Cade, John Frederick Joseph
1912-1980

1つは、1930年代のヨーロッパにおけるファシズム国家で次々と開発された一連の**ショック療法**（インシュリン、カルジアゾール、電気）および**ロボトミー**手術など、旧来の治療法が医療現場で次第に姿を消したことである。このうち電気ショック療法のみはなお現在でも存在するが、薬物療法に優先するものではない。

　2つ目は、それまでもっぱら隔離収容型であった精神病院を、よりオープンな開放型に変えてゆこうとする試みがはじまったことである。これによって、それまでの閉鎖病棟や鉄格子の窓などが徐々に見られなくなった。ただし、このような欧米で先行した精神病院改革には、次に述べる**反精神医学**という潮流が関係している。

　また、精神病院の開放化の流れは、必然的に外来診療の比重を増大させ、**外来精神医学**の進展をもたらした。それにより、精神科開業医の数が増え、扱われる主立った精神疾患も、単極性うつ病、**PTSD**（**心的外傷後ストレス障害**）、人格障害、非定型うつ病、発達障害などへ次々と移り変わってきた。

(6) 反精神医学の歴史

　すでに述べたように、近代精神医学の登場に伴う患者の鎖からの解放という出来事に批判の目を向けたフーコーの言説は1950年代に登場したのだが、精神病院の多くはなお閉鎖的で拘禁的な処遇を続けていた。しかし上述の向精神薬の登場によって、そうした精神病院の閉鎖的性格への批判が高まり、それに同期して精神医学そのものへの批判も現れてきた。とりわけ1960年代にアメリカの**サス**、イギリスの**レイン**、**クーパー**らは、精神医学が患者に病名というレッテルを貼って社会から排除していると非難し、精神病そのものの存在自体に疑問符を投げかけた。イタリアでは精神病院の廃止運動が起こり注目を浴びた。

　以上は20世紀精神医学の歴史のほんの一部であるが、これ以上の紙幅がないため、関心のある向きは、ぜひ章末の参考書に当たってほしい。

サス
Szasz, Thomas
1920-2012

レイン
Laing, Ronald David
1927-1989

クーパー
Cooper, David
1931-1986

B. 日本における精神医学・医療の歴史

[1] はじめに—日本語における狂気

　日本に欧米の医学と並んで精神医学が移入されるのは、1868年の明治維新以降である。しかし、明治維新以前に精神病の概念やそれに対する医療的な対応がまったく無かったというわけではない。

　日本に漢字が移入されたのちで、最も古い記述は万葉集に登場する大伴家持の歌で、「**タフレ**」および「**クルイ**」との言葉が見られる。前者は認

知症を、後者は極度の恋愛感情を意味していたと思われ、ともに後になって漢字の狂の字が当てられた（狂レ、狂フ）。心という言葉もすでに万葉集ほかに見られ、タフレと併せて「タフレゴコロ」などとして用いられた。

　平安時代には「モノ（物）」という言葉に付されて「モノグルイ」との表現が現れた。モノとは、具体的に目に見える物体という意味もあるが、ここでは不可視の霊のような神秘的な対象を意味し、それに憑かれて精神異常をきたすことを指している。こうした現象に対しては、当然、憑いたモノを払うための対応がなされる。それが最も初期の精神医療に相当する行為であった。1つは**加持祈禱**と、もう1つは次に述べる滝治療である。

［2］明治維新以前

（1）滝治療と魔術的精神病観

　日本における滝治療の最初の記録は、平安時代の京都・**岩倉大雲寺**（天台宗、10世紀後半成立）において、後三条天皇の皇女・佳子が「髪を乱し、衣を裂き、帳に隠れて物言わず」という状態になったことから、参籠させて境内の水を飲ませ滝に打たせたところ平癒したとの史料がある（『扶桑略記』）。これが伝承となり、大雲寺には各地から精神障害者とその家族が訪れ、遅くとも

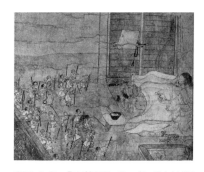

図 1-1-6　『病草紙』の一枚「小法師の幻覚」

出典）12世紀ごろに制作，作者不詳．

江戸期には四軒の茶屋（旅館）が寺の周辺にできた。そのうちの一軒は明治維新後に精神病院となる（岩倉精神病院、1884年）。

　鎌倉時代に入ると、僧医の梶原性全が『万安方』を著し、アルコール性精神病に相当する「**酒風**」に対する漢方処方を記した（1315年）。その症状の1つである幻覚症（ハルチノーゼ）は、平安末から鎌倉初期に描かれたといわれる『**病草紙**』の一枚で見事に表現されている（**図1-1-6**）。

（2）漢方療法と自然主義的精神病観

　狂気を憑き物によるとする神秘的・宗教的な精神病観に対して、自然の原因によるとみる新しい精神病観が現れるのは14世紀の南北朝時代になってからである。この時期に、鍼灸を用いて、またのちに漢方薬を用いて精神病を治療しようとする寺院が現れる（岡崎、順因寺）。鍼灸や漢方薬はいずれも東洋医学の代表的治療法であり、加持祈禱や滝治療のような宗教的対処とは根本的に異なって、病気の原因を自然の中に見ようとする自

然主義的な精神病観に立っていると思われる。実際、その後に漢方療法を行う寺院が大阪、新潟、広島などに登場するが、すべて浄土真宗の寺院である。この宗派では、天台真言などの密教とは異なり、「神鬼不拝」の教義のもとで神秘的魔術的考えを排し、より現実的・自然的な疾病観が中心となっていた。

これら漢方治療を行っていた浄土真宗寺院は、明治維新後いずれも精神病院に転化する（詳細は『精神病院の起源』太田出版を参照）。

(3) 江戸期の精神病学

関ヶ原の戦いで勝利した徳川家康は 1603 年江戸に幕府を開き、江戸時代がはじまった。それとともに医学の中心も次第に江戸へと移り、漢方医学も理論ばかりではなく次第に実践的なものへと変化した。幕府の鎖国政策によって外国交易の場は長崎の出島に限定されたが、そこからヨーロッパ（オランダ）の医学知識も蘭学としてもたらされた。やがて江戸期の漢方医学がこの蘭学と交差する 19 世紀になると、独自の精神医学的な著作が現れる。香川修徳による『一本堂行余医言』（1807 年）は今日の急性精神病、知的障害、神経性食思不振症などに相当する疾病概念を記述し、ほぼ同時期土田献も『癲癇狂経験編』（1819 年）で統合失調症に相当する自験例をまとめて記述した。

また、江戸末期には東京と大阪の二大都市に小規模な精神病治療所が現れた。小松川狂病治療所（奈良林一徳、1846 年）と石丸癲狂院（石丸周吾、1818 年頃）がそれである。両者とも明治期以降に精神病院となったが、太平洋戦争中に廃止された。

[3] 明治維新と近代化

(1) 近代精神医学の移入

明治新政府は近代欧米からの科学技術移入を決定し、医学についてはドイツ（当時はプロイセン）からの移入とする方針を決めた。したがって精神医学もまたドイツを範とすることが決まった。はじめは招聘されたドイツ人医師ベルツによって内科学講義の中で精神医学が講じられたが、東京大学に正規の講座が作られると初代教授にドイツ留学から戻った榊俶が就任した（1886、当時の名称は帝国大学医科大学・精神病学講座）。その後、後任となるべく呉秀三が同じくドイツへ留学し、ドイツ精神医学の定着が進んだ。

しかし当初、大学には臨床講義を行うための精神科の病棟がなかったため、東京府立巣鴨病院がその代役となった。巣鴨病院の前身は 1879（明治 12）年に東京府癲狂院として上野で開院した施設で、その後、向丘へ、

さらに巣鴨へと移転したものである（後述のように、その後さらに移転し今日の**松沢病院**となる）。

この巣鴨病院のほか、もう1つの公立精神病院が京都に設けられた。先に記した岩倉大雲寺での滝治療など素人的な治療を批判した京都府知事の槇村正直が廃仏棄釈で空になった南禅寺境内に開設した**京都癲狂院**がそれである（1875〔明治8〕年）。この施設に勤務した医師の**神戸文哉**は、イギリスのモーズレーの記した精神医学書を『**精神病約説**』として翻訳刊行した（1876〔明治9〕年）。これが日本における最初の精神医学の翻訳書となった。

神戸文哉
1848-1899

(2) 相馬事件と精神病者監護法

旧相馬藩の家督相続者だった**相馬誠胤**が精神異常をきたして東京の私立精神病院に入院となったが、旧藩士の錦織剛清は事実無根の陰謀であるとして退院を迫ったため、上述の巣鴨病院へ転院となった。このため錦織は不信感を募らせ、夜陰に乗じて病院から連れ出し、精神病院は都合の悪い人間を患者として監禁していると非難した。これがマスコミを通じて大問題となり、折からの不平等条約改正に影響したため、政府はそれを回避すべく、はじめての精神医療関連法を制定する。精神病者監護法（1900〔明治33〕年）がそれである。

しかし、この法律によって、江戸時代から続く患者の**私宅監置**（いわゆる座敷牢）が公認され、日本の精神医療に大きな遅れをもたらすことになってしまった。

(3) 大学精神医学と公立精神病院の不足

公立の精神病院は、先に記した京都癲狂院と東京府癲狂院の2ヵ所以外は設置がなく、新規の施設は一部を除き、ほとんどすべてが私立病院であった。しかも、上述の精神病者監護法により私宅監置が公認されたため、精神病院の設置も十分とはいえない状態が続いた。

これに対して、大学の精神医学講座はきわめて早い速度で設置されていった。東京帝国大学では、先述の榊俶が初代教授となって一早く専門講座が開かれ、その弟子らが各地の帝国大学に精神科講座を開いた。また、呉秀三も多数の弟子を養成し、さらに全国各地の大学で講座を開いて初代教授となった。そうした結果、日本の大学精神科の初代教授のほとんどが東京大学出身者によって占められるという事態となった。彼らのうち、慈恵医大（当時は慈恵会医学専門学校）精神科の初代教授となった**森田正馬**は大正期を通じて精神療法としての**森田療法**を考案した。この治療法は森田独自の神経質理論に基づく「森田神経質」を対象としていたが、「あるがまま」の自己を容認することにより種々の症状が軽減することから、神経

森田正馬
1874-1938

15

症一般の治療にも用いられ、戦後は欧米にも紹介され注目された。

　その一方で、大学病院精神科の病床数は小規模なものにとどまり、私宅監置や私立精神病院に対する公立施設は相変わらず不足していた。こうした状況下で東京大学教授の呉秀三らによる全国の私宅監置の実態調査も行われ、各地で座敷牢に閉じ込められた患者の悲惨な実情が明らかとなった。また、これを受けて呉の記した言葉が、日本の精神医療を表す言葉として有名になった。

　「わが国十何万の精神病者は実にこの病を受けたるの不幸の外に、この邦に生れたるの不幸を重ぬるものと云ふべし」

（『精神病者私宅監置ノ実況及ビ其統計的観察』1918 年）。

　このような公立施設の不足を補うために、新たに**精神病院法**が制定され、私立精神病院による公立の代用精神病院制度が生まれることになった（1919〔大正 8〕年）。なお、この年、巣鴨病院は郊外の荏原郡松澤村（現・世田谷区上北沢）へ移転して今日の松沢病院となった。

［4］ファシズム期の精神医学・医療

（1）日本における優生学

　A で述べたゴルトンの優生学は、20 世紀になると日本でも紹介され、のちに「日本民族衛生学会」が作られるなどした。しかし、本格的に論じられるようになったのは、ファシズム体制が進行していった昭和期においてである。

　とりわけ、満州事変とその後の 1930 年代には、精神障害者の断種論議が起き、ヒトラー政権下で成立したナチ断種法を日本流に改変した「**国民優生法**」の成立（1940 年）をもって終わることになる。ただし、この法律のもとで実際に断種が施行された例数は少なかった。むしろ、日本で本格的に断種が行われるようになったのは、第二次大戦後の「**優生保護法**」（1996〔平成 8〕年、母体保護法に改正）のもとにおいてである。

（2）731 部隊などによる人体実験

　1931（昭和 6）年に傀儡国家たる満州国が成立すると、軍部の力は一層強まり、軍陣医学が勢いを増した。一部の軍医は、これを機会に満州国で人体実験に着手し、1938（昭和 13）年にはハルビン近郊に広大な実験施設が完成して細菌兵器の開発などを目的とした大規模な人体実験が行われるようになった。これを実行していたのが **731 部隊**であり、のちに中国本土において細菌戦などを展開した。部隊には国内の有名大学などから優秀な医学者が多数参加して、人体実験に手を染めていた。

（3）入院精神障害者の被災と餓死

　ナチズム期に精神障害者の大量殺害が行われたことについては A で述べたが、そのナチ・ドイツと同盟関係にあった日本ではどうだったのであろうか？

　残念ながら、この問題に答えるような歴史研究はほとんどなされたことはなく、これに向き合う医学史や精神医学史研究者もほとんどいない。むしろ、日本では精神障害者に対する組織的な殺害はなく、単に戦争末期の食糧事情の悪化によって精神病院入院患者の一部に餓死する者があった、というのが結論のごとく扱われている。

表1-1-1　東京都立松沢病院における入院患者の死亡統計

年次	入院患者数	死亡患者数	死亡率（%）
1936	1,322	73	5.5
1937	1,369	76	5.6
1938	1,439	122	8.5
1939	1,557	182	12.5
1940	1,611	352	21.9
1941	1,477	260	17.6
1942	1,322	176	13.3
1943	1,277	174	13.6
1944	1,222	418	31.2
1945	1,169	478	40.9
1946	849	173	21.9
1948	1,207	61	5.3

　しかしながら、たとえば当時ほとんど唯一の公立精神病院だった東京の松沢病院における入院患者の死亡統計をみると、戦時中の 1944（昭和19）年から死者数が増え始め敗戦の年に当たる 45 年には何と 40.9％に上っていた（**表1-1-1**）。

　また、アメリカ軍による都市部への無差別爆撃により、精神病院閉鎖病棟に入院していた患者が隔離施錠されたまま死亡するという痛ましい出来事もあった。

［5］戦後日本の精神医学

（1）精神病者監護法から精神衛生法へ

　1945（昭和20）年の敗戦で日本はアメリカ（進駐軍司令部＝GHQ）の占領するところとなり、精神医療を含む福祉医療行政もまたそこからの指示下に置かれた。明治以来の精神病者監護法や滝治療などの民間的療法は否定され、新たな精神医療法が制定されることになった。それが**精神衛生法**（1950〔昭和25〕年）である。この法律によって私宅監置は禁止され、患者は精神病院へ収容されることになったが、上述の通り、明治維新以来の公立施設などの不足により、新しい受け入れ先としての精神病院建設が急務となった。

　しかし、日本政府は公立の施設建設をする代わりに私立精神病院建設のための大々的な財政補助を行い、その結果、各地に私立施設が乱立した。

これら施設には、私宅監置を受けていた精神障害者が、多くは措置入院という名目で長期にわたり収容されたため、日本の精神病院在院日数が先進国に例を見ないほどの長期間となり、のちに「**社会的入院**」として批判を集めた。

(2) 反精神医学の受容と反発

Ａで触れた反精神医学は、日本でもフーコー、サス、レイン、クーパーらの翻訳を通じて紹介され、折からの学生運動や反戦運動などと同期して受容の雰囲気が高まった。とりわけ、日本の隔離収容型の精神医療を開放型のそれにしようとする動きが一部で現れたが、私立精神病院の閉鎖主義を打破することはできなかった。この背景には、当時の大学精神科や医局講座制が有する権威主義的で形式主義的な医師養成制度が関与していた。

1971（昭和46）年の**日本精神神経学会**（金沢大会）でも、そうしたアカデミズムの欠点が激しく批判されたが、保守的な大学教授らの反発から反精神医学に対しても批判が出て、欧米のような病院改革は起きなかった。むしろ、精神病院の病床数は逆に増加する事態となり、国際的にもWHOから批判を受けた。

(3) 「宇都宮病院事件」と精神衛生法の改正

こうした私立精神病院中心の隔離収容型の精神医療、およびそれを肯定する行政がついに行詰まった事件が、1984（昭和59）年に発覚した「宇都宮病院事件」（入院患者殺害事件）である。これをきっかけに、行政は重い腰を上げて精神衛生法の改正に取り組み、入院医療の開放化と社会復帰体制の整備を旨とする**精神保健法**がようやく成立した（1987〔昭和62〕年）。この法律は1995（平成7）年に**精神保健福祉法**となり、その後も改正が行われて今日に至っている。

(4) 向精神薬の開発と外来精神医療

アメリカで**新規抗うつ薬**（SSRI）が「ハッピードラッグ」といわれ華々しく発売された1987（昭和62）年以降、欧米の製薬企業による新しい向精神薬の開発と発売が続き、それらは時間差を置いて日本でも次々と承認・発売されていった。SSRIに限らず、統合失調症や双極性障害、睡眠障害改善薬、発達障害に対する新しい薬物などが年を追うごとに登場した。こうした薬剤が発売されることによって、適応症となる症状や疾患も増加することが知られている（**需要誘導**）。

実際、精神医療において取り扱われる主な精神疾患や病像は、これら薬剤の導入とともに変異し、非定型うつ病、統合失調症の軽症化と減少、PTSDの急増、発達障害診断の激増などが20世紀末から今世紀へと続いている。もちろん、このような変化には新規向精神薬の発売以外にも、阪

精神保健福祉法
正式名称は、「精神保健及び精神障害者福祉に関する法律」。

神淡路大震災や東日本大震災のような大規模自然災害の増加、経済的低迷に伴う自殺率の上昇および**過労自殺**の増加、ICD および DSM（国際的診断基準）の普及など、さまざまな社会的要因が関係していると考えられる。

いずれにしても、新規向精神薬の増加と病像の変化は、それまでの入院中心の医療を、精神科開業医による外来精神医療へと大きく変え、特に大都市部ではいわゆるメンタルクリニックが乱立することにつながった。こうした歴史背景もあって、日本における精神医学もまた、薬物療法中心の生物学的なものが主流となり、精神病理学や精神分析などの心理学的精神医学は背景に退いている。

［6］ おわりに―精神医学史を学ぶ意義

精神医学の歴史に限らず、一般に歴史を学ぶことの第一の意義は、過去から何かを学び取り、それを現在と未来に役立たせることにある（ラーニング・フロム・ザ・パスト）。そうであるからには、過去の経緯をありのままに知らなくてはならない。歴史を美化したり改ざんしたり、知りたくない過去を消去してしまうようなことがあれば、そこから正当に学び取ることもできなくなる。

本節で述べてきたように、精神医学の歴史は、決して明るい進歩の歴史ばかりではなく、多くの負の側面を伴っている。この意味で、特に注意しておく出来事として、ナチズム期における精神障害者大量殺人、断種法などに代表される優生政策、旧日本軍731部隊などによる人体実験、ニュルンベルク医師裁判、戦後の反精神医学の動き、などがある。逆に、これら重要なトピックスの記述を欠いた精神医学史というものは、言ってみれば欠陥商品のようなものである。歴史を歪める力というものは常に働いており、歴史研究者は、それに抗しながらありのままの真実を伝えていかねばならない。

なお、本章では「狂人」「精神病者」「精神分裂病」など、今日では使われないような言葉を記しているが、これらは歴史記述のためであって、決して差別的意味合いでの使用ではないことを付記しておく。

西暦	精神医学関連	一般史関連
BC5世紀	古代ギリシア医学	
AD1-2世紀	古代ローマ医学／躁うつ病例の記述（アレタイオス、2世紀頃）	
392	キリスト教の国教化（古代ローマ帝国）	この頃ゲルマン民族の大移動はじまる
710	大宝律令	
794		平安京遷都
1072頃	岩倉大雲寺で滝治療	
1151	ヒルデガルト『スキ・ヴィアス』（修道院医学）	
1315	梶原性全『万安方』	
1385	ハイデルベルク大学創立	
1392頃	順因寺で灸療法	李氏朝鮮
1409	バレンシアに癲狂院	
1492		コロンブスの新大陸発見
1512	日本最初の梅毒	
1514	デューラー『メレンコリア・I』	
1517	ルターによる宗教改革	
1535	ヘッセンに一般施療院（ホーフハイムほか四ヶ所）	
1548	ロリチウス「向精神薬」	
1563	ワイヤー『悪魔の幻想について』	
1599	浄見寺で漢方薬治療	
1603		江戸幕府成立
1637	デカルト『方法序説』	
1639		鎖国令（出島のみ開港）
1660頃	パリに一般施療院（サルペトリエールとビセートル）	
1746	ダブリンに私立精神病院「聖パトリック病院」	
1784	ウィーンに狂人塔	
1789	この頃、各地の精神病院施設で患者の鎖からの解放事例	フランス革命
1790	トレドに「精神病者の病院」	
1803	ライル「精神医学」	
1807	香川修徳『一本堂行余医言』	
1818	石丸癲狂院（大阪）	
1819	土田献『癲癇狂経験編』	
1842	ブレイド「催眠術」	
1845	グリージンガー精神医学教科書	
1846	小松川狂病治療所（奈良林）	
1859	ダーウィン『種の起源』（進化論）	
1868		明治維新
1871	ヘッカー「破瓜病」	
1874	カールバウム「緊張病」	
1875	京都癲狂院（日本初の洋式精神病院）	
1876	神戸文哉『精神病約説』（日本初の精神医学翻訳書）	
1879	東京府癲狂院（上野）、ライプツィヒ大学に実験心理学研究所（ヴント）	
1883	ゴルトン「優生学」	
1886	東大に日本最初の精神医学講座	
1895	フロイト「精神分析」	
1899	クレペリン教科書第六版（二大精神病論）	
1900	精神病者監護法	パリ万博
1911	ブロイラー「精神分裂病群」	

1913	ヤスパース『精神病理学総論』	
1914		第一次世界大戦はじまる
1918	クレッチマー『敏感関係妄想』、呉『精神病者私宅監置ノ実況』	第一次世界大戦終る
1919	精神病院法、巣鴨病院の松沢移転（東京府立松沢病院）	
1920	ビンディング＋ホッヘ「価値なき生命」	
1931		満州事変
1933	ナチ断種法（遺伝病子孫予防法）	ドイツでヒトラー政権誕生
1936	ロボトミー手術（モニス）	スペイン内戦
1937	電気ショック療法の開発（チェルレッティら）	日中戦争のはじまり
1938	ハルビン近郊に人体実験施設（731部隊）	
1939		第二次世界大戦はじまる
1940	精神障害者大量殺人（ナチ・ドイツ）、国民優生法（日本）	日独伊三国同盟
1945	日本の精神病院入院患者の大量餓死と空襲による被災	第二次大戦終る
1948	ニュルンベルク医師裁判判決、ニュルンベルク・コード、優生保護法（日本）	
1949	炭酸リチウムの抗躁効果（ケイド）	
1950	精神衛生法（日本）、クロルプロマジン合成（フランス）	朝鮮戦争
1954	フーコー『狂気と文化』（邦訳は1969）	アメリカによる水爆実験（ビキニ環礁）
1955	日本でクロルプロマジン発売	
1958	最初の三環抗うつ剤（イミプラミン）発売、ハロペリドール合成	一万円札の発行
1960	レイン『引き裂かれた自己』（反精神医学）	
1961		アイヒマン裁判（エルサレム）
1962		キューバ危機
1968		パリ五月革命
1971	日本精神神経学会金沢大会（精神医学批判）	
1978	バザーリア法（イタリア）	
1983	ナチズム期の障害者殺人に対する歴史の再検証はじまる	
1984	宇都宮病院事件	
1986		チェルノブイリ原発事故
1987	精神保健法（日本）、最初のSSRI発売（アメリカ）	
1995	精神保健福祉法	阪神淡路大震災、地下鉄サリン事件
1996	母体保護法（優生保護法の改正）	
1998	日本の自殺者数急増	
2000	日本でSSRI発売	国際宇宙ステーションの運用開始
2001		アメリカ同時多発テロ
2003	「統合失調症」（日本精神神経学会ほか）	
2005	医療観察法（日本）	
2006	自殺対策基本法（日本）	
2008		リーマンショック
2011		東日本大震災・原発事故
2013	DSM-5（アメリカ精神医学会）	
2016	相模原事件	
2020		新型コロナウイルスのパンデミック
2021		コロナワクチンの普及
2022		ロシアによるウクライナ侵攻

2. 精神現象の生物学的基礎

交感神経と副交換神経
自律神経系を構成する。内臓と中枢を連絡し、内臓や平滑筋、腺、心筋などを支配して不随意運動（自律運動）を行う。全身的に見れば交感神経は身体活動を活性化させる状態を作り（血圧上昇、脈拍増加、瞳孔散大、消化器系や泌尿器系の抑制）、反対に、副交感神経は身体運動を沈静化させる（交感神経の作用と反対の状態になる）。このように両者は相反する作用を有し、これを拮抗二重支配という。間脳の視床下部が自律神経系と深く関わる。

ホメオスタシス
homeostasis
生体の内部環境（体温・血糖値・血液酸性度）を比較的一定に維持すること。自律神経系はホメオスタシスを調整している。

A. 脳の構造と機能

[1] 神経系の構造

　神経系は中枢神経系と末梢神経系に分類される。**中枢神経系**は頭蓋内と脊柱管内にある脳と脊髄を指す。脳はさらに大脳、間脳、小脳、脳幹（中脳、橋、延髄）に区分される（**図1-2-1-A**）。脊髄は対応する脊椎によって5つの部分（頸髄、胸髄、腰髄、仙髄、尾髄）に区分される。**末梢神経系**は全身に張り巡らされている神経線維の束で、脳神経、脊髄神経、自律神経に区分される。脳神経は脳に出入りする12対の神経線維の束で主に頭部や顔面に分布し、脊髄神経は脊髄に出入りする31対の神経線維の束で主に体幹や四肢に分布する。**自律神経は交感神経**と**副交感神経**からなり、内臓に分布する。このように末梢神経は身体表面から内臓まで張り巡らされており、各部の感覚情報（視覚・聴覚・嗅覚・味覚・触覚・内臓感覚）を中枢神経系に伝え、身体の恒常性の維持（**ホメオスタシス**）に重要な役割を果たしている。中枢神経系は末梢神経系からの情報に基づき的確な**随意運動**を実行することに加え、記憶し思考するなどの**高次神経機能**を担う。

　神経系を構成する主な細胞は、**神経細胞（ニューロン）**とグリア細胞の

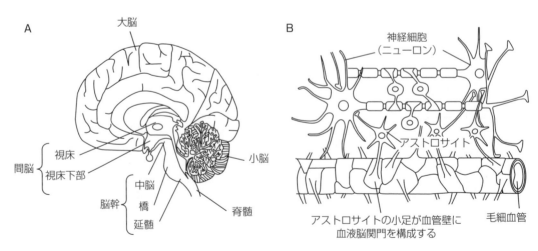

図1-2-1　神経系の構造—（A）**大脳半球内側面：大脳・間脳・小脳・脳幹・脊髄**、（B）**神経細胞、グリア細胞（アストロサイト）、血液脳関門の構造**

2種類である（**図1-2-1-B**）。典型的な神経細胞は、細胞体、樹状突起、軸索、軸索の終末（神経終末）という4部位に区分される。後述するように、それぞれの部位はシグナルの生成や他の神経細胞との連絡において異なる役割を担っている。グリア細胞は、神経細胞と神経細胞の間を埋め、それらの保護・栄養・電気的絶縁に働く。中枢神経系のグリア細胞のうち、アストロサイトは、脳内の毛細血管壁に小足（終足）を出して神経細胞と血管の間に介在し、血液中の物質が神経組織内に移行するのを選択的に制限し（**血液脳関門**）、神経系を保護している（**図1-2-1-B**）。

［2］ 神経系における情報伝達の仕組み

神経系は、多数の神経細胞同士がシグナルをやり取りすることにより、さまざまな機能を実現している。神経系のシグナル伝達は、（1）**活動電位**による**電気的伝導**（下記①と②）と（2）**神経伝達物質**の放出による**化学的伝達**（下記③）からなる（**図1-2-2-A**）。

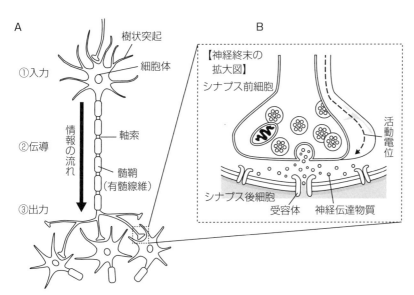

図1-2-2　神経系における情報伝達の仕組み—（A）情報の流れ、（B）神経終末（シナプス）の拡大図

①入力（樹状突起）

細胞体から伸びる多数の小さく分岐した突起を**樹状突起**という。樹状突起は他の神経細胞からのシグナル入力を受け取る。

②生成と伝導（軸索）

細胞体から伸びる一本の長く管状の線維を**軸索**という。他の神経細胞に

神経伝達物質の種類と働き
神経系には約60種以上の神経伝達物質が存在している。アセチルコリン、モノアミン（ドパミン、ノルアドレナリン、セロトニン、ヒスタミン）、アミノ酸（GABA、グルタミン酸、グリシン）、ATPなどがある。アセチルコリンとモノアミンは脳の広範囲に運ばれ、覚醒、注意、学習記憶、気分に関与する。高次な認知機能（言語、社会性、エピソード記憶）などヒトにしかない性質はこれらのコリンやモノアミンによって前頭前野機能が修飾されることに大きく関連している。コリンやモノアミンは精神科薬物治療とも関連が深い。アルツハイマー病はアセチルコリン、統合失調症はドパミン、うつ病はセロトニンやノルアドレナリンを伝達物質とするシナプスに影響を及ぼす薬物によって症状が軽減される。グルタミン酸は中枢神経系で興奮性シナプス伝達を起こす代表的な神経伝達物質である。反対に、γ（ガンマ）アミノ酪酸（GABA）は、抑制性シナプス伝達を起こす代表的な神経伝達物質である。

電気的シグナルを伝えることができる。この電気的シグナルを**活動電位**という。活動電位は、軸索の起始部で発生し遠く離れた神経終末まで伝えられる。活動電位が伝わる速度を上げるために、軸索には**髄鞘**と呼ばれる電気的絶縁体が巻き付いている（**有髄線維と無髄線維**）。

③出力（神経終末）

活動電位が神経細胞の終末に到達すると、細胞からの**神経伝達物質**の放出が刺激される。放出される伝達物質の量は、**シナプス**前終末に到達する活動電位の数と頻度によって決まる。放出された伝達物質はシナプス間隙を拡散し、シナプス後細胞にある**受容体**に結合する。この結合によって、シナプス後細胞の樹状突起にシグナルが伝達される（**図1-2-2-B**）。

［3］大脳の主要な構造体と機能

大脳は基本的に左右対称の2つの半球からなり、表面に深く皺の入った大脳皮質と深部にある大脳基底核、海馬、扁桃体が各半球にある。**大脳皮質**は、**前頭葉、頭頂葉、側頭葉、後頭葉**の4つの脳葉に区分される（**脳機能局在、図1-2-3**）。大脳基底核は、的確な随意運動の制御に関与する（**大脳基底核疾患**）。海馬は、記憶の貯蔵に関与する。扁桃体は、情動に関連した自律反応と内分泌反応を協調させている。間脳は、視床と視床下部からなる。視床は大脳皮質以外の中枢神経系からの情報を大脳皮質へ伝える中継核である。**視床下部**は、個体の生存に欠かせない本能行動（生殖や摂食飲水）や身体の恒常性維持（**ホメオスタシス、サーカディアンリズム**）に関わる（**前掲図1-2-1-A**）。小脳は運動の協調性を制御し、運動技能の学習に関与している。中脳、橋、延髄をまとめて**脳幹**という（**前掲図1-2-1-A**）。中脳は、目の動きや聴覚反射など感覚や運動の制御に関与する。橋は、大脳からの情報を小脳に伝える。延髄は、消化、呼吸、心拍数調節など生命維持に欠かせない自律機能を担う。

有髄線維と無髄線維
軸索はグリア細胞に幾重にも取り巻かれている。この円筒状の鞘を髄鞘という。髄鞘がある神経線維を有髄線維、無いものを無髄線維という。髄鞘がある有髄線維の方が活動電位の伝導速度が速い。

脳機能局在
脳は異なる機能を持つ領域に分けられる、という仮説。たとえば前頭葉は合理的判断、頭頂葉は空間認識というように特定の小さな脳領域にはその領域が担っている機能があると考える。運動性失語（発話ができないが会話の聞き取り理解はできる）は、前頭葉のブローカー野の損傷によって生じ、感覚性失語（発話はできるが会話の聞き取り理解ができない）は頭頂葉と側頭葉の境界部のウェルニッケ野の損傷によって生じる発見からこの仮説が支持されるようになった。

大脳基底核疾患
大脳基底核は大脳皮質と密接に連携し、随意運動に加え認知機能の制御や情動の調節に関わる。大脳基底核の異常は、ドパミン、グルタミン酸、アセチルコリン、GABAと深く関与し、パーキンソン病やハンチントン病などの神経疾患に加え、認知症や統合失調症、うつ病（意欲の低下）などの精神疾患にも関与する。

サーカディアンリズム
circadian rhythm
概日リズム。約25時間周期で変動する生理現象。動物にとっては特に睡眠や摂食行動のパターンを規定する点で重要である。リズムは内的に生成されるが光、気温、食事など外的な環境要因によって乱れる。リズムの乱れは、不眠、食欲不振、疲労感をもたらす原因の1つとなる。

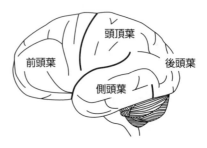

図1-2-3　大脳皮質の4つの脳葉—目立つ脳溝（太線で示す）を目印に境界する

［4］高次機能障害

　感覚野と運動野を除いた新しく発達した脳の領域を**連合野**といい、ヒトで特に発達しており**高次認知機能**（思考、行動制御、記憶、言語）を担っている。頭頂連合野、側頭連合野、前頭連合野の３つの連合野が高次脳機能を実現している。それぞれの連合野の機能はその領域を損傷した症例から明らかにされてきた。

　頭頂連合野は、空間知覚や自らの身体意識に関わる。たとえば特に右側のこの領域の損傷では、左側の空間に存在する物を全く無視し、あたかも左側には何も無いかのように行動する**半側空間無視**が起こる（図1-2-4-A）。

　側頭連合野は、物体認知や記憶に関わる。たとえばこの領域の損傷では、物が見えているにもかかわらず、その物体が何であるか分からない**物体失認**（図1-2-4-B）や、よく知っている人物や有名人の顔を見ても誰であるか特定できないという**相貌失認**などが起こる。

　前頭連合野は、合理的な目標設定をし、そのための計画を立て、実際の行動を効果的に遂行する能力に関わる。この領域の損傷では、状況に応じて考え方を柔軟に切り替えることが困難になる。また、この領域の脳活動を調べてみると、行動遂行に必要な情報（たとえば電話番号）を一時的に覚えておくとき（**ワーキングメモリ**）に活動する。前頭連合野の眼窩腹側部は、性格や社会性、リスクの判断に関与する。事故によってこの領域を

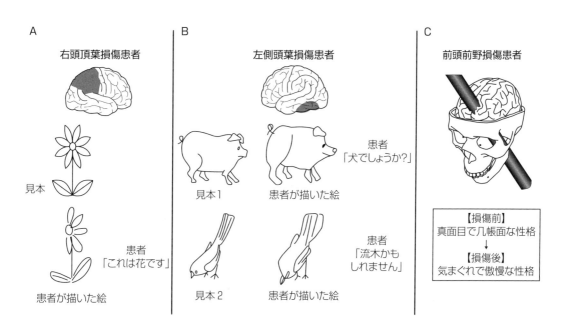

図1-2-4　高次機能障害―（A）半側空間無視、（B）物体失認、（C）合理的判断の欠如・性格変容
謝辞　イラスト：若槻恵美子（東京都医学総合研究所基盤技術支援センター）

損傷した患者は、元来几帳面で真面目な労働者だったが、損傷後は気まぐれで、傲慢な性格になってしまった（**図1-2-4-C**）。かつて治療目的で前頭葉白質切断術（いわゆる**ロボトミー**）が行われていたが、この手術を受けた患者は多幸的で楽天的になり、積極的に行動する意欲が乏しく、外界の出来事に無関心になった。

B. 心の生物学的理解

[1] 心というモノ

（1）心と脳

①流転する心

　ドイツの精神科医で哲学者**ヤスパース**[1]が、「分かつことのできないものが次から次へと起こってくる単一で巨大な流れ」と述べたように、心とは部分や要素に分解できず、さりとて全体も表現し尽くせぬ、その大きさが宇宙に匹敵するほどの存在である。

　たとえば私は、いまパソコンに向かってこの原稿を打っているが、どこかで普請する大工仕事の音が窓から聞こえている。文字を打ちながら入れたばかりのコーヒーの香りにも気づいている。いま書いたばかりのヤスパースのことを意識に残しつつ、次に書こうとしている村上春樹の出典を思い出そうと記憶を手繰り寄せる。このように心とは、記憶、意識、聴覚、嗅覚など、知情意の転々とした流れに他ならない。

②心の局在

　こうした知情意を脳の働きと考えるようになったのはそれほど古いことではない。17世紀の哲学者デカルトが、この世界を物質と物質でないものに分け、物質のみの法則性を探求する領域として科学を打ち立てたあたりが源流だろう[2]。鉄道建築工事の事故で前頭葉を損傷した**ゲージ**[3]を詳細に検討することによって、前頭葉と情動・意思決定の研究が進み、てんかんの外科治療で海馬を摘出された**モレゾン**[4]の存在が、海馬と記憶の理解を進展させた。近代科学は、物質ではない知情意が前頭葉や海馬といった物質と関連する証拠を積み重ねてきた。心が頭蓋骨の内側に局在するという、現代人の屈託ない感覚はこうして醸成されたのだろう。

（2）脳以外の心

①身体、世界、心

　村上春樹が述べている。豊かな才能があったとしても、いくら頭の中に小説的アイデアが充ち満ちていたとしても、虫歯がひどく痛み続けていたら、その作家は何も書けないのではないかと[5]。脳という頭蓋骨の内側に

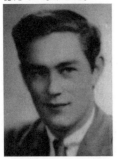

局在したはずの知情意が、虫歯のような頭蓋骨の外側、すなわち身体と無関係ではないということだ。私もいま原稿を書いている椅子の座り心地が悪ければ、随分と集中力をそがれるだろう。念を押しておくが、椅子は身体と接してはいるが私の外側である。もう一皮、さらに外側へ出てみようか。たとえば、絶品のフランス料理の味わいは、器やレストランの調度によって研ぎ澄まされることもあれば損なわれもする。どうだろう。器や調度は身体に接してさえいない外側ではないか。

②同心円の心

　実は150年ほど前まで、日本人の心は身体や世間へと同心円状に広がっていたのだ。たとえば、菅原道真の怨霊や狐が心に取り憑くこともあれば、沖縄地方の**まぶい**のように心をどこかへ落としてくることもある。私たちは長い年月、心を頭蓋骨の内側に局在せず、憑き物が入ってきたりどこかへ落としてくるような開かれた存在だった。

　心の広がりは同心円方向以外にも展開する。なぜなら、「思わず」とった振る舞いや、「口をついて出た」言葉があるように、知情意は意識されないものから影響を受けることがあるからだ。フロイトが海に浮かぶ氷山の水面下を無意識に喩えたように、心は垂直方向にも広がっているのだ。

　人類は約10万年前に、アフリカで誕生した。この10万年でヒトゲノムに多型が蓄積したが、アフリカ系人類から多型によってコーカソイドとアジア人種が出現したほどの大きな変化が中枢神経系には発生していない。したがって大脳基底核も前頭葉も、アフリカでサバンナを生き抜いたころと大きな違いはないはずだ。つまり、10万年前にデザインされた脳を使って現代人は知情意を操っている。そして、洞窟の壁画や遺跡に残された絵画から古代人の心象世界を窺う限り、10万年のほとんどの期間、人類の心は脳に局在しないで同心円状に広がっていたようだ。

（3）全体としての心、部分としての神経細胞

①細胞としての心

　フランスの哲学者アンリ・ベルクソンが中央電話局に喩えたように、同心円に広がる心の中心で脳は外界からの入力を知情意に変換する反射装置として機能している。脳を構成する140億の神経細胞は、**ホジキン・ハックスレーの方程式**に従うシンプルな電位発生装置である。心には、このシンプルなアルゴリズムの総和として予測と説明が可能なものと、不可能なものがある。

②道具と使い手

　たとえば、目の角膜を通過した可視光は網膜の視細胞でホジキン・ハックスレーの示した通りに電気シグナルに変換される。シグナルは視神経を

まぶい
沖縄の民間信仰では、魂（マブイ）が人の体内に宿り、生命や精神活動をつかさどっていると考えられてきた。ひどく驚いたり、事故に遭ったり、悲しい出来事を経験したりすると、マブイが体から離れ、マブイが抜け落ちると、とたんに体がだるくなる、何かを非常に怖がると、眠れなくなる。落としたマブイを元の体に呼び戻すための御願（儀礼）が「マブイグミ（魂込め）」であり、魔よけや、線香などを用意し、マブイを落とした場所に身内の者（親）が出向いて拝みの言葉を唱え、寝巻きにマブイを乗せて持ち帰る儀式である。

ホジキン・ハックスレーの方程式
ヤリイカ巨大軸索を用いた電気生理学実験により神経細胞膜にイオンの選択透過性のあるチャネルの存在を仮定し、それらの透過性の時間変化により神経細胞膜が示す電気的興奮現象をまとめた方程式。

伝わって、後頭葉の一次視覚領野に到達すると「見える」という知覚が成立する。網膜上に映った像がつくる視細胞の発火パターンの総和として、見えるという知覚は適切に予測され説明できる。側頭葉と聴覚、海馬と短期記憶の関係も同様に部分と総和になる。これらは、いわゆる道具機能と呼ばれる脳の働きである。見たり、聞いたり、憶えたりというように、主体が使い立てする道具として、視覚、聴覚、記憶がある。いっぽう、意識、人格、自我といった高次な脳機能は、神経細胞のアルゴリズムの総和として適切に予測したり説明ができない。心には、部分の総和として理解できる道具機能と、できない高次脳機能があるのだ。

（4）創発現象としての心

①巨大で複雑な蟻塚

　部分からなぜ全体が導けないことがあるのだろうか。具体例を蟻塚と蟻の関係で示してみたい。アフリカのシロアリは、1.5 から 2 メートルもの高さの蟻塚を作る[6][7]。典型的なコロニーでは、100 万から 200 万匹のシロアリがここに住み、毎時約 1.5 リットルの酸素を消費する。シロアリは巣内で餌となる菌類を栽培し、それらも毎時約 8.2 リットルの酸素を消費する。巨大な蟻塚の内部は、大量の酸素と二酸化炭素が十分に換気され、内部温度や湿度も一定に保たれる必要があるため、柱・壁・通路・王室といった複雑な構造をとる（**図 1-2-5**）[8]。シロアリの建設行動は、材料の土の粒を拾い上げて運んで置くという単純な行動アルゴリズムで規定されている。拾い上げられた土はシロアリの唾液が混ぜられることで粘着性の物質となる。唾液には誘引物質セメントフェロモンが含まれており、他のシロアリを誘引する。

アフリカのシロアリ
Macrotermes bellicosus

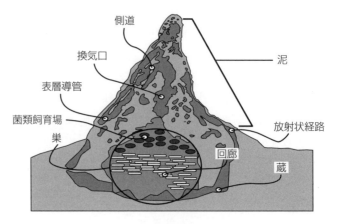

図 1-2-5　蟻塚の断面図

出典）Turner, 2006. をもとに著者翻訳.

②アルゴリズムと全体

　シロアリの行動アルゴリズムをシンプルな実験環境で再現するために、均一に土を敷き詰めたシャーレ上にシロアリ集団を置いてみる。すると、ランダムに土を拾い上げ唾液を加えて無秩序に置く活動が続くだけで、しばらく構造物は形成されない。ところが、シャーレ内の土粒の分布にゆらぎが生じ、ある箇所に土粒が堆積すると変化が訪れる。なぜなら、そこだけセメントフェロモンの濃度が周囲より高まるからだ。すると、次々とシロアリがそこへ土粒を運ぶようになり柱が形成され、シャーレ内にいくつもの柱が整然と並ぶパターンが出来上がるのだ。実験的にシャーレで見られた柱の形成プロセスは、自然界では環境の影響でもっと複雑な構造に変化する。たとえば、風の向きでフェロモンの拡散に方向性が生まれると、シロアリの流れが変化し壁が形成されるといった具合に。

③創発

　シロアリは単純な行動アルゴリズムしか持たないため、巨大で複雑な蟻塚の構造はシロアリの遺伝子を調べても分からない。シロアリには前もって用意された設計図がないのに、秩序をもった構造物が自発的に生じる。このように部分の総和では描けない全体が発生することは創発現象と呼ばれる。創発現象は、非線形科学や散逸構造論など流体力学や化学系の現象で検討されてきたが、マクロ経済学や社会学、粘菌の空間パターン、鳥や魚の群れ行動などに応用が広がっている。

　道具機能のように神経細胞の機能の総和として適切に予測できるものと、細胞レベルのアルゴリズムから創発された高次脳機能が合流して、単一で巨大な知情意の心を形成している。

［2］心の階層性

（1）神経学的階層性

①ジャクソンの進化的階層論

　英国の神経科医**ジャクソン**は、意識が進化論的に下等な神経基盤から高等なそれ（脳幹から中脳、間脳、最高位の大脳皮質）へと階層構造をとっている点を指摘した。さらに、上位の階層が下位を抑制的にコントロールしているという。したがって、上位中枢が壊れると進化的に下等な脳の抑制がとれて表面化し、われわれが目にする「症状」と呼ばれる現象が発生する。

　たとえば、脳の運動系領域に脳梗塞など損傷が生じると、**バビンスキー反射**（足底を刺激すると足の親指が背屈して残り四指が扇状に開く）が生じる。バビンスキー反射は成人では脳損傷でしか現れないが、2歳までの

ジャクソン
Jackson, John
Hughlings
1835-1911

幼児には普通に見られるのだ。大脳が成長すると下位の反射を抑制するため成人では見られないのだが、2歳までは大脳皮質が未完成だから病的反射が普通に発現してしまう。

　ジャクソンは、壊れた上位脳で失われた機能を陰性症状、上位からの抑制が失われたことによる下等脳の暴走を陽性症状と名づけた。先ほどの例でいえば、脳梗塞による下肢の麻痺が陰性症状であり、上位脳の抑制が取れて出現するようになったバビンスキー反射が陽性症状となる。

　破壊が急速なほど、下等中枢の暴走が激しくなる。たとえば、てんかんのあとの興奮状態は、けいれん発作が脳全体の機能を急速に侵襲して脳の広範な領域で抑制がとれた結果である。一方、認知症のように長時間かけてゆっくりと神経破壊が進行すると、てんかん後の興奮のような激しい脱抑制の症状は出現しない。

②アンリ・エーの階層論

エー
Ey, Henri
1900–1977

　フランスの精神科医エーは、このジャクソンの階層理論を精神病に適用し新ジャクソン学説を打ち立てた。エーによれば、急速な中枢障害が急性精神病であり、躁うつ病、急性幻覚妄想状態などを該当させた。いっぽう、緩慢な病理進行が慢性精神病で、統合失調症や認知症などを当てはめた。ちなみに、統合失調症では意欲の低下や平板化した感情が陰性症状と呼ばれるが、ジャクソンの上位機能の欠損を意味する陰性症状を敷衍している。したがって、幻覚や妄想が陽性症状と呼ばれるのも、上位の階層からの抑制が取れて出現した進化的に古い脳に由来することを想定している。

(2) 精神医学体階層論

①濱田の階層論

　精神科医の濱田は、新ジャクソン学説を参考にしながら人間の精神構造を独自に三層にまとめて図示した（図1-2-6）[9]。濱田は、新ジャクソン学説の三階層を参照しながらも、ジャクソンのように階層を進化の発達段階で区切らず、人間の固有性の強弱によって身体、心理（魂）、精神（霊）と階層化した。

　身体の層とは脳のことで、聴覚や視覚、言語領野などといった神経基盤の道具的機能と感覚——主体が使いこなす精神機

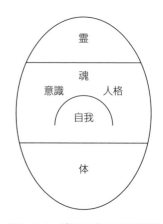

図1-2-6　濱田の心の三層構造

能——が生物学的法則に従って働いている。この層では生物学的な細部と全体が因果関係にある。つまり、ドパミン神経系の過活動が幻聴や妄想を

もたらし、セロトニン神経系の機能低下が抑うつを発生させるというように、心の神経化学的な階層を指している。従って、向精神薬が作用するのも、この階層である。

②創発的第二層

　その上の心理（魂）の層では人格、自我、意識、思考といった、人間に特有な時間と空間をもち、理性と感性が働く。ここでは道具的機能を統合する自我を中心に、一方は対象と能動的、間主観的にかかわる意識へ、他方では価値と意味を求める人格へと展開している。この層は、1つ下の層の総和とはならない創発現象となっている。

　精神療法が対象とする領域がここになるだろう。たとえば、共感や慰撫がここへ持ち込まれ、葛藤から生み出された苦悩を癒し、意図せぬ衝突をもたらす劣等感に手当てするといったように。臨床的実感としても合点できるのは、この第二層のたとえば過剰な自己愛や境界性によって、下位にある身体的心である脳のドパミン過剰やセロトニン欠乏が生じると考えることは可能だからだ。だから、向精神薬を用いて1つ下の身体の層でこれら伝達物質の正常化を遂げただけで、この上位層の心理学的脳を手当てしなければ、症状は消えても一向に御本人が回復されないことを臨床的にしばしば経験する。

③モノ・コトを越えた最上層

　最上位にある精神（霊）の層とは、自己を超越して無制約的なものと応答する場、神からの呼びかけに応える答責性に相当する。濱田は、この領域の障害は、自己を超越できず、あるいは超越的なものから離反した故に起こり、自我を肥大させ自力で解決を求めるため解離やヒステリーが生じるとした。能動的な志向性が減衰して対象との関係が不確かになるから、自らの意識野を狭め周囲と無縁になることで安定を図ろうとするのである。

　「本質の突然の顕現」あるいは「直感的な事実把握」と説明される**エピファニー**は、この階層で生じると考えられる。

注）

(1)　ヤスパース，K. 著／西丸四方訳『精神病理学原論』みすず書房，1971.

(2)　佐々木閑『科学するブッダ―犀の角たち』角川ソフィア文庫，2013.

(3)　Harlow J. M. Passage of an Iron Rod Through the Head. *Boston Medical Surgical Journal*, 39, 389–393, 1848.

(4)　Thiebaut de Schotten, M., Dell'Acqua, F., Ratiu1, P., Leslie, A., Howells, H., Cabanis, E., Iba-Zizen, M. T., Plaisant, O., Simmons, A., Dronkers, N. F., Corkin, S., & Catani, M. From Phineas Gage and Monsieur Leborgne to H. M.: Revisiting Disconnection Syndromes *Cereb Cortex*, 25, 4812–4827, 2015.

(5)　村上春樹『走ることについて語るときに僕の語ること』文春文庫，2010.

エピファニー
epiphany

たとえば、フランスの数学者ポアンカレ[10]は、フックス関数を提案したとき、他に類似の関数がないことを証明しようとして何日も悪戦苦闘を続けていた。ある夜、データフックス級数という新しいアイデアで証明できそうなことに気づくが、多忙に紛れてそのままになった。そんなとき、彼は住んでいた都市カンを離れて、鉱業学校後援の地質旅行にクータンスを訪れる。その地で乗合馬車に乗るためステップに足をかけたとき、フックス関数を定義するために用いた変換が、非ユークリッド幾何学の変換と同等であるという考えが突然浮かんだのだ。直後、馬車の中で乗り合わせた客と会話を始めてしまった彼は、それを検証することができなかった。その後、ポアンカレはモン・ヴァレリアンで兵役に従事し、この問題を考えることもなく時間が過ぎたが、ある日、大通りを横断しているときすべてが蘇り、最後の難関を突破する方法がひらめいた。彼は兵役を終えるとすぐ論文執筆にとりかかり、フックス関数の証明を完成させたのだ。エネルギー保存の法則をひらめいたロベルト・マイヤー[11]、ノーベル物理学賞を受賞したウォルフガング・パウリ[12]もエピファニーを経験している。

(6) 水元惟暁・土畑重人「自己組織化から拓く社会性昆虫の生態学」『日本ロボット学会誌』35（6），2017，pp.448-454.

(7) Carey, N. E., Calovi, D. S., Bardunias, P., Turner, J. S., Nagpal, R., & Werfel, J. Differential construction response to humidity by related species of mound-building termites. *Journal of Experimental Biology*. 222 (Pt 20): jeb212274, 2019.

(8) Turner, J. S. (2006) Termites as mediators of the water economy of arid savanna ecosystems. D'Odorico, P., & Porporato, A. (Eds.), *Dryland Ecohydrology*. (pp.303-313) Springer: Printed in the Netherlands.©

(9) 濱田秀伯「精神症状の層的評価—人間学的精神病理学の立場から」日本統合失調症学会監修／福田正人・糸川昌成・村井俊哉他編『統合失調症』医学書院，2013，pp.338-397.

(10) ポアンカレ著／吉田洋一訳『改訳　科学と方法』岩波文庫，1953.

(11) 中沢新一『レンマ学』講談社，2019.

(12) ユング，C. G., &パウリ，W. 著／河合隼雄・村上陽一郎訳『自然現象と心の構造』海鳴社，1976.

C. 精神分析から見た心

[1] 精神分析の初期の歴史

　精神分析は、ウィーンで神経学の医師として開業していた**フロイト**が19世紀の終わり頃に始めた治療法である。フロイトは医学生の頃、生理学研究室のブリュッケ教授のもとでヤツメウナギやザリガニの神経がどのように形成されるかを研究していた時期がある。卒業後もブリュッケ教授のもとで研究をしていたが、教授の助言もあって研究職をあきらめ、臨床医になることを目指し、1882年にウィーン総合病院で神経学の臨床医として勤務するようになった。

　19世紀後半のウィーンでは、当時**ヒステリー**と呼ばれていた病気が神経学の診療対象に含まれていた。その頃、サルペトリエール病院教授の**シャルコー**は、ヒステリーの患者に催眠をかけることによって症状を再現できることを発見した。1885年、フロイトは彼のもとに留学して、催眠を治療に使うことを考え始めた。帰国してウィーンの小児病院に勤務した後、フロイトは、ウィーン市内で神経学専門のクリニックを開業した。

　開業診療の中で、フロイトはヒステリー患者に催眠をかける治療を本格的に始めた。そして、ヒステリー患者の多くに性的な葛藤や性的な**外傷体験**があることを発見した。フロイトは、葛藤や外傷体験について言葉で語れるようになり、その時の感情も思い出すことができるようになると、ヒステリーの症状がよくなる場合があることを経験した。ちなみに、外傷（トラウマ）という言葉を、心理的な意味で最初に使ったのはフロイトである。催眠や**前額法**を用いて、患者が自分でも忘れていた葛藤や外傷体験を、感情が伴った状態で思い出してもらうという方法が、この頃のフロイ

フロイト
Freud, Sigmund
1956-1939
ウィーン大学出身のユダヤ系の医師で、開業医としての臨床実践を通じて精神分析を創始した。人の心の中に無意識的な領域があり、その無意識的な領域にあるものを知ることが心因性の精神疾患の治療に役立つと主張した。

神経学
神経学は内科の一分野であり、脳神経の異常を扱う領域である。神経学は、現代日本における「神経内科学」とほぼ同じ意味である。

ヒステリー
hysteria
運動麻痺や感覚麻痺、けいれん、記憶の障害などさまざまな症状を示す心因性の精神疾患。19世紀の中頃まで原因がわからず、治療法も確立していなかった。女性特有の病気だと思われていて、ギリシア時代には子宮に原因があると考えられていた。ヒステリーという病名は、子宮を意味するギリシア語に由来する。

シャルコー
Charcot, Jean-Martin
1825-1893

前額法
額に手を当てて「あなたは必ず思い出すはずです」と言って外傷体験を想起させる方法。

トのヒステリー治療法であった。当時、このような方法は**浄化法**（カタルシス療法）と呼ばれていた。その後、催眠による治療に限界を感じたフロイトは、患者に毎日来てもらい、診察用のカウチ（寝椅子）に横になった状態で、自分の頭の中で浮かんだことを何でもそのまま話すように促す、**自由連想法**という方法を用い始めた。この自由連想法がその後の精神分析という治療法のスタンダードな技法になった。

　当初フロイトは、事実としての外傷体験の影響を重視していたが、後に、患者が親などの関係の深い人物に対してさまざまな空想を抱いており、その空想を事実のように話すこともあるため、患者が報告する外傷体験が必ずしも事実とは限らないと認識するようになった。そしてフロイトは、客観的な事実がどうであっても、その人の心の中で自分が体験をしてきたことをどのように記憶し、解釈しているかが大切であると考えるようになった。さらにフロイトは、精神分析を受けている患者が精神分析家（精神分析の治療者）に向けるようになるさまざまな感情に注目した。彼は、患者が精神分析家に特別な感情を抱くことを**転移**と呼び、患者が子ども時代に、当時の重要な人物（主に両親や兄弟姉妹）に対して抱いていた感情が転移に反映されていると考えた。つまり、幼少期の近親者との関係のあり方が、精神分析の治療の中で再現されるということである。フロイトは、精神分析家が患者の転移を理解し、どのような転移が起きているのかを言葉で患者に伝えること（**転移解釈**）を精神分析の治療の中心に置くようになった。この時点で、精神分析の基本的な方法論が確立したと言える。

　その後の精神分析の歴史の中で、精神分析家が患者に抱くさまざまな感情の問題にも光があてられるようになった。精神分析家の感情が時には治療の進行の障害になることもあり、その場合の感情体験は**逆転移**と名付けられ、精神分析家自身が抱えている心の問題を反映している場合もあることがわかってきた。そこで精神分析家は、精神分析家になるための訓練の一環として、自分自身も治療としての精神分析を受けることが義務づけられるようになった。なお最近では、患者に対する逆転移感情は、その感情を十分に精神分析家が吟味するのであれば、患者の内面の理解に役立つこともあるという考え方が一般的である。

　フロイトとその弟子たちは、自由連想法を用いて、ヒステリー（今日の変換症・解離症）や強迫神経症（今日の強迫症・強迫性障害）、恐怖症などの精神疾患の治療を行うようになり、その中でさまざまな現象を経験した。そして、人間の心の発達のしかた、人の心の動きやパーソナリティ形成、心因性の精神疾患の背景にある心の病理などについての仮説的な理論を構築していった。その結果、精神分析理論は、体系化されたものになっ

ている。精神分析理論は、心の発達の理論であり、心の働きについての理論でもあり、心因性の精神疾患の病因論でもあるという特徴がある。たとえば、認知行動療法の基礎理論においては、少なくとも心の発達に関しての明確な理論は存在しない。以下、精神分析の基本的な考え方と方法論を紹介し、ついで、それらが現代の精神医療においてどのように役立つかについて説明したい。

［2］精神分析の基本的な考え方

　ここでは、精神分析の考え方について理解を深めるために、精神分析の基本概念を紹介していく。精神分析の中でもっともよく知られていて、日常的にも使われるのは、**無意識**という言葉であるが、精神分析の世界では、心の中で意識化しようとしても意識できない領域のことを意味している。通常は意識することができない記憶や感情、思考などが無意識の領域に存在しているという考え方である。フロイトが無意識という領域が存在すると考えるようになったのは、**ベルネーム**のもとで催眠の研修を受ける中で、**後催眠性暗示**と呼ばれる現象を目撃したことが契機のようである。ベルネームは被験者を催眠状態（トランス）に導き、その状態で「あなたは催眠から覚めた後に『あること（たとえば窓を開ける行為）』をします」という暗示を与えたところ、催眠から醒めた被験者は、30分くらい経った後「あること」を行うが、それが催眠状態で与えられた暗示によるものであるということは思い出せない。このような実験によってフロイトは、私たちの心の中には私たちが意識していない領域があり、その領域にある観念や感情に基づいて行動することがあるということを強く印象づけられたのである。つまり、私たちは自分の行動の理由についてちゃんとわかっているとは限らないということである。無意識に関連して、フロイトは、すぐに意識化できる領域を**意識**、少し努力すれば意識できる（思い出せる）領域を**前意識**と名付けた。

　フロイトは、私たちをさまざまな行動に駆り立てるものは生物学的な基盤を持つ**欲動**であると考えた。最初、フロイトはヒステリーの治療経験から、性的な欲動を重視し、その欲動のエネルギーを**リビドー**と呼んだ。その後フロイトは、性的な欲動を、生物が自己および自分の所属する種の存続を目指す欲動の中に統合して理解するようになり、そのような欲動を**生の欲動**と呼んだ。さらに、攻撃的な衝動も重視するようになったフロイトは、攻撃性は、生物が無生物に帰ろうとする自己破壊的な衝動に由来すると考え、そのような衝動を**死の欲動**と呼んだ。死の欲動を想定するかどうかについては、その後の精神分析の世界では議論がある。いずれにしても

ベルネーム
Bernheim, Hippolyte
1840-1919

欲動
drive
精神分析における欲動は、生物学的に基礎づけられた欲求を意味している。生の欲動と死の欲動がある。欲動を本能と訳す場合があるが、その場合、生物が生まれつき持っている行動プログラムを意味する本能（instinct）とは区別される必要がある。

人間の心の動きの基盤に人間が本来持っている生物学的な欲動というもの
を想定するところが、生物学や医学を学び、基礎研究を実践したフロイト
らしい発想である。なお現代の精神分析では、性的な欲動よりも乳幼児が
養育者に世話をしてもらい安心感を与えてもらうことを求める傾向（対象
希求）を重視する流れが強まっている。日本の土居健郎は、対象希求に関
連する概念として日本語の「甘え」に注目して、リビドーではなく「甘
え」を精神分析理論の中心におくことを提唱し、世界的にも一定の評価を
受けた。

　フロイトは、初期には**意識・前意識・無意識**という構造を想定したが、
これは意識できるかどうかを基準にして、心の中を3つの領域に分けたも
のである。その後フロイトは、**超自我・自我・エス**というより複雑な構造
を想定して図式化し（**図1-2-1**）[(1)]、私た
ちが子ども時代に成長発達して行く過
程で、心の中にそれぞれ独自の働き方
をする構造（**心的装置**）が形成される
のだと考えた。**自我**は、その人の心の
中枢機関として位置づけられている。
自我は、外界の現実を認識しながら、
超自我やエスからの要請・要求を受け、
これらの間でバランスを取りながら、
現実適応していく機能を受け持ってい
る。自我が調整する時の心の働きを精
神分析では**防衛**と呼んでいるが、これ

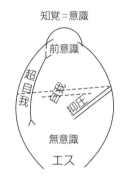

**図1-2-1　フロイトが想定した心
の構造（装置）**
出典）Freud, 1933. を参考に作成.

については後で述べる。**超自我**は、乳幼児期に親のしつけや親との交流を
通じて取り入れられた**親イメージ**を基盤にしている。超自我は、心の中で
私たちの行動を監視し、社会的規範に従うことを要請する機能を持ってい
る。いわゆる「良心」に近いものと考えてもよいかもしれない。**エス**は、
基本的に無意識の領域にあり、快楽原則（私たちの心の中で快感を求める
傾向）に基づいて、欲動（衝動）を充足しようとする心の領域である。エ
スは、生物学的な衝動に繋がっている。超自我・自我・エスという概念は、
現代の精神分析において、論じられることは少なくなっているが、私たち
の心の中に複数の、異なった動き方をする心の領域や構造があり、その領
域や構造の間にある力関係が、私たちのさまざまな心の病理を生み出すと
いう考え方は重要な視点であり、精神分析に特有のものでもある。

　私たちは、外界の現実を認識しつつ、良心や社会規範をほどよく守りな
がら、さまざまな欲求の充足のしかたを調整している。このような調整の

親イメージ
子どもが自身の親に対し
て抱いているイメージ。

働きは、精神分析では**防衛機制**と呼ばれている。防衛機制には、自分にとって不快や不安を呼び起こす思考や記憶、感情を意識から追い払う**抑圧**、性欲や攻撃衝動などの低次元の欲求を芸術やスポーツなどのより高次元の活動に変換して解消する**昇華**、自分の中にある悪い感情や欲求を相手が持っているように感じる**投影**、良くない欲望を充足しようとする傾向を反転させて、正反対の態度を取ってしまう**反動形成**、都合の悪い現実を認めずなかったことにしてしまう**否認**、相手の態度や感情を自分の中に取り入れる**同一化**などさまざまな防衛機制がある。

　フロイトは、新生児が親など周囲の大人の世話やしつけを受けながら発達していくプロセスを、性的欲動や快感の充足のあり方を中心に組み立てた。フロイトは、自分自身の経験や臨床経験、子育て経験を通じて、人の発達段階として、**口唇期・肛門期・男根期・エディプス期・潜伏期・性器期**という6つの段階があると考えた。

　口唇期は、生まれてから1歳6ヵ月くらいまでの時期と考えられる。おっぱいを吸うことは、飢えを満たすとともに、唇や舌で乳房を吸う感覚や味覚を楽しみ、そして満足して眠くなるという体験をするということである。お腹が空き、それに親が気づいておっぱいを与えるということが繰り返される中で、赤ちゃんは自分の欲求を読みとってくれる存在への信頼を獲得していく。また、欲求不満は、自分の願望通りには世界が動かないことがあると知ることにつながり、自分とは違う他者の存在を知ることにもつながる。最初の他者は、一般的には母親ということになるが、この時期の母親との関係が対象への愛情、つまり**対象愛**の基礎になる。

　肛門期は、1歳過ぎから3歳頃までの時期と考えられる。この時期は括約筋のコントロールが可能になり、肛門や尿道の感覚が発達する時期であり、排泄のしつけが行われる時期でもある。歩行が可能になり、言葉も話せるようになる。そして、「いやだ」という意志を表明できるようになる。肛門期には、自分の好きなときに好きなところで排泄したいという欲求と、決められた場所で決められた時間に排泄させようとする親の要求との戦いが起こると考えられる。そして、子どもは、おまるの中にうんちという贈り物をして親を喜ばせたい気持ちと、親に逆らってほかの場所でうんちをしたい気持ちという、2つの相反する気持ちを自分の中に持つようになる。このように、相反する気持ちが同時に存在する心理を**両価性**という。この時期の子どもの心理を複雑にするのは、自分の気持ちと反対の気持ちを強調する**反動形成**、ある観念やイメージと結びついている感情をその観念やイメージから引き離してしまう**隔離**などの**防衛**である。

　男根期は、3歳から4歳くらいの時期で、男女の性別を意識するように

なるとともに、性器の感覚が分化し、性器の刺激による快感を発見する時期であると言われている。この時期の子どもは、性器の違い、出産、性行為などに興味を持つ。そして、性器を触っていると親から叱られたり、性的なことへの質問ははぐらかされたりする。このような親の対応もあって、親に性器を取られてしまう不安が子どもに植えつけられるとフロイトは考えた。この時期に性器の形の違いがわかると、子どもはいろいろと思いを巡らせる。自分に男性あるいは女性として魅力があるのかについても関心を持つ。自己顕示的な傾向もこの時期の心理的特徴である。

エディプス期は、男根期と連続しているか重なっていると考えられる。3歳を過ぎて、異性への性欲（恋愛感情）も意識されるようになるのだが、その主な対象は、異性の親であるとフロイトは考えた。その時、同性の親の存在が邪魔者に感じるようになる。つまり両親と自分の間の三角関係に子どもは悩むことになる。この時期の子どもの心の中で、この三角関係をめぐってさまざまな感情や観念が絡まりあっているが、その絡まりあった観念や感情の集合体を**エディプスコンプレックス**と呼ぶ。エディプスは、父親と知らずに父親を殺してしまい、母親と知らずに母親と結婚するギリシア悲劇の主人公の名前である。子どもは異性の親を自分のものにし、同性の親を亡き者にしようという空想を抱くというのである。その空想は現実化せず、断念される。そして、その過程で、親から社会的規範を取り入れ、それが親のイメージとともに内在化されて超自我となる。

エディプス期の父親・母親・自分という三角関係を通過することで、人は母親との二者関係から、三者関係の世界（社会）に踏み出すことになる。

潜伏期は、ほぼ学童期と一致している。エディプス期が子どもの断念で終わることで、性欲が抑圧され、子どもたちは学校などで集団生活を経験し、社会的な規範や社会生活に必要な知識や技術を学ぶことが生活の中心になる。この時期は、性欲が潜伏しているという意味で潜伏期と呼ばれる。子どもたちの注意は外界へ向かい、親しい同性の仲間との秘密の時間を持てるようにもなる。

性器期は、思春期（青年期）とほぼ一致している。第二次性徴の発現とともに、潜伏期に比べて心の安定は脅かされる。思春期あるいは青年期には、今まで従っていた両親や教師から異性へと自分の関心を切り替えて、最終的には、異性を一人の人間（全体対象）として愛せるようになる。そして、幼児期にはばらばらで倒錯的であった性的活動は、性器を中心としたものに統合されるとフロイトは考えた。相手を一人のまとまった人間として感じ取れるようになることで、相互に責任を持った交際が可能になり、次の世代を育てる準備が整うのである。

このように人の心の発達を、心身機能の発達と家族との関係の変化とい
う視点でとらえる点が精神分析理論の特徴である。発達に関するフロイト
の理論は、**エリクソン**によって**ライフ・サイクル論**として老年期まで拡張
された。乳幼児期の発達に関しては、フロイトの娘の**アンナ・フロイト**、
クライン、あるいは**ウィニコット**などが、より詳細な理論を提唱している。
ウィニコットは、性的欲動よりも、対象希求や子どもの心を育む親の機能
を重視している。総じていうと、現代の精神分析は、より母子関係に注目
するようになっている。いずれにしても乳幼児期の心理状態は、私たちの
心の奥底に存在していて、私たちの行動に大きな影響を与えていると精神
分析論では考える。なお、**愛着理論**を提唱した**ボウルビー**も精神分析家で
あり、その発想の多くは精神分析に基づいている。

[3] 精神分析理論に基づく臨床実践について

精神分析理論の最大の貢献は、無意識という領域を考えるための枠組み
を提示したということである。19世紀に始まった科学としての心理学は、
主観をなるべく排除し、意識できる感情や思考、他者の行動観察の上に成
り立っていた。そのため無意識という仮説は、意識できない世界を扱うと
いう意味で怪しげで、科学の対象にならないと考えられたのである。この
伝統は、今日の認知行動療法や応用行動分析の考え方にも繋がっている。
しかし、精神分析は無意識という仮説を提唱し、無意識の世界を知る方法
（自由連想法や夢分析や転移解釈など）を考案した。そして臨床的な実践
を通じて広まった。また、エリクソンのライフ・サイクル論やボウルビー
の愛着理論などのように、精神分析的な理解のしかたは正統的な心理学の
世界にも取り入れられるようになった。広い意味の精神分析の考え方は、
精神科医療のほかに、教育相談や社会福祉施設での心理ケア、開業心理相
談などの領域で19世紀から21世紀の現代まで生き続けてきた。精神分析
の考え方として、発達についての理論や心の中に複数の領域が存在すると
いう心のモデルが重要であるが、ここでは精神分析の考え方や方法が、医
療や福祉などの現場で起こる現象の理解を助ける点に焦点をあてて説明し
たい。

すでに述べたように、精神分析を受けている患者は精神分析家に対して、
さまざまな転移感情を向けてくる。また、精神分析家の側も逆転移感情を
抱くこともある。ここでは、患者自身の心の中にある幼少期に形成された
人間関係のパターンが患者と精神分析家の間で再現されるのであるが、こ
れとよく似た現象は、医療や福祉の現場で援助をしている人と援助を受け
ている人の間にも起きてくる。

たとえば、児童養護施設にいる子どもが、いつも世話をしてくれる職員に甘えたくなったり、頼りにしたりするのはごく普通のことである。これは自然な**対象希求**（甘え）に基づいている。問題は、その子どもが同時に、その職員をわざといらだたせたり、その職員の持ち物も盗んだりするなどの問題行動が起きてくることである。児童福祉の世界では、このような行動が見られると「**試し行動**」という言葉でこれを理解しようとすることが多い。子どもが施設に住むようになって職員に世話をされるようになったとき、あるいは新しい職員が来たときに、その職員が自分を悪い部分も含めて受け入れてくれるのか、見捨てないのかを確認するために、わざと（あるいは無意識に）職員を困らせたり怒らせたりする行動をとるのだという認識である。この考え方自体が精神分析の影響に基づいているのだが、気をつけたいのは、問題行動のすべてが「試し行動」ではないということである。その行動は嫉妬心に基づくと考えた方が良いかもしれないし、せっかく作った関係を壊したくなる自己破壊的な傾向が子どもの心に存在しているのかもしれない。また、「試し行動」だとしても「試し行動」という言葉でラベルを貼って、その行動の背後にある子どもの大人への気持ちが、本当はどのようなものかを個別に理解することを怠ってしまう危険性もある。さらにそのような行動が起きてくると、職員間でもその子に対する気持ちやその子についての理解の仕方が違ってくることも多い。このような時に早合点をせず、子どもと職員の間でどのような転移が起きているのかを子どもをケアするチームとして考えるということが大切である。一般に精神分析というと、過去の問題を掘り返す方法だと思われているかもしれないが、現代の精神分析の臨床実践では、「**今・ここ**」が重要視される。今、その人と私たちの間で、あるいはチームの中で何が起きているのか、どのような感情がやりとりされているのかについて、話し合い、理解することが大切ということである。そのような理解のために、防衛機制についての知識や転移・逆転移という現象の知識も役立つだろう。その上で、その人の生育歴、その人が自分の家族や子どもの頃のことをどのように話していたかを振り返ると、理解がより深まるものである。ケアをする側のスタッフが体験する感情やスタッフの中で生じる葛藤も、実はケアをされている人の病理を反映しているかもしれないから、自分たちの気持ちを内省し、シェアすることが役立つこともある、という視点は、精神分析がもたらしたものである。これらのことは、大人の医療や福祉においても同じように考えて良い。支援される側の内面に関心を持ちながら、人を治療したり支援したりする専門家の側の内面も内省して、かかわりを続けることが実りのある支援・治療につながるものである。精神分析の考え方や介入

方法を深く学ぶためには、精神分析的な考え方を取り入れた**ケース・カンファレンス**に参加してケースを報告したり、ケースのかかわりについて継続的に指導してもらう個人**スーパービジョン**を受けることが推奨される。

注）

(1)　Freud, S. *Neue Folge der Vorlesungen zur Einfuhrung in die Psychoanalyse*. Internationaler Psychoanalytischer Verlag: Wien, 1933, s.110.

3. 精神障害の概念

A. 健康の定義の新たな提案

　WHO（世界保健機関）の「健康」の定義には、変遷がある。最初の定義は「完全な身体的、精神的及び社会的福祉の状態をいい、単に疾病あるいは病弱ではないということではない」（1951 年）とある。この定義で「社会的福祉」とあるのは、social well-being を訳したものである。直訳すれば「社会的に良好な状態」であるが、well-being を「福祉」と訳したことに注目する必要がある。そして 1998（平成 10）年に「健康」の定義案が出された。以下がその「新しい定義案」である。

「健康」の定義　1951 年
原文　Health is a state of complete physical, mental and social well-being and not merely the absence of the disease or infirmity.

「健康」の定義案　1998 年
原 文　Health is a **dynamic state** of complete physical, mental, **spiritual** and social **well-being** and not merely the absence of disease or infirmity.

　この「健康の定義」案で新たに付加された 2 つの言葉に注目する必要がある。まず、「健康の定義」にある「状態」に **dynamic** という言葉が加えられた。dynamic とは、「動的、常に変わる」という意味である。つまり、新しい定義案の「健康」は、健康と疾病は固定した別個の状態のものではなく連続しており、日常の変化する心理社会的ストレスで絶えず「変化を被る脆弱性」を持ちながら、形成されているものと捉えている。それは病名や障害だけで「健康」が危ぶまれるものではない。「病気」でなくても「健康」を悪化させることもあれば、「病気」であっても心が満たされ「幸せを感じる」時もあると「心身の変調」を「健康」に包含して捉えている。

　2 つ目に付加された言葉は spiritual である。spritual は、辞書には「霊的な、魂の」とある。**山崎英樹**によると、「主体はそれを感じる私にはなく、私が自然に感じられる客体におかれている」という体験をすることであると説明する[1]。つまり、spiritual well-being とは、たとえば、朝目覚めた際に、お日様を前にして、良い気持ちだ、嬉しいという“自然の恵に

新しい定義案
1998 年の WHO の理事会において、賛成多数反対 0 の状態で WHO 総会の議案とすることが決定されたが、WHO 総会で審議した結果、採決は見送られている。日本では、WHO 執行理事会により総会に提案が決まった時点で、健康の定義の改正が規定事実のように大きく報道されたために、現在も誤解が続いている。

より自らの魂に与えられた幸福感"を客体として感じる状態にあると言える。これは、病気で左右されるものではない。

ウェルビーイング
well-being

　ウェルビーイングも辞書には、general health and happiness とある。つまり、「普段の健康と幸せであること」になる。そして、ウェルビーイングとは、身体的な良い状態を含めた「幸せ（幸福）」を意味すると言える。

　「精神障害」を抱えた場合も、常に「不健康」だとは言えない。「精神障害」があっても、毎日の生活に、生きがいや人生を取り戻せば「リカバリー」を果たし「健康」に生きているともいえる。

B. 精神疾患と精神障害について

　精神疾患を理解するには、疾患と障害の複眼で見ることが大切である。同様に専門職による支援も疾患と障害の両方から行う必要がある。

　疾患モデルでは精神疾患は、一般的に「疾患＝生物モデル」で見る身体疾患と異なり、より複雑な**生物-心理-社会モデルの相互関係**」で見る必要がある[2]。

　たとえば、疾患＝生物モデルの考え方で、発熱して学校を休む事象についての理解は、「身体の異常（生物的要因）が発生し、そこに苦痛（心理的要因）が生じ、社会への参加を妨げる（社会的要因）ことになる。…（中略）…学校を休んだから熱が出たわけではない（**図1-3-1**）。ところが、精神疾患では生物モデルと心理モデル、社会モデルのどれが先で何が後に続くのか判然としない疾患が多くみられるのである。社会環境（母子関係も含む）に問題があり、そのため自我に心理的脆弱性が生じストレスを増強させ、その結果、神経細胞に生物学的な異常が生じるような説明も可能である。これらが、どのような順でも同様なことが言えるのである。このことから、精神疾患の多くがこれら3つのモデルがループを形成した相互関係で成り立っているということが推測される（**図1-3-2**）」[2]。

　精神保健福祉士は、精神疾患については上記にあるような「生物-心理-社会モデル」に基づいてこれらの要因が相互関係にあることを理解する必要がある。つまり、医療的アプローチとソーシャルワークで心理的要因

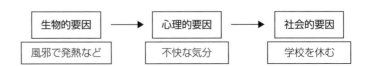

図1-3-1　一般の身体疾患のモデル

出典）寺田善弘，2012.

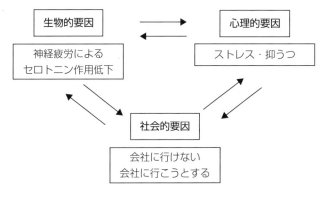

図1-3-2　精神疾患のモデル

出典）寺田善弘，2012.

や社会的要因に介入することが、生物的要因にも良い影響をもたらす場合がある。たとえば、就職支援に際し、「しばらく休んで体調が良くなるまで自宅待機しましょう」と生物的要因の視点による医療的アプローチで判断することが、得策ではないこともある。多面的に状況を見て当事者とよく話し合い、希望を聞いて、社会的要因に介入して、職場環境を改善するアプローチが、当事者の生物的要因や心理的要因に良い影響をもたらすことも理解する必要がある。

　ここで WHO による障害に係る2つの国際分類を紹介する。1つ目は、**国際障害分類（ICIDH）**（1980年，WHO）である（**図1-3-3**）。国際障害分類は疾患によって生じた障害領域を3段階で示している。「機能障害」は、疾患がもたらした生物学的レベルの障害を指し、「能力障害」は個人レベル（生活レベル：生活のしづらさ）でとらえた生活上の障害を表す。そして個人レベルの障害が個人の社会的存在に「社会的不利」をもたらすという見方である。ICIDH では、当事者から見ると、重い病気や障害を持った場合は、「社会的不利」が困難なものとなるとした。

　個人と環境とその相互関係を重視した**国際生活機能分類（ICF）**（2001年）は、WHO が、人間の生活機能と障害を記述する専門職間の「共通言語」とするために発表したものである[3]。

　ICF は、**図1-3-4** で示すとおり、障害のある人だけを対象にするのではなく、すべての人に当てはまる。そして「健康」を多要因と多因子から構

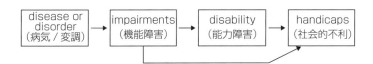

図1-3-3　ICIDH ― WHO 国際障害分類（1980）の障害構造モデル

国際障害分類
ICIDH: International Classification of Impairments, Disabilities and Handicaps

機能障害
impairments

能力障害
disabilities

国際生活機能分類
ICF: International Classification of Functioning, Disability and Health

成されそれぞれが相互関係にあるものとしている。ICF は、ICIDH と異なり、「疾患」や「障害」のような否定的な文字はない。代わりに、疾患の結果「心身機能・身体構造」に変調が起きて、「活動の制限」や「参加の制約」が生じると記述している。この「変調」「制限」「制約」という表現は、ICIDH の「障害」「社会的不利」といった差別を生みやすいラベリングとは異なり、「健康」の新たな提案で見たように、「良い悪いという固定されたものではなく、両者がつながって、変化する」という新しい考え方を示しているといえる。つまり、「活動の制限」や「参加の制約」は環境因子のような支援介入で、「制限や制約」の改善やさらには、「心身機能・身体機能の変調」にも良好な影響をもたらすことができることを示している。ICF は当事者だけではなく、支援する側にも「支援の糸口やより良い支援の可能性」を示し、未来志向で「希望」をもたらすものである（図 1-3-4）。

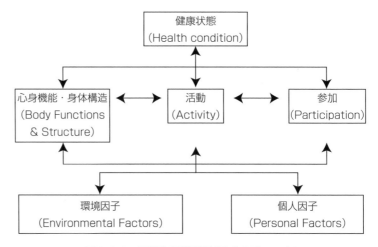

図 1-3-4　国際生活機能分類（ICF）モデル

　ICF では、病気に罹患した場合を、「健康状態の変調」と捉えている。それは心身機能・身体構造の変調（不調）にあらわれるとみることができる。ここで、ICF は、ICIDH と異なって、環境因子や個人因子とのつながりも病気にかかった状態（変調）に影響を与え合うと考える。ICF はこのような多要因や多因子との相互関係から健康状態を見ており、「変調」は、「悪く変わる」だけではなく「良い方にも変化する」と理解する必要がある。

　ICF は、多要因と多因子で構成されており、「人と環境との相互作用モデル」と呼ばれる。さらに ICF を読み解く上で、重要なポイントを紹介しておきたい[4]。

ICF を活用する際の最大のポイントは、「参加」から考えるという点である。ICF においても、ICIDH 同様に「心身機能・身体構造」から対象を評価していくと、重い疾患や重度の障害が評価結果として判定された場合、「困難さの改善・克服やマイナス面の引き上げ等だけに終始するアプローチに陥る」ことになって「参加」まで至らない結果になることが予想される。これを避けるために、ICF は最初から「（社会）参加」を前提にして、ICF の多要因や多因子そしてそれらの相互作用への「検討」を行うことをポイントとしている。最初から「（社会）参加」を前提に多職種間でいろいろな角度から検討を加えると「支援の可能性」が見出される。ICF では、この点を踏まえて多職種のグループ検討を行うことが重要である。「これまで見てきたように、精神疾患に罹患した場合、疾患（症状）と障害は共存する。従って、このことから、精神疾患を抱えながら主に社会的環境による障害から制限を受けた生活の QOL（生活の質）を高めるために、医療とソーシャルワークが両輪となって精神疾患と精神障害に対応していくこと」が求められる。

C. 精神疾患に由来する精神障害の特徴

中島は「精神疾患にかかると人は、社会的認知、あるいは社会的行動能力に変調をきたす」という。社会的認知とは、人が他者から構成される社会生活の中で相互関係を結び社会活動を行うのに必要な能力を言う。具体的には、①心的推測の欠落、②衝動性のコントロールの障害、③抑うつ、④自己イメージの低下、⑤社会的行動力の低下の５つをあげている。特に、「心的推測の欠落」とは、「社会的障害や情動障害によって、思ったことをそのまま言ってしまう、あるいは、行動してしまうために、他者を傷つけたり怒らせたりする。ささいな事で腹を立てたために人間関係を壊してしまうことから、社会的孤立に追い込まれたりする。これは、自分の言動を他者がどのように感じたり、思ったりするかを推測できない。…（中略）…本人はフラストレーションを経験する。」ことだと説明する[5]。

このことから、「社会的認知」や「社会的行動能力」のリハビリテーションには、できるだけ早期に退院して、お互い対等な関係にある人との社会生活や社会経済関係のある地域に参加することが必要である。つまり、早期からの地域での心理社会的リハビリテーションが必要である。

D. まとめ

　現代を生きる人間は、日々「変化」の中で社会経済的ストレスや心理社会的ストレスの中で自らの脆弱性と毎日向きあっている。その中で日本の精神疾患の患者数は約616万人（2020年患者調査）だと報道されている。これだけ多くの人たちが直面する精神疾患と精神障害は、慢性疾患であり、「疾患と障害の併存」という特徴があるために、「診断治療」を要し「社会活動の制限」を受ける状況にある。精神疾患に罹った場合には、治療と、社会活動の制限や社会参加の制約を軽減する環境への介入や調整（ソーシャルワーク）が不可欠となる。精神疾患の「生物－心理－社会モデル」や国際生活機能分類（ICF）で見たように、ソーシャルワーク支援のポイントは、個人だけへの支援ではなく、「変化する環境の中の個人」という見方での「社会環境の調整と改善」にある。医療とソーシャルワークが連携して、疾患と障害を併せ持つ「精神障害」を克服することが急務である。

注）
(1)　山崎英樹「精神科診療所と老年期精神疾患―自らの脱施設、脱専門家支配」高木俊介・岩尾俊一郎編『街角のセーフティネット』メンタルヘルス・ライブラリー25，批評社，2009，pp.138-139.
(2)　寺田善弘「第2章3節　精神分析から見た心」寺田善弘編『精神疾患とその治療』精神保健福祉士シリーズ1，弘文堂，2012，pp.45-48.
(3)　佐藤久夫「一頁講座　リハビリテーション関連用語　ICIDHとICF」『総合リハビリテーション』33巻2号，医学書院，2005，p.189.
(4)　上田敏『ICF（国際生活機能分類）の理解と活用―人が「生きること」「生きることの困難（障害）」をどうとらえるか』KSブックレット，きょうされん，2005，p.11.
(5)　中島恵子「第2章2節　脳と心の障害との相互作用」寺田善弘編『精神疾患とその治療』精神保健福祉士シリーズ1，弘文堂，2012，pp.35-39.

4. 精神疾患の診断分類

A. 外因・内因・心因

　伝統的精神医学では、精神疾患の原因として、外因・内因・心因の3つを想定していた。伝統的診断（従来診断）は、原因論としての外因・内因・心因を念頭に置きつつ、典型例およびその類縁の症例記載から導き出された理念型を想定する。たとえば、せん妄、統合失調症、離人症といったカテゴリー（範疇）である。そして、個々の患者が呈する症状の布置から、どの理念型と一致するかを判断するのである。ちなみに、布置とはしばしば星座にたとえられるもので、いくつかの星が構成する形から星座が名づけられるように、諸症状が構成する全体像から理念型が抽出され診断名が導き出されるのである。これを**カテゴリー診断**という。

　このような考え方は、決して過去のものとはいえず、今日でも有効である。とりわけ、臨床場面での診断に際しては、外因⇒内因⇒心因の順で判断を進めていくことが役立つ。

[1] 外因性精神病

　器質性脳疾患（せん妄・認知症その他）など、脳を含む身体的原因によって精神症状が生じる場合を、**外因性精神病**と呼ぶ。感染症や代謝疾患など、脳以外の身体疾患によるものも含まれ、それらは**症状精神病**と呼ばれる。

　症状精神病では、基礎疾患とは関係なく一定の病像が出現し、**ボンヘッファー**の**外因反応型**と呼ばれる。類似の概念に**内分泌精神症状群**があり、障害される内分泌腺の部位とは関係なく、基調気分の変調、意欲低下、欲動異常が出現することをいう。

[2] 内因性精神病

　統合失調症や躁うつ病（双極性障害ないし双極症）など、未だ発見されていない身体的原因によると仮定されているものを、**シュナイダー**[1] は**内因性精神病**と呼んだ。他方、心身が分離される前の「エンドン」（内なるもの）が変容することにより内因性精神病が生じるとする、**テレンバッハ**[2] の説もあるが、仮説的説明の域を出ない。

　なお、**内因反応性気分変調**は、無力性で易疲労的（い ひろう）で対人関係に敏感な人

ボンヘッファー
Bonhoeffer, Karl
1868-1948

外因反応型
ボンヘッファーが提唱した概念で、意識障害を中心としたせん妄（意識混濁と興奮）・アメンチア（せん妄の軽いもの）・もうろう状態（意識狭窄）、および過敏情動衰弱状態（回復期にみられる易刺激状態や疲労症状で意識障害とは異なる）などがみられる。外因好発型ともいう。

シュナイダー
Schneider, Kurt
1887-1967

テレンバッハ
Tellenbach, Hubertus
1914-1994

47

が、重い身体疲労・消耗性疾患・手術・持続するストレス・喪失体験など
を契機に、気分変調と心気的傾向を伴う自律神経症状を呈する場合をいう。

[3] 心因性精神病

　妄想反応など、性格あるいは生活上の出来事や心的葛藤といった原因に
より生じる**心因性精神病**を、**心因反応**と呼ぶ。広義には、神経症（不安症・
強迫症・解離性健忘その他）を心因反応に含めることもある。

　体験反応は、明らかな体験に続いて急激に発症し、症状の内容や主題が
体験と結びついているものをいう。体験反応のうち、原因に比べて持続期
間や程度が著しいものを**異常体験反応**と呼ぶ。人格との関連性に乏しい外
的体験反応と、人格との関連性が強い内的葛藤反応とがある。

B. DSM-5

　DSM とはアメリカ精神医学会が刊行する「Diagnostic and Statistical
Manual of Mental Disorders（精神疾患の分類と診断の手引）」の略で、
その第5版が **DSM-5** である。DSM-5 の構成は、**表1-4-1** に示すとおり
である。

　DSM を特徴づける方法論は、**操作的診断**と呼ばれる。操作的診断もカ
テゴリー診断の一種ではあるが、伝統的診断とは異なり、症状の数と持続
期間を指標として、複数の項目よりなる診断基準を疾患ごとに作成し、そ
れらの項目のうちの一定数および一定の持続期間を満たしているなら、そ
の疾患を有していると診断するのである。なお、その際、原因が何である
かは問わないことになっている（そう言いながらも、物質関連障害やスト
レス因関連障害などの診断基準においては、原因が大きなウェイトを占め
ているのであるが）。

　DSM とりわけ DSM-5 に対しては、2つの方向からの批判がある。

　1つは、DSM の刊行に深く関与した精神科医自身による批判で、**アン
ドレアセン**は「現象学の死」とまで言い切り、**フランセス**は「診断のイン
フレ」「偽の流行の恥ずべきリスト」という激しい言葉で非難した[3]。

　他の1つは、**NIMH**（米国国立精神保健研究所）からの批判であり、「DSM
-5 はバイブルではなくせいぜい辞書に過ぎない」と断じたうえで、今後
はカテゴリー診断である DSM-5 によらずに、ディメンジョン診断である
RDoC（研究領域基準）を用いるべきだと断言した。

　ちなみに、**ディメンジョン診断**とは、不眠、不安、妄想、病前適応、ラ
イフイベントといった次元ごとに評価する診断法を指す。DSM-5 では、

アンドレアセン
Andreasen, Nancy
Coover
1938-
統合失調症の脳画像研究
や DSM-Ⅲ, Ⅳの導入で
知られる米国の精神科医。

フランセス
Frances, Allen J.
1942-
DSM-Ⅳの作成委員長を
つとめた米国の精神科
医。

NIMH: National Institute
of Mental Health
米国国立精神保健研究所

RDoC: Research
Domain Criteria
研究領域基準

表1-4-1　DSM-5の構成

```
 1  神経発達症群／神経発達障害群
 2  統合失調症スペクトラム障害および他の精神病性障害群
 3  双極性障害および関連障害群
 4  抑うつ障害群
 5  不安症群／不安障害群
 6  強迫症および関連症群／強迫性障害および関連障害群
 7  心的外傷およびストレス因関連障害群
 8  解離症群／解離性障害群
 9  身体症状症および関連症群
10  食行動障害および摂食障害群
11  排泄症群
12  睡眠-覚醒障害群
13  性機能不全群
14  性別違和
15  秩序破壊的・衝動制御・素行症群
16  物質関連障害および嗜癖性障害群
17  神経認知障害群
18  パーソナリティ障害群
19  パラフィリア障害群
20  他の精神疾患群
21  医薬品誘発性運動症群および他の医薬品有害作用
22  臨床的関与の対象となることのある他の状態
```

ディメンジョン診断の導入が図られたが実現せず、わずかに第3部「新しい尺度とモデル」に、ディメンジョン診断とカテゴリー診断を融合させたハイブリッドモデルが、パーソナリティ症の代替診断基準として提示されているだけである。また、RDoCとは、人間の精神・行動に関連する心理構造・概念を、ネガティブ系、ポジティブ系、認知系、社会系、覚醒／制御系の5つのドメイン（領域）に分類し、それらを遺伝子・分子・細胞・回路・生理・行動・セルフレポート・パラダイムの組み合わせから解析するという研究方法である。

C. ICD-11

ICD（国際疾病分類）の歴史は1900年にまで遡り、その後は約10年ごとに改定が重ねられてきた。しかし、1992年のICD-10以降は長く改定がなされず、ICD-11が承認されたのは2019年に開催されたWHOの世界保健総会においてであった。

ICD-11は全部で26の章から成り、これに生活機能評価に関する補助

ICD: International Classification of Diseases
国際疾病分類

セクション（Ⅴ章）と、進行度や身体部位などを記すためのエクステンショ
ンコード（Ⅹ章）が加わる。多くの精神疾患は、第6章「精神，行動又は
神経発達の疾患群」（**表1-4-2**）に含まれているが、それまでのICD-10と
は異なり、「睡眠－覚醒障害」は第7章に、「性の健康に関連する状態」は
第17章に移されることになった。なお、てんかんは第8章「神経系の疾患」
に分類されている。

　ところで、これまでICDは主に死亡・疾病統計のために利用されてき
たが、加えて精神医学領域では、特別児童扶養手当や障害年金のための診
断書作成時に使用されているほか、診断ガイドラインとしても利用されて
いる。このような用いられ方は、ICD-11が導入されてからも変わらない
であろう。

　ここで、ICD-11第6章（**表1-4-2**）を診断ガイドラインとして見ていく
なら、いくつかの新しい特徴が含まれていることがわかる。

　1つ目は、病名自体はICD-10に含まれていたが、ICD-11で位置づけ

表1-4-2　ICD-11第6章　精神，行動又は神経発達の疾患群

6A0	神経発達症群
6A2	統合失調症又は他の一次性精神症群
6A4	カタトニア
6A6	気分症群
6B0	不安又は恐怖関連症群
6B2	強迫症又は関連症群
6B4	ストレス特異関連症群
6B6	解離症群
6B8	食行動症群又は摂食症群
6C0	排泄症群
6C2	身体的苦痛症群又は身体的体験症群
6C4	物質使用症群又は嗜癖行動症群
6C7	衝動制御症群
6C9	秩序破壊的又は非社会的行動症群
6D1	パーソナリティ症及び関連特性群
6D3	パラフィリア症群
6D5	作為症群
6D7	神経認知障害群
6E2	妊娠，出産又は産褥に関連する精神又は行動の疾患
6E6	他に分類される障害又は疾患に関連する二次性の精神又は行動の症候群

が新しくなったものである。そのうち「カタトニア」（カタトニー）は、これまでは統合失調症の1タイプ（緊張型統合失調症）もしくは器質性疾患の1タイプ（器質性緊張病性障害）として扱われていたが、多様な精神疾患に伴って発症する一次性精神運動障害として、新しく独立した大分類にまとめられた。また、これまで暫定的な診断基準に含まれていた「双極症II型」は、正式に第6章の中に位置づけられた。

2つ目は、DSM-5でコードが与えられていない病名でありながら、ICD-11で新たにコードが与えられた病名である。これには、「自己臭関係付け症」（自分が嫌な口臭や体臭を発していると信じ込む疾患）、「複雑性心的外傷後ストレス障害」「遷延性悲嘆症」（親しい人の死に続いて起こる悲嘆反応で持続性のとらわれがある）、「身体完全性違和」（身体障害者になりたいという持続的願望を特徴とする）、「ゲーム行動症」「強迫的性行動症」（強力で反復する性的衝動または渇望の制御の失敗）がある。

3つ目は、すでにDSM-5に含まれていた病名が、ICD-11にも収載されるようになったものである。これには「身体醜形症」（他人にはわからない外見の欠陥にとらわれている）、「ためこみ症」（捨てられないため生活空間が物で一杯になる）、「皮膚むしり症」（繰り返す皮膚むしり行為）、「むちゃ食い症」および「回避・制限性食物摂取症」「間歇性爆発症」（言葉での攻撃性ないし物や動物への攻撃）がある。

これらのうち、身体醜形症や自己臭関係付け症は理念型の記述に基づくカテゴリー診断である。これに対し、注意欠如・多動症は操作的診断、自閉スペクトラム症やパーソナリティ症は完全ではないもののディメンジョン診断を採用しており、診断ガイドラインとしてのICD-11の立ち位置は折衷的である。ICD-11の1つの目的が、使い勝手の良い診断分類として世界各地で受け入れられやすいものを作成するところにあるからであろう。

むちゃ食い症
回避・制限性食物摂取症
➡ p.98 本章6節 H. [1]

注意欠如・多動症
➡ p.107 本章6節 J. [3]

自閉スペクトラム症
➡ p.105 本章6節 J. [2]

パーソナリティ症
➡ p.100 本章6節 I.

注)
(1) シュナイダー，K. 著／平井静也・鹿子木敏範訳『臨床精神病理学』文光堂，1967.
(2) テレンバッハ，H. 著／木村敏訳『メランコリー』みすず書房，1978.
(3) フランセス，A. 著／大野裕・青木創訳『〈正常〉を救え―精神医学を混乱させるDSM-5への警告』講談社，2013.

5. 診断・検査

A. 診断手順と方法

［1］待合室から診察室への入室

　精神医学における診察は、患者の行動観察から始まる。行動観察の記録においては、待合室での姿や、診察室のドアを開けて入ってくるときの様子をありのまま記述すればよく、ことさらに専門用語を使う必要はない。

　行動観察で把握される特徴は、**表現了解**と呼ばれる。

表現了解
Ausdrucksverstehen
（独）
ヤスパース（Jaspers, K.）による概念で、身振りや姿形における心的意味を直接に知覚することをいう。

［2］診察室における面接

　診察室における**面接**（インタヴュー）の開始時には、来院してくれたことに対する感謝と敬意が伝わるよう配慮する。1人で来院している場合には、「お困りの点は何でしょうか？」といった形で主訴を尋ねてよいが、付き添いの人と一緒に来院している場合には「きょう来て下さったのは、主にあなたのお考えなのでしょうか、それとも誰か他の人の考えがあって仕方なくでしょうか？」と尋ねるのが良い。

　患者が誰かと一緒に来院した場合、同伴者と同席のまま診察を始めるのが良い場合もあれば、同伴者を待合室に待機させ本人のみと面接し、その後で同席面接に移るほうが良い場合もある。

　以下に面接の具体的手順を記す。

（1）主訴

　「お困りの点は何でしょうか？」といった形で来院理由を尋ねたときの、患者からの応答内容が**主訴**である。主訴とはあくまで患者自身によるものであり、付き添いの人たちの訴えではない。しかし、家族等に連れられて仕方なく来院した人は、「困っていることはない」と返答する場合がありうる。そのような場合であっても、気分・睡眠・食欲などについて尋ねると、たとえ短い言葉であったとしても、患者自身の言葉で主訴が語られることが少なくない。

　その後で、付き添いの家族等が横にいる場合は、彼らの目から見た、緊要なる問題点を付記することになる。それらを記載するに際しては、話された言葉通りを記せばよいが、末尾にカッコ書きで（母による）（夫による）など、誰の陳述によるかがわかるようにしておくことが大切である。

(2) 病歴と生活歴

　ここから、患者自身の主訴ないし付き添いの人の述べる問題点が、いつ頃から始まったかを確認する作業へと移る。そして、その時点から現在へと至る流れの概要を把握する。すなわち、**病歴**の把握である。

　双極症（躁うつ病）等が疑われる場合には、**ライフチャート**といって、調子の高低が始まった時期から現在までを、簡単なグラフにしてもらうことが必須である。また、統合失調症が疑われる場合には、**屈曲点**といって、ある時点から生活に明らかな変化が起こっていることを確認しておくことが重要になる。

　病歴とともに、**生活歴**の把握も大切である。精神医療が治療の対象とする病気は、抽象的な病気一般ではなく、あくまで個々の人生の中で苦悩をもたらしている病気だからである。

　具体的には、乳幼児期からの発達歴（これについては、患者自身は覚えていないことが多いため養育者から聴取するが、単身生活者などでは情報源が見つからないこともある）や、学歴、職歴、婚姻歴はもちろん、趣味や対人交流などについても幅広く話してもらうことが、患者の理解に役立つ。この点は、精神疾患の場合だけでなく、身体疾患の場合でも同様である。あらゆる人間の病気は、単なる心身の失調にとどまらず、生活の中でこそ病気として扱われるものだからである。ただし、宗教や政治など、センシティブな情報に関しては、拙速に尋ねない方が無難であろう。

(3) 既往歴と家族歴

　過去に何らかの精神疾患や身体疾患に罹患したことがあるかどうか（**既往歴**）を把握することは、一見すると現在の状態とは無関係に映るような場合であっても重要である。アルコールや薬物の摂取歴についても同様である。これらが精神状態に及ぼす影響を考慮するためだけにとどまらず、治療時の禁忌（たとえば肝障害を有する場合には投与できない薬剤がある等）を判断するためにも必要だからである。

　「ご家族や血のつながった方に身体の病気や精神の病気を持つ方はいらっしゃいますか？」と尋ねて得られる情報が**家族歴**である。家族歴の把握は、遺伝形式が明らかな疾患だけでなく、ある程度の家族集積性が知られている疾患の診断のための参考になる。また、血縁関係の有無にかかわらず、家族が大きな病気を抱えている場合には患者の支援に及ぼす影響が少なくないため、予め情報を得ておくことが役立つ。

(4) 現症

　現症（**現在症**ないし**現在証**ともいう）とは、患者の表情や動作などについての行動観察および問診から得られる精神内界の有り様を通じて把握さ

れる、状態像・症候群のことをいう。具体的には次項に記すとおりである[1]。

[3] 状態像・症候群

(1) 知覚の障害

知覚の障害には、**感覚変容**と**感覚錯誤**とがある。前者には、強度の変化（感覚過敏や感覚鈍麻）、質の変化（黄視症や赤視症など）、空間形態の変化（**小視症**や**大視症**など）、時間体験の変容（時間が飛ぶように過ぎるなど）がある。後者には**錯覚**と**幻覚**がある。

幻覚は「対象なき知覚」として定義される。幻覚には、幻聴（幻声）・幻視・幻嗅・幻味・幻触などがある。これらの**真性（真正）幻覚**が外部知覚空間に現れるのに対し、**偽幻覚（仮性幻覚）**は内部表象空間に現れる。

(2) 知能の障害

知能の障害については、本章の6節K.を参照されたい。

(3) 思考の障害

思考の障害のうち、思路の障害には、躁病に典型的な**観念奔逸**^(かんねんほんいつ)、うつ病に典型的な**思考制止**、統合失調症に典型的な**思考滅裂（滅裂思考）**や思考途絶、意識障害でみられる**思考散乱**、認知症などでみられる**保続**がある。思考所有の障害（自分の思考が自分のものだと感じられない状態）としては、強迫症（強迫性障害）に特徴的な**強迫観念**のほか、統合失調症で出現する**思考奪取（考想奪取）**や**思考伝播（考想伝播）**がある

思考内容の障害のうち、**妄想**は「社会的および文化的背景に一致しない、誤った訂正不能な確信」と定義されるのが慣例である。一方、**優格観念**は、妄想ほどには固定されておらず、ある程度は現実に基づいている。しかし、時に妄想との区別は困難である。

(4) 記憶の障害

健忘は、過去の体験および出来事の想起が、部分的あるいは全体的にできないことをいう。そのうちの**心因性健忘**の代表である**解離性健忘**では、名前・住所・経歴といった個人的同一性および個人的出来事に関する健忘がありながら、複雑な行動が遂行可能である（日本では**全生活史健忘**として知られる）。一方、**器質性健忘**のうち急性頭部外傷によるものでは、受傷直前の出来事を含む**逆向健忘**が生じることがある。反対に、外傷後の出来事に関する健忘は**前向健忘**と呼ばれる。

(5) 情動の障害

反応性に生じる喜びや憎しみなどの激しい感情を**情動**と呼び、多くは動悸や発汗などの自律神経症状を伴う。情動の障害には、不安、恐怖などのほか、感情易変性ないし情動易変性や、**感情失禁（情動失禁）**が含まれる。

小視症や大視症
対象が縮んだり伸びたりして見えること。これらに自己身体の浮揚感や時間感覚の異常が加わると、不思議の国のアリス症候群と呼ばれる。

錯覚
不注意や期待や不安などのため、ゆがんだ形で知覚すること。枯れ尾花を幽霊とみるなど。また、たとえば雲だとわかっているにもかかわらず入道に見えるといった錯覚をパレイドリアという。

幻視
幻聴が統合失調症などの機能性精神病に多くみられるのに対し、幻視は器質性脳疾患に多い。稀なものに小人幻覚があり、小さな人物・動物・物体が動いている情景が視え、娯楽性を伴う。

感情失禁（情動失禁）
些細な刺激で簡単に泣き・笑い・怒りが生じることをいい、脳器質性疾患のほか強度の疲労でも出現する。

54

外界に対するその人の認識を色づける、広汎で持続的な情動が、**気分**である。気分の異常には、躁状態の**爽快気分**や、うつ状態の**抑うつ気分**がある。

(6) 自己体験の障害

自己体験（**自我意識**）は、自己の存在と能動性の意識、ある瞬間における単一性の意識、同一性が連続しているという意識、外界から分離されているという意識（自我境界の意識）の4つから成る。その障害には、**離人症**や、統合失調症にみられる**作為体験**（**させられ体験**）などが含まれる。

(7) 意識の障害

意識とは、自己と外界に気づいている状態である。

意識の障害のうち、**意識混濁**では、意識の清明度が低下する。傾眠から昏睡までさまざまな段階がある。意識混濁に種々の症状が加わって複雑な病像をとると、**意識変容**と呼ばれる。その代表は**せん妄**であり、軽度の意識混濁に幻覚や奇異な言動が加わる。せん妄よりも軽い状態が**アメンチア**であり、**思考散乱**と**困惑**を主症状とする。

意識狭窄では、意識野の広がりが障害される。意識狭窄のために意識の連続性における中断がありながら、比較的まとまった行動がみられる病態を、**もうろう状態**という。

(8) 運動の障害

行動の速度が抑えられた状態を**精神運動制止**と呼び、うつ病でみられる。一方、統合失調症に伴う**カタトニー**（**緊張病**）では、行動が一時的に止まる状態がみられ、**途絶**ないし**阻害**と呼ばれる。精神運動制止も途絶も、さらに重症化すると完全に運動が停止し、**昏迷**と呼ばれる状態へ至る。なお、統合失調症に伴うカタトニーにおいては、他にしかめ顔・とがり口・衒奇症や常同症も出現する（ただし、カタトニーが、統合失調症以外の疾患に伴うことは少なくない）。

(9) パーソナリティの障害

パーソナリティの障害については、本章の6節I.を参照されたい。

[4] 身体的診察

体格・皮膚などの観察、脈拍・血圧・神経学的診察といった内科的所見の把握を、身体的・心理的侵襲の少ない範囲で行う。

注)
(1) ケージー，P.，&ケリー，B. 著／針間博彦・中安信夫訳『フィッシュ臨床精神病理学（第3版）』星和書店，2010.

離人症
現実感が失われることをいい、自分が考え行動しているという実感がない、外界と自分とのあいだに膜があるよう、自分の身体が自分のものと感じられないといった症状がみられる。

せん妄
夜間に出現しやすく（夜間せん妄）、職業上の習慣的行為を示すものは職業せん妄（作業せん妄）と呼ばれる。アルコール離脱による振戦せん妄では小動物幻視を伴うことがある。

衒奇症
表情や行動や衣服に、わざとらしい奇妙さが見られること。

常同症
常同症には、同じ運動を機械的に繰り返すこと（常同運動）のほか、言葉の繰り返し（常同言語ないし語唱）や、同じ姿勢をとり続けること（常同姿勢ないし姿態常同）がある。

B. 心理検査

[1] 心理検査とは

　心理検査とは、支援を必要とする人の心理状態や抱えている問題を把握、アセスメントする方法の1つである。決められた手続に基づき、標準化された刺激に対する反応を査定することで、その人の特性、心理状態、問題の様相、背景要因のほか、健康的な側面、適応につながる強みなどを把握する。また、検査結果から得られた客観的な情報と、検査時の様子、生育歴、現病歴、家族歴等を照合することで、被検者の心理状態を総合的に理解する。知能検査、認知機能検査、パーソナリティ検査などに分類される。

　心理検査の目的は、支援者が臨床的なニーズを把握すること、有効な支援方法を模索すること、支援を必要とする人に対して自身の特性や特徴を理解するよう促すことなどにある。

　心理検査の実施者は、検査の目的や検査によって明らかにしようとしていることを被検者に対して事前に説明し、被検者がこれらに納得したうえで実施されることが望ましい。心理検査で得られた結果は、被検者の一側面を捉えているに過ぎないこと、検査時の状況やその時の被検者の状態が結果に影響する場合があることに留意する必要がある。

[2] 知能検査

(1) ビネー式知能検査

　ビネーとシモンが開発した知能検査である。日本では、**鈴木ビネー式知能検査**と、**田中ビネー式知能検査**がある。問題は、年齢ごとに容易なものから難度の高いものの順に配列されている。全体としてどの程度まで問題ができたのかによって、**精神年齢**や**知能指数**（**IQ**）を算出する。田中ビネー式知能検査では、2～13歳までは精神年齢と知能指数を算出する。14歳以上は精神年齢ではなく、**偏差知能指数**を算出し、結晶性領域、流動性領域、記憶領域、論理推理領域の4領域に分けた評価が可能である。鈴木ビネー式知能検査では全年齢で精神年齢と知能指数を算出する。

(2) ウェクスラー式知能検査

　ウェクスラーが開発した知能検査である。対象年齢によって細分化されており、**WPPSI**（2歳6ヵ月～7歳3ヵ月）、**WISC**（5～16歳11ヵ月）、**WAIS**（16～90歳11ヵ月）がある。偏差知能指数を算出する。その年齢における平均は100、標準偏差は15であり、被検者がその年齢集団においてどのくらいの位置にあるかを把握することができる。WPPSIは、全検査IQ、言語理解指標、知覚推理指標、語い総合得点、4歳0ヵ月から7歳

ビネー
Binet, Alfred
1857-1911

シモン
Simon, Théodore
1873-1961

知能指数
IQ: Intelligence Quotient

ウェクスラー
Wechsler, David
1986-1981

ウェクスラー幼児用知能検査
WPPSI: Wechsler Preschool and Primary Scale of Intelligence

ウェクスラー児童用知能検査
WISC: Wechsler Intelligence Scale for Children
「ウィスク」と読む。

ウェクスラー成人知能検査
WAIS: Wechsler Adult Intelligence Scale
「ウェイス」と読む。

３ヵ月ではそれらに加えて処理速度指標を算出する。WISC-Ⅴは、全検査IQと、言語理解指標、視空間指標、流動性推理指標、ワーキングメモリー指標、処理速度指標の５つの主要指標のほか、５つの補助指標を算出する。WAIS-Ⅳは、全検査IQ、言語理解指標、知覚推理指標、ワーキングメモリー指標、処理速度指標を算出する。全検査IQ、各指標得点の評価だけではなく、指標得点の差や、下位検査の差を確認することなどにより、認知機能のさまざまな側面について総合的に評価することが可能である。

（3）発達検査

　主に乳幼児を対象とし、発達の度合いについて評価する検査である。**遠城寺式乳幼児分析的発達検査**は、養育者からの聴取と子ども（０〜４歳７ヵ月）への観察から、運動、社会性、言語の３分野６領域を把握する。**新版K式発達検査**は、適用年齢は０歳〜成人であり、姿勢－運動、認知－適応、言語－社会の３領域について把握する。結果は全領域について**発達年齢**と発達指数を算出する。

［3］認知機能検査

（1）認知症スクリーニング検査・認知症重症度尺度

　長谷川式認知症スケール（HDS-R）は、認知症のスクリーニング検査として用いられる。年齢、見当識、計算などの９項目からなり、言語性検査のみから構成されている。30点満点中、20点以下で認知症を疑う。**MMSE**は、認知症スクリーニング検査である。見当識、計算、図形模写など、動作性検査を含む11項目からなる。30点満点中23点以下は軽度認知症、20点以下は認知症やせん妄や精神疾患による認知機能低下、14点以下は重度の認知症の疑いがあるとみなされる。**N式精神機能検査**は、認知症の重症度を判定する検査である。見当識、計算、空間認知や構成力など、12項目からなり、幅広く知的機能をアセスメントする。**ADAS-cog**は、アルツハイマー型認知症の状態を評価する検査である。単語再生、口語言語能力、言語の聴覚的理解、喚語困難、口頭命令に従う、手指及び物品呼称、構成行為、観念運動、見当識、単語再認、教示の再生能力の11項目から構成されている。得点が高いほど重度である。

（2）神経心理検査

　脳の器質的・機能的な問題についてアセスメントする検査である。

　三宅式記銘力検査は、言語性の記銘力検査である。教示した単語対を記銘し再生することを求める。単語対は、関連のある単語の対である有関係対語と、無関係対語のそれぞれ10組からなる。**ベントン視覚記銘検査**は、視覚性の記銘力検査である。幾何学模様の描かれた図版を記銘し再生して

長谷川式認知症スケール
HDS-R: Hasegawa's Dementia Scale Revised version
1991年に改訂長谷川式簡易知能評価スケール（HDS-R）がつくられ、2004年に現名称に変更された。

MMSE: Mini-Mental State Examination

N式精神機能検査
Nishimura Dementia Scale

ADAS-cog: Alzheimer's Disease Assessment Scale-cognitive subscale

ベントン視覚記銘検査
Benton visual retention test

もらう。**日本版ウェクスラー記憶検査**（WMS-R）は、短期記憶、長期記憶、言語性記憶、非言語性記憶、即時記憶、遅延記憶などの記憶の各側面を総合的に測定する検査である。

標準失語症検査（SLTA）は、失語に関する検査であり、5項目（聴く、話す、読む、書く、計算）で構成されている。**WAB 失語症検査**は、言語機能に関する主要な側面（読み、書字、流暢性、話し言葉の理解、復唱、呼称）を評価する。失行、半側空間無視、非言語的知能についての検査を含む。失語指数と大脳皮質指数を算出できる。前頭葉機能や遂行機能についての検査には、**トレイル・メイキング・テスト**（TMT）や、**ウィスコンシン・カード・ソーティング検査**（WCST）がある。**日本版レーヴン色彩マトリクス検査**は、パターンのある標準図案の欠如部に合致するものを選択肢の中から選ばせるものであり、言語を介さずに推理能力を測定できる。

[4] パーソナリティ検査

(1) 質問紙法

被検者に自分の個人的属性や行動傾向などを回答してもらう方法である。施行が容易であることなどの長所がある一方で、社会的望ましさや言語能力の影響を受ける可能性がある。**YG（矢田部ギルフォード）性格検査**は、120項目、12の下位尺度、6因子からなる。プロフィールをもとに、性格を5類型（平均型、不安定積極型、安定消極型、安定積極型、不安定消極型）に分類して評価する。**ミネソタ多面人格目録**（MMPI）は、精神医学的な病理群と健常群を弁別するために選別された550項目からなる。回答の妥当性を検討するための4つの妥当性尺度、心気症、抑うつ、ヒステリー、パラノイドなどの10の臨床尺度が設定されている。各尺度の素点を平均50、標準偏差10のT得点に換算し、プロフィールを作成し評価する。

(2) 投映法

投映法とは、視覚的・言語的に比較的曖昧で、文化的様式に影響されることの少ない刺激を提示し、被検者に自由に反応してもらい、その反応からその人の認知、情緒、思考、行動様式、欲求、空想や不安の性質、葛藤、適応のあり方、現実把握力などを理解する方法である。

文章完成法（SCT）とは、単語や文節などの未完成な言語的刺激に続けて、被検者が自由に文章を作成する検査法である。これにより、筆圧や文体などの形式的側面、両親との関係や一般対人関係における心の動きなどの力動的側面、自己イメージ、将来の展望など具体的な思考内容を把握することができる。**絵画欲求不満テスト**（P-Fスタディ）は、フラストレーション（欲求不満）状態に対する反応や対処の傾向を明らかにする検

査である。フラストレーションが高まる24場面がイラストで示されており、被検者は絵の中の吹き出しに返答を書き入れる。

描画テストは、絵にその人のパーソナリティや自己像などが表されるという考えをもとに発展した心理検査法である。年少児や言葉による表現が困難な被検者にも実施することができる。バウムテストは、A4用紙に4B鉛筆で「実のなる木を一本描いてください」と教示する。全体の直感的印象、特定の指標や類型化などを組み合わせて解釈を行う。HTPテストは、家と木と人を描いてもらうことで、家族関係、無意識的自己像、現実的自己像、対人関係を査定する。風景構成法は、被験者の目の前で検査者が画用紙に枠を描いた後、被検者にサインペンで川や山などの10のアイテムを順番に描いてもらうものである。統合失調症者への心理療法の適応性を追求するために中井久夫により創案された芸術療法の一技法であり、現在では投映法検査として位置付けられている。

ロールシャッハ・テストとは、被検者にインクのシミでできた10枚の図版を眺めて何に見えるのかを答えてもらうものである。得られた反応に、反応領域、反応決定因、反応内容、形態水準などのスコアを付して分類する。量的に分析していく形式分析、各図版の反応の流れを読み解いていく継起分析があり、両方を組み合わせて総合的に分析する。

HTPテスト
House-Tree-Person test

ロールシャッハ・テスト
Rorschach test

[5] その他の検査

(1) うつや不安に関する検査

うつ性自己評価尺度（SDS）や、BDI-Ⅱは、うつの程度を測定するための検査である。顕在性不安尺度（MAS）は、自分自身で意識できている身体的・心理的不安について測定することができる。状態−特性不安質問尺度（STAI）は、一時的な情緒状態である状態不安と、性格傾向である特性不安に分けて測定する。

(2) その他

CMI健康調査票やGHQ精神健康調査票は、心理的・身体的症状を知るための質問紙である。被検者の状況把握、自覚症状、全体的なストレス反応を把握する。

うつ性自己評価尺度
SDS: Self-Rating
Depression Scale

BDI-Ⅱ: Beck
Depression Inventory
Second Edition

顕在性不安尺度
MAS: Manifest Anxiety
Scale

状態−特性不安質問尺度
STAI: State-Trait Anxiety
Inventory

CMI健康調査票
Cornell Medical Index
Health Questionnaire

GHQ精神健康調査票
General Health
Questionnaire

C. 身体的検査

精神疾患の診断は症状の組み合わせと経過の特徴からなる診断基準に基づく。代表的な診断基準である精神障害の診断と統計マニュアルでは、たとえば大うつ病の診断には、基準に示された9つの症状のうち5つが同じ

2週間の中に存在する必要がある。こうした基準を「具体的な操作によって診断が定義されている」という意味で**操作的診断基準**と呼ぶ。

　患者ごとに症状の組み合わせはさまざまである。基準を完全に満たすような典型的な患者はむしろ少なく、診断に迷うケースも多い。同一診断内でも治療反応性と予後は患者ごとに大きく異なる。経過中に臨床像が変化し、診断が変更されることもある。1人の患者に複数の診断が併存することも少なくない。こうした「異質性」は、操作的な基準によって診断される精神疾患が、多数の病気からなる「症候群」にすぎないことによる。また、異なる精神疾患で似通った症状が出現することも多い。精神症状の多くはさまざまな病理から起こりうる共通の表現型と考えられる。

　つまり、操作的な精神科診断には限界がある。病理組織によって腫瘍の確定診断を行うように、なんらかの身体的検査によって精神疾患を診断できるようになることが求められており、多くの研究が積み重ねられている。

　ところが、精神疾患を診断できる身体的検査はない。精神疾患における検査所見の多くは特異性に乏しい。正常対照との比較において検査結果に統計学的な有意差があったとしても、その分布の重なりが大きいため、検査の結果を診断に役立てるのは難しい。たしかに「重症例、典型例」の検討において、身体的検査所見と診断との関連を示した研究は存在する。しかし、「軽症例、非典型例」において、身体的検査所見と診断の関連を見出した質の高い報告はほとんどない。

　現時点では、てんかん診断における脳波検査を除けば、身体的検査によって精神疾患を診断することはできない。しかし、これは精神科臨床で身体的検査が不要であるということではない。以下、精神科における身体的検査について目的別に概説する。

脳波検査
EEG: Electro Encephalo Gram
神経細胞の活動による電位変化を、頭皮上に付けた電極によってとらえる生理学的検査。てんかんの場合は突発性異常波が、意識障害の場合は背景活動の低下が出現する。

［1］てんかん診断における脳波検査

　脳波異常をとらえることができれば、てんかんの診断がつく可能性が高くなる。特に発作中の脳波にてんかん性の異常があれば、診断はほぼ確定する。発作間欠期脳波にも特徴的な異常があることが多く、これもてんかんの診断を示唆する。ただし、一度の脳波検査では発作間欠期の脳波異常を検出できないことがあり、繰り返し脳波検査を行うことが必要である。一方、脳波検査にはアーチファクト（筋電図や眼球の動き、電磁波）が混入しやすい。睡眠中の脳波、小児や高齢者の脳波には異常と誤認されやすい特徴的なパターンがある。正常亜型も多い。こうした所見をてんかん性の脳波異常と誤って評価し、誤診しないように気をつける必要がある。

［2］補助診断法としての身体的検査

　認知症の操作的診断基準も、臨床症状によって構成されており、脳画像所見は基準に含まれていないことが多い。しかし、認知症の臨床では神経画像検査をしばしば行い、診断の参考にする。**形態的神経画像検査**（CT、MRI）で脳の萎縮を、**機能的神経画像検査**（functional MRI、SPECT、PET）で脳血流やグルコース代謝の低下を評価する。認知症においては形態的変化が起きる前に、機能的変化が起こると考えられており、将来的には、機能的神経画像検査が早期診断に役に立つ可能性が期待されている。

　もちろん、これらの画像検査は臨床像の正確な把握を土台にして、補助診断法として利用されているのであって、検査の結果だけで認知症を確定する、あるいは除外することはできない。精神科を受診する認知症の患者は精神症状を伴っていることが多いが、こうした非典型例を対象として認知症診断における画像検査の有用性を示した質の高い研究は存在しない。

（1）CT（コンピュータ断層撮影）

　X線によって脳の断面像を画像化する検査。脳の形態（左右差や萎縮）や占拠性病変、血管病変を観察することができる。欠点として放射線被曝がある。MRIと比較して撮影時間が短いが空間分解能は劣る。

CT: Computed Tomography

（2）MRI（磁気共鳴画像）

　体内の水素原子核の動きを磁場で変化させることによって、脳の形態を画像化する検査。CTと比べ空間分解能が高いが、撮像には時間がかかる。進行した**アルツハイマー病**では、MRI上、大脳皮質全体および海馬が萎縮し、側脳室下角が開大していることが多い。

MRI: Magnetic Resonance Imaging

（3）functional MRI（fMRI、機能的MRI）

　神経活動が亢進すると局所脳血流が増加する。この変化をMRIによって画像化する検査。神経活動が起きている部位と時間を推定することができる。数ミリ単位の空間分解能と数秒程度の時間分解能をもつ。

（4）SPECT（単光子放射断層撮影）

　体内に注射した放射性同位体（トレーサー）が放出するガンマ線を体外に設置したセンサーで検出し、局所脳血流を画像化する検査。アルツハイマー型認知症では、典型的には、頭頂葉の楔前部から後部帯状回にかけての血流がしばしば低下する。

SPECT: Single Photon Emission Computed Tomography
「スペクト」と読む。

　SPECTは神経伝達機能を評価することもできる。**レビー小体型認知症**では黒質線条体におけるドパミントランスポーターの発現量が低下している。トレーサーとして、ドパミントランスポーターと結合しやすい^{123}I-ioflupane を使い、同部位におけるトレーサーの集積が大きく低下していることが確認できれば、レビー小体型認知症の可能性が高くなる。

(5) PET

体内に注射した放射性同位体由来の陽電子が体内の電子と結合したとき
に放出されるガンマ線をセンサーで検出し画像化する検査。局所脳血流の
ほかに、酸素や糖の代謝を評価することができる。SPECT に比べ空間分
解能と定量的評価に優れる。しかし、使用する放射性同位体の半減期は数
分から2時間程度と短く、同じ施設内に放射性同位体を製造するサイクロ
トロン（加速器）を設置しなければならないため、PET を行える施設は
限られる。

神経活動が亢進すると糖代謝は亢進するので、糖に放射性のフッ素を結
合させた ^{18}F-fluorodeoxyglucose（FDG）を使い、その分布を画像化する
ことで脳の局所的神経活動を評価することができる。近年、アルツハイマ
ー病の老人斑の密度を推定する**アミロイド PET** の有用性が期待されてい
るが、臨床的意義については議論があり、現時点では保険適応はない。

［3］ 除外診断としての身体的検査

身体的病因によって精神症状を来すことがある。外因性精神疾患と呼ば
れ、脳に病変がある場合（**器質性精神障害**）、脳以外の身体疾患の影響が
脳機能に影響をおよぼす場合（**症状性精神病**）、アルコールや薬物など体
外から取り込まれた物質が脳機能に影響をおよぼす場合（**物質誘発性障
害**）に大別される。精神疾患の診断においては、身体的病因による精神症
状ではないことを確かめること（**外因性精神疾患の除外診断**）が必要であ
る。しかし、臨床症状だけで除外診断することはしばしば困難で、身体的
検査を行うことが必要になる。外因性精神疾患は、意識障害をしばしば伴
うが、軽度の意識障害を精神症状と区別することは難しい。脳波検査は疾
患を特定することはできないが、意識障害の有無を指し示す有用な指標で
あり、除外診断には必須である。そのほか除外診断に有用な身体的検査に
は**神経画像検査、髄液検査、血液生化学検査、薬物検査**（違法薬物検査、
処方薬物の血中濃度検査）がある。

［4］ 身体合併症の評価

精神疾患の急性期には食事が摂れず低栄養をきたしやすい。身体的に衰
弱し、身体合併症を引き起こしやすくなる。基礎疾患の治療も途絶えがち
になり悪化しやすい。しかし、精神疾患をもつ患者は、身体的な不調に対
する閾値が上昇しており、苦痛を訴えない場合も多い。精神症状が前景に
立つ場合は、医師側も身体症状に気づきにくい。身体所見の評価、血液・
尿検査、胸部レントゲン、心電図などの身体的検査が重要である。著しい

低体重に対して、急速な再栄養を行うと、血清リン濃度が低下し心不全をひきおこす（**リフィーディング症候群**）。頻回な血液検査が必須である。

慢性期においてはセルフケアが不十分となり、喫煙、不健康な食事、運動不足から生活習慣病に罹患しやすい。また、悪性腫瘍の診断も遅れがちである。実際に、多くの精神疾患で身体疾患の有病率、死亡率は一般人口より高く、平均寿命は短いことが報告されている。定期的に身体的検査を行い、合併症の発症・悪化を発見し、適切に介入することが必要である。

［5］薬物療法前後の身体的検査

薬物療法開始前には、身体的な疾患の有無と程度を評価しなければならない。特に、心疾患、肝疾患、腎疾患、代謝性疾患の評価は重要で、その結果によって、治療薬を選択し使用量を調節する必要がある。

副作用のリスクのない治療薬は存在しない。薬剤性の肝機能障害はしばしば起こるし、心電図上、QT時間が延長することも珍しくはない。すべての抗精神病薬は耐糖能異常を引き起こしうる。定期的に心電図検査、血液検査を行い、身体疾患の出現・悪化を早期発見することが必要である。

難治性の統合失調症の治療薬である**クロザピン**は、無顆粒球症という致死的な副作用と、糖尿病のリスクがあり、治療中は定期的（毎週から4週に一度）な血液検査が義務付けられている。

［6］薬物血中濃度モニタリング

双極性障害の治療薬（リチウム、バルプロ酸、カルバマゼピン）や**抗てんかん薬**では、有効血中濃度が定められている。また血中濃度が高くなりすぎると中毒症状を起こしやすくなる。定期的に血中濃度を測定し、結果に応じて用量を調節することが必要である。特に高齢者では薬物代謝機能が低下しており、比較的少量の用量でも、薬物血中濃度が中毒域に達していることがあるので注意しなければならない。

6. 代表的な疾患とその症状、経過、予後

A. 精神疾患の概念

　精神疾患とは何かを定義することは意外に難しい。その前提となる「心」や「精神」を定義することが困難だからである。もし、有機体と環境とが交流するときに生ずるすべての現象を「心」だと定義するなら、人間だけでなく動植物も「心」を持っているという結論に導かれる。

　ところで、人間が他の動植物と異なるのは、人間の場合、「心」が「心」について考えることができるという点においてである。このときに、「心」は「精神」へと発展する。こうして成立した「精神」は、〈わたし〉や〈あなた〉や〈世界〉とのかかわりの中で、時に変調をきたすことがある。これが「精神疾患」である。

　mental disorder（かつては「精神障害」と訳されていたが、最近は「精神疾患」と訳される方向にある）の disorder とは、order（秩序）が dis（ばらばら）であることを意味する言葉であり、健康を維持する機能が大なり小なり破綻した状態を表す。ちなみに、DSM-5（**第1章4節 B.参照**）では、精神疾患を「精神機能の基盤となる心理学的、生物学的、または発達過程の機能不全を反映する個人の認知、情動制御、または行動における臨床的に意味のある障害によって特徴づけられる症候群」と定義している。なお、disease（病気）という言葉は、ease（安楽）から dis（離反）した状態を表し、どちらかというと一般用語としての illness（病気）に近いニュアンスがあるためか、診断名としては用いられない傾向にある。

　一方、psychosis（かつては「精神病」と訳されていたが、最近は「精神症」と訳される方向にある）は、psyche（心）に sis（病的状態）が結合した言葉であるが、その概念に関しては時代により意味合いの変遷がみられる。すなわち、かつては neurosis（神経症）に対する二分法的な言葉として psychosis が用いられていたが、**シュナイダー**は後者をもっぱら疾患（Krankheit）の結果として現れる心理学的系列という意味に限定した。つまり、psychosis は全て脳の疾患だと考えたのである。その後、DSM-Ⅲの導入から今日に至るまで、psychosis は幻覚や妄想などを示す場合の記述用語として、限定的に用いられるようになっている。

シュナイダー
Schneider, Kurt
1887-1967
ドイツの精神医学者で、「シュナイダーの一級症状」などで知られる。著書『臨床精神病理学』において、臨床精神医学の体系を、①心的資質の異常変異、②疾患（および奇形）の結果の2つに分け、②をさらに身体学（病因論）の系列と心理学（症候論）の系列とに分けた。内因性精神病（第1章4節 A.参照）は、身体的原因が未だ不明でも将来は明らかになるであろうとの理由から、②に含められた。

B. 認知症

[1] 認知症とは

　認知症とはいったん正常に発達した知的能力が、何らかの原因で低下し、記憶障害や見当識障害、理解力・判断力の低下など複数の認知機能障害があるために、日常生活・社会生活に支障をきたしている状態をいう。認知症とは特定の疾患ではなく、状態像である。まず、認知症の状態であることを診断し、次に認知症を生じる原因を検討し、対応を考える。

[2] 認知症の状態の診断

　認知機能障害と生活障害を評価する。認知機能障害には、記憶障害、見当識障害、理解・判断力の低下などがある。

(1) 記憶障害

　記憶を新しい出来事を記憶（記銘）し、それを保持（把持）し、あとで思い出す（想起）の3段階に分けると、認知症では記銘力が低下することが多く、把持や想起はかなり進行するまで残されていることが多い。病的な物忘れと正常な物忘れの違いは、物忘れの自覚の有無と、忘却の対象が体験の一部なのか、全部なのかの2点である。

(2) 見当識障害

　見当識とは自分の周囲の状況を把握する能力をいい、時間に関する見当識、場所に関する見当識、人に関する見当識に分類される。時間に関する見当識とは、「自分を取り巻く時間に関する状況を把握する能力」である。場所に関する見当識とは、「自分を取り巻く場所に関する状況を把握する能力」、人に関する見当識とは、「自分を取り巻く人に関する状況を把握する能力」をいう。認知機能障害に伴い、時間−場所−人の順に見当識障害は進行していく。

(3) 理解・判断力の低下

　理解・判断力の低下は生活障害を検討することで明らかになる。

(4) 生活障害

　生活障害は、**ADL（日常生活動作）** の低下として評価する。ADLには、**IADL（手段的日常生活動作）** と **BADL（基本的日常生活動作）** の2種類がある。IADLとは「暮らしを維持していくために必要な能力」をさし、BADLとは「身の回りのことを自立して行う能力」をいう。認知機能障害が進行すると、家庭外のIADLの低下が認められるようになる。さらに進行すると家庭内のIADLの低下、BADLの低下が認められるようになる。介護保険制度においては、認知症高齢者の日常生活自立度において、

記憶障害
認知症の人が5分前、10分前のことを記憶していないのに、昔のことをよく記憶していることはよくある。自分が物忘れをすることも忘れてしまうと、物忘れの自覚が失われる。そうすると、大切なものをしまった場所を忘れてしまって、ものとられ妄想を生じたりすることがある。健常者の記憶の流れはつながっているが、認知症の人では出来事全体が抜け落ちてしまい、その記憶の空白を埋めるために作話などの症状が認められることもある。

見当識障害
見当識障害の程度により、認知機能障害の程度を推測できる。たとえば、日時に関する見当識障害のみであれば、認知機能障害は軽度の可能性があり、「家族のことがわからない」など人に関する見当識障害があれば、認知機能障害はすでに重度である可能性があると判断できる。

認知症高齢者の日常生活自立度
Ⅰは「ほぼ自立で一人暮らしが可能」、ⅡはIADLが低下した状態で、Ⅱaは家庭外のIADL低下に相当し、Ⅱbは家庭内のIADL低下に相当する。Ⅲ、ⅣはBADLの低下が認められる状態で、Ⅲは時々BADLの低下が認められるケース、Ⅳは常にBADLの低下が認められるケースに相当する。Mは精神症状や身体疾患があり、医療が必要な状態を指す。

(5) 精神症状の合併

　軽度認知障害から認知症の全経過を通じて約8割のケースで精神症状を合併するという報告もあるほど、精神症状を合併することは珍しくない。精神症状のために支援が困難となることも多いので、適切に精神症状を評価、対応することが重要となる。

[3] 認知症の原因

　次に認知症の原因を検討する。認知症の状態の原因は大きく2種類に分けられる。脳の神経細胞が減少してしまうことによる認知症原因疾患による認知症と、脳の神経細胞が減少していない「改善可能な認知機能障害」による認知症である。最初に「**改善可能な認知機能障害**」を検討する。

(1)「改善可能な認知機能障害」

①せん妄状態

　せん妄状態とは意識障害をベースとして、さまざまな認知機能障害、精神症状が生じる状態を指す。意識障害では時間の経過で意識レベルが変動するため、せん妄状態では認知機能障害・精神症状が揺れ動くことが特徴である。夜間せん妄という言葉もあるように、夕方から夜間にかけて症状が悪化するケースが多い。脳の機能が低下した人に、原因薬剤の内服、身体的不調（血糖値のコントロール不良、肝機能障害、腎機能障害、心不全など）、環境変化などの誘因が加わり発症する。せん妄状態の原因薬剤としては、ベンゾジアゼピン系の薬剤、H_2受容体拮抗薬などの頻度が高い。原因薬剤の中止、身体的不調の改善、環境調整などで改善が期待できるが、精神科薬物療法を必要とすることも多い。

②うつ病、精神的ストレス

　うつ病や精神的ストレスのために、注意や集中力、意欲が低下し、認知症の状態を生じることがある。うつ病に伴う認知症は「仮性認知症」と呼ばれる。

③正常圧水頭症

　脳脊髄液の循環が妨げられて、脳室が拡大し、脳を圧迫するために認知症の状態を生じる。認知機能障害、歩行障害、尿失禁が3主徴とされる。髄液の試験穿刺で症状の改善が認められたときには、脳室から腹腔、もしくは腰椎から腹腔へのシャント手術を行う。

④慢性硬膜下血腫

　外傷により硬膜下に血腫を生じることで認知機能障害を生じる。転倒などの後、数週間から2～3ヵ月で症状が生じてくることが特徴である。

軽度認知障害
記憶障害のみで、目立った生活障害がないケースを指す。年齢相応の物忘れとされていたが、認知症に進行することが多いことがわかってきた。適切なリハビリで健常な状態に戻る可能性もある。

改善可能な認知機能障害
「せん妄状態（意識障害）」「うつ病、精神的ストレス」「正常圧水頭症」「慢性硬膜下血腫」「甲状腺機能低下症」「ビタミン B_1、B_{12} 欠乏」などが挙げられる。認知機能障害のみのケースでは、「改善可能な認知機能障害」の合併の割合は低いが、精神症状を合併したケースでは、特にせん妄状態、抑うつ状態の合併の頻度が高い。

せん妄状態
典型的には、夕方から夜間にかけて、認知機能障害の悪化、たとえば見当識障害が悪化して、自宅にいるのに自宅に帰ると言って出かけようとしたり、焦燥感や幻覚（特に幻視が多い）、妄想やそれに伴う精神運動興奮などの精神症状が生じたりする。いずれも時間の経過とともに症状が変動することが特徴的である。

正常圧水頭症
3主徴はいずれも「年のせい」とされることが多い症状であり、症状から積極的に疑うことが重要である。

⑤甲状腺機能低下症

　甲状腺機能低下症により、抑うつ状態、認知機能障害を生じることがある。甲状腺機能低下症の治療により改善する。

⑥ビタミン B₁、B₁₂ 欠乏症

　栄養障害や胃切除によるビタミン B_{12} の吸収障害でビタミン B_{12} 欠乏症による認知機能障害が、また栄養障害やアルコール多飲などのためにビタミン B_1 欠乏症による認知機能障害が生じうる。

（2）認知症原因疾患

　脳の神経細胞が減少してしまうことで、認知症の状態を生じる疾患を指す。

①アルツハイマー型認知症

　認知症原因疾患で最も頻度が高い。認知症の症状が認められるようになる 20 ～ 30 年前から脳にアミロイド β 蛋白を主成分とする老人斑が蓄積する。さらに神経細胞の中にタウ蛋白を主成分とした神経原線維変化が蓄積し、神経細胞の機能が低下し、脱落する。神経原線維変化はまず側頭葉内側部の海馬・海馬傍回に蓄積するため、側頭葉内側部の萎縮が生じる。記銘を司っている海馬の萎縮に伴い、最初に記銘力障害が生じてくることが多い。

②血管性認知症

　脳血管障害のために神経細胞が減少して、認知症の状態となる。脳梗塞や脳出血ごとに階段状に認知機能障害が進行する血管性認知症と、動脈硬化による慢性的な虚血状態のために認知機能障害を生じる**ビンスワンガータイプ**がある。脳梗塞・脳出血に伴い麻痺や歩行障害、構音障害、嚥下障害などの神経症状を伴うことも多い。さらに、感情障害、易怒性・易刺激性亢進などの精神症状を合併することもある。

③レビー小体型認知症

　脳の神経細胞にレビー小体が蓄積することで、神経細胞の機能が低下し、認知機能障害を生じる。レビー小体が蓄積した神経細胞の部位によって中核的特徴以外にも自律神経障害や嗅覚障害などさまざまな症状が出現する可能性がある。

④前頭側頭型認知症

　前頭葉、側頭葉の神経細胞が変性する疾患を前頭側頭葉変性症とし、そのうち精神症状や行動障害が目立つタイプを前頭側頭型認知症と呼ぶ。若年で発症し、物忘れが目立たないことも多い。精神疾患との鑑別が重要となる。

甲状腺機能低下症
高齢者の甲状腺機能低下症は典型的な症状が認められないことも多く、採血検査でスクリーニングすることが重要である。

ビタミン B₁ 欠乏症
ビタミン B₁ 欠乏症では、ウェルニッケ脳症からコルサコフ症候群を生じ、認知症の状態を生じる。

認知症原因疾患
疾患とは原因による分類であり、認知症原因疾患の理解では、脳の神経細胞が減少する理由の理解が重要である。

ビンスワンガータイプ
ビンスワンガータイプではゆっくりと認知機能障害が進行するため、経過だけではアルツハイマー型認知症との区別がつかない。

レビー小体型認知症
診断基準では、中核的特徴として
- 注意や覚醒レベルの変動を伴う認知機能の動揺
- 現実的で詳細な内容で、繰り返し現れる幻視
- 誘因のないパーキンソニズムの出現
- レム睡眠行動障害

が挙げられ、このうち 2 つ以上の症状が認められるときにはレビー小体型認知症の可能性が高いとされる。

［4］認知症の薬物療法─抗認知症薬

　作用機序から以下の2種類に分類される。いずれもアルツハイマー型認知症に保険適用があり、ドネペジルはレビー小体型認知症にも適用がある。いずれの薬剤も失われた神経細胞を再生する機能はなく、アルツハイマー型認知症、レビー小体型認知症の病態を改善する作用はない。副作用がない範囲で、有効性をチェックしたうえで利用することが推奨される。

（1）アセチルコリンエステラーゼ阻害薬

　アセチルコリン分解酵素の働きを阻害して、コリン作動系の神経を賦活し、認知機能低下の進行を抑制する。

　副作用としては、自律神経系に作用すると、食欲不振、悪心、下痢・便秘などの消化器症状や徐脈などの循環器症状が出ることがある。こうした末梢性の副作用は少量から内服を開始し、徐々に増量することで回避可能とされている。またアセチルコリン系神経がドパミン系に対して優位となることでパーキンソン症状が生じうる。さらに、脳の活動が活性化されるため、焦燥感や攻撃性が認められることがある。

（2）NMDA受容体拮抗薬

　NMDA受容体を阻害し、神経細胞障害作用や記憶・学習障害を抑制するとされる薬剤。傾眠状態、ふらつきなどの副作用が認められることがある。鎮静作用があるため、精神症状を合併したケースに用いられることがある。

［5］認知症の対応のポイント

　認知症の原因は1つではない。経過中に合併する可能性がある改善可能な認知機能障害を常に念頭に置き、見逃さないことが重要である。神経細胞の減少に対する有効な医学的治療がない現在、さまざまな状態になりうる認知症の人を人として理解し、生活障害を改善するような支援を工夫して提供していくことが重要となる。基本になるのは認知症当事者の声をよく聞き、認知症に関する理解を深めることである。

　認知症の人の精神症状に対応するときにも、認知症の人を理解し、精神症状が出現している理由を理解する努力が必要である。特に認知症高齢者では副作用が出やすいため、安易に精神科薬物療法に頼らないことも重要である。

C. てんかん

てんかんの歴史は、古くはヒポクラテスにまで遡るといわれる。また、ドストエフスキーの小説中には、てんかん発作を示す人物が登場する。

[1] 定義と分類

てんかんは、24時間以上の間隔で生じた2回以上の非誘発性発作として定義される。非誘発性とは、脳炎や外傷といった明らかな誘因がないことをいう。そのほかに、1回の非誘発性発作であっても再発リスクが高い場合や、孤発発作と同時に症状の器質的または間接的成因およびてんかん様の脳波所見が認められる小児なども、てんかんと診断される。

2017年国際抗てんかん連盟（ILAE）分類によると、てんかんの分類には3つのレベルがある。第1は発作型診断であり、焦点起始発作（一側大脳半球に限局したネットワーク内に起始する発作）、全般起始発作（両側大脳半球に分布するネットワーク内のある部分に発生し、それを急速に巻き込む発作）、起始不明発作に分けられる。第2はてんかん病型診断であり、全般てんかん、焦点てんかん、全般焦点合併てんかん、病型不明てんかんの4つがある。第3はてんかん症候群診断である。てんかん症候群とは、同時にみられる傾向のある発作型・脳波所見・画像診断を包含する特徴の集合体を指す言葉で、**ウエスト症候群やレノックス・ガストー症候群**などはその一例である。

[2] 診断と検査

診断のために重要なのは、患者および目撃者から得られる発作についての情報（頻度、誘因、発作前・中・後の症状、持続時間、記憶の有無など）である。

脳波検査の果たす役割は大きいが、1回の検査のみでは診断できない場合が少なくない。場合によっては、長時間ビデオ脳波モニタリング検査が必要になる。その他、MRIなどの画像検査を併用する。

[3] 治療

(1) 薬物療法

初回の発作のみでは、原則として薬物療法を開始しない。ただし、神経学的異常、脳波異常、脳画像異常や、てんかんの家族歴がある場合は、治療を考慮する。2回目の発作が出現したときには、**抗てんかん薬**による治療が行われる。抗てんかん薬の血中濃度測定は有用である。ただし、参考

ドストエフスキーの小説
『白痴』のムイシュキン侯爵、『カラマーゾフの兄弟』のスメルジャコフなど。なお、ドストエフスキー自身も、てんかんを有していたといわれる。

ウエスト症候群
生後3〜11ヵ月に好発し、頭部や上半身の前屈を伴う発作を繰り返す（シリーズ形成）。点頭てんかんとも言う。

レノックス・ガストー症候群
幼児期から小児期に発症し、睡眠中に起こる強直発作、覚醒時の非定型欠神発作や脱力発作などが特徴。

抗てんかん薬
焦点てんかんにはカルバマゼピンなどが、全般てんかんにはバルプロ酸などが用いられる。なお、妊娠が予想される場合には、バルプロ酸は胎児への影響が大きいため、レベチラセタムやラモトリギンの単剤投与が望ましい。

域の血中濃度（いわゆる有効血中濃度）と治療域の血中濃度は、同じではない。参考域より低くても効果がみられる場合もあれば、参考域より高くないと効果がみられない場合もある。

(2) 重積発作の治療

てんかん**重積発作**は、けいれん発作が5分以上続くか、または、短い発作でも反復し、その間の意識の回復がないまま5分以上続く状態であり、生命予後にかかわる。静脈を確保しジアゼパムの静注を行うが、それでも改善しない場合には、酸素投与、気管内挿管、全身麻酔までもが必要になる。

(3) 精神病症状の治療

てんかんに幻覚や妄想などの精神病症状（精神症ないしサイコーシスともいう）が合併することは少なくない。

その1つは発作間欠期精神病と呼ばれ、妄想と情動変化を伴う。交代性精神病は、その亜型であり、脳波検査で強制正常化（てんかん性発作波がみられない）を認めることが多い。他の1つは発作後精神病であり、多くは発作の群発後、1〜2日から1週間を経て精神病症状が生じ、1〜2週間程度続く。いずれに対しても、抗精神病薬を用いつつ、十分な睡眠の確保につとめる。

(4) 心因性非てんかん性発作

心因性非てんかん性発作
PNES: Psychogenic
Non-Epileptic Seizures

てんかん発作に似るが脳波所見がないことに加えて、失神などの身体疾患による発作でもなく、心理的な要因が推測されるものを、**心因性非てんかん性発作（PNES）**という。PNESとてんかんの合併例も珍しくない。診断には発作時のビデオ脳波の記録が必要である。診断結果の説明に際しては、非難として受け取られることのないよう留意せねばならない。PNESの治療には環境調整が不可欠である。

[4] 自動車運転

拒否等は行わない
他に、発作が過去2年以内に起こったことがなく、医師が「今後、x年程度であれば、発作が起こるおそれがない」旨の診断を行った場合／医師が、1年間の経過観察の後「発作が意識障害及び運動障害を伴わない単純部分発作に限られ、今後、症状の悪化のおそれがない」旨の診断を行った場合／医師が、2年間の経過観察の後「発作が睡眠中に限って起こり、今後、症状の悪化のおそれがない」旨の診断を行った場合は運転免許の交付が拒否されない。

てんかんに罹っている者には運転免許を交付しないことと定められているが、発作が過去5年以内に起こったことがなく、医師が「今後、発作が起こるおそれがない」旨の診断を行った場合などについては、拒否等は行わないとされている。

D. 依存症（DSM-5：物質関連障害および嗜癖性障害群）

近年、DSM-IVからDSM-5へ、そしてICD-10からICD-11へ診断基準の改訂が進められる中で、依存症領域でもいくつかの変化が起きている。2013年のDSM-5への改訂時、このカテゴリーはそれまでの「**物質関連障害**」から「**物質関連障害および嗜癖性障害群**」へその範囲を広げた[1]。それまで衝動制御の障害のカテゴリーで病的放火、病的窃盗の仲間として扱われていたギャンブル依存症が、このカテゴリーにアルコール使用障害などの仲間として編入されることになった。

ICD-11においても、「物質使用症群又は嗜癖行動症群」が新たなカテゴリーとして提示され、しかも行動依存の領域に「**ギャンブル行動症**」と並んで「**ゲーム行動症**」が採択されたことは大きな話題となった。

スウェーデンの**フス**によって「慢性アルコール中毒」に関する本が出版されたのは1849年であり、以降多くの国々で「アルコール中毒」が病気として認知されるようになった。しかし、その治療は困難であり、曲がりなりにも「科学的で効果的な治療法」が登場するのは1932年の**AA**設立を待つことになる。その後自助グループは世界中に拡がり、一方で認知行動療法、集団精神療法、家族療法などの心理的治療、抗酒剤や飲酒欲求低減薬による薬物療法も開発されてきた。行為依存まで射程を拡げてきた依存・嗜癖の領域であるが、その診断・治療の原型となっているのは今日でもアルコール依存症である。

[1] 物質関連障害群

DSM-5においては、物質関連障害を引き起こす物質をアルコール、カフェイン、大麻、フェンシクリジンなどの幻覚薬、吸入剤、オピオイド、鎮静薬・睡眠薬・または抗不安薬、精神刺激薬、タバコ、その他の薬物、の10のカテゴリーに分類している。

（1）物質使用障害群

物質使用障害の本質的特徴は、物質に関連した重大な問題が生じているにもかかわらず、その人が物質を使用し続けていることにある。これまで「依存」「乱用」そして「有害な使用」という用語で示されてきたカテゴリーである。

DSM-5では、物質使用障害の診断基準は制御障害、社会的障害、危険な使用、そして薬理学的基準という4つの群にまとめられている。

制御障害とは、その人が当初意図していたよりも、より多量にまたはより長い時間物質を使用することである。使用量を減らしたり使用を中断し

フス
Huss, Magnus
1807-1890

DSM-5の「物質使用障害群」の診断基準
①最初に考えていたよりも、使用量が増えたり、長期間使用するようになる。②やめようとしたり、制限しようとする努力や、その失敗がある。③物質の入手、摂取行動、その影響からの回復に多くの時間が費やされる。④物質への渇望や強い欲求がある。⑤物質使用の結果、社会的役割（仕事、学校、家庭）を果たせなくなる。⑥社会・対人関係の問題が生じたり、悪化しているにもかかわらず、使用を続ける。⑦物質使用のために、重要な社会的活動や娯楽活動を放棄、縮小する。⑧身体的に危険な状況下で使用を続ける。⑨心身に問題が生じたり悪化することを知っていながら、使用を続ける。⑩以前と同じ使用量では効果が減弱する。または、同じ効果を得るために使用量が増加する。⑪中止や減量による離脱症状の出現、または、その回避のために再使用する。

ようとする試みは何度も失敗に終わる。非常に多くの時間を物質の獲得、物質の使用、そして物質の作用からの回復に費やし、重症化するとその人の生活がその物質を使用することを中心に展開することとなる。

社会的障害とは、物質使用を繰り返してきた結果、職場、学校、家庭などで果たすべき役割を果たすことが困難になることである。重度になると、休職、退職、また家庭では離婚などさまざまな形となって顕われてくる。

危険な使用とは、身体的に危険な状況で物質を繰り返し使用することである。交通事故、転落事故などの事故の危険性は高まり、肝臓病、糖尿病、癌、膵炎、神経炎その他身体的疾患の増悪により生命の危険にさらされることになるが、それでも物質使用を制御することは困難である。

薬理学的な基準は「耐性」と「離脱」によって示される。「**耐性**」とは以前と同じ使用量では効果が減弱する、または、同じ効果を得るために使用量が増加する状態であり、「**離脱**」とは中止や減量による身体的または精神的症状の出現によって明らかになる。

(2) 物質誘発性障害群

物質誘発性障害群には中毒、離脱、そしてそれ以外の誘発性精神疾患が含まれる。

中毒は物質を摂取したことによって惹起されるさまざまな状態、症状のことを指す。中毒における一般的な変化には、知覚、覚醒、注意、思考、判断、精神運動性行動、対人行動の障害が含まれる。短期的なまたは「急性」中毒は、いわゆる「酔った」状態である。

離脱の定義は先に述べたが、一般にアルコール、鎮静薬、睡眠薬、アヘンなどの抑制作用を持つ物質に多く見られ、一方で覚せい剤やコカインなど刺激性のものでは比較的起こりにくいとされている。アルコールの場合、典型的な離脱症状としては、不眠、イライラ、発汗・頻脈、手指振戦、不安・焦燥感、嘔気・嘔吐、感覚（触覚、聴覚、視覚）過敏、頭痛・頭重感などがあり、重度の場合は振戦せん妄やけいれん発作を示す。せん妄には小動物などの幻視を伴うことも少なくない。

物質誘発性精神疾患は、医薬品を含む物質の使用によって引き起こされるさまざまな精神疾患のことであり、急性の精神病性障害、残遺性の精神病性障害、健忘症候群などを含む。ここに含まれる疾患の古典的な診断名としては、アルコール幻覚症、アルコール性嫉妬妄想、覚醒剤精神病、大麻精神病、コルサコフ病、ステロイド精神病などを挙げることができる。

(3) アルコール使用障害の診断

DSM-5における物質使用障害の診断基準では、1年以内に11項目中2項目以上が出現した場合に使用障害と診断される。2〜3項目で軽度、4

〜5項目で中等度、6項目以上が該当した場合重度とされている。

　アルコール関連問題のスクリーニングテストとしては、**CAGE** や **AUDIT** が実際の臨床場面ではよく使われている。CAGE は 4 項目だけのシンプルなテストであり、しかも敏感度、特異度ともに高いので頻用されている。AUDIT は 10 の質問項目からなり、カットオフ値によって危険な飲酒、アルコール使用障害、アルコール依存症の可能性などのスクリーニングに用いることができるとされている。

（4）アルコール使用障害の治療

①治療目標

　近年、アルコール使用障害の治療目標として「減酒・節酒」が注目されている。これには 2 つの側面があることを理解しておく必要がある。それは、治療対象の拡がりによる変化という側面と、かつての断酒一辺倒の頑なな治療目標への反省という側面の 2 つである。

　前者に関しては、近年アルコール関連問題に関しては早期介入の必要性、その有効性がしばしば語られるようになり、より早期により軽症の段階で介入することが求められている。軽症のアルコール使用障害の場合、かつて「節酒は不可能。断酒しかありえない」とされていた重症のアルコール依存症者と異なり、現実的な治療目標として「減酒・節酒」を選択することはあり得るだろう。

　一方で後者は、本来節酒は困難であり断酒を目標とせざるを得ない重症のアルコール依存症者であっても、初期から断酒を治療目標とすることにより治療からの脱落を招くことは望ましくないため、本人の受け入れることのできる治療目標として「暫定的に」節酒を治療目標とする、という考え方である。

②心理社会的治療

　アルコール依存症の回復モデルは **AA**（**アルコホーリクス・アノニマス**）の登場により初めて提示されたと言って良いだろう。そして、アルコール使用障害治療における自助グループの重要性は今日でも変わらない。

　その後、アルコール依存症の治療プログラムとして **ARP** がさまざまな医療機関において入院、外来で実施されてきたが、その多くが集団精神療法の手法を取り入れ、また集団による治療的雰囲気を活用したものであった。

　近年、アルコール使用障害の心理社会的治療は、集団精神療法から認知行動療法へ大きくシフトしている。なかでも**動機付け面接法**、**CRAFT** などが注目され、多くの治療機関で取り入れられている。

③薬物療法

　アルコール離脱症状の治療の第一選択薬は、ベンゾジアゼピン系薬物で

CAGE: Cutting down, Annoyance by criticism, Guilty feeling, Eye-openers

AUDIT: Alcohol Use Disorders Identification Test

AA: Alcoholics Anonymous
1935 年オハイオ州アクロンで 2 人のアルコール依存症者によって始められた最初の自助グループ。その 12 ステップは「私たちはアルコールに対して無力であり、思い通りに生きていけなくなったことを認めた。」から始まる。

ARP: Alcoholism Rehabilitation Program
アルコール専門病棟の入院治療は、2 〜 3 ヵ月間のプログラム（ARP）によって実施されることが多い。ARP は集団力動を活用したもので、認知行動療法、勉強会、作業療法、自助グループ参加、内観療法、運動療法などさまざまなプログラムを含む。

CRAFT: Communication Reinforcement and Family Training
ニューメキシコ大学のメイヤーズ博士（Meyers, Robert J.）らが開発したアルコール・薬物依存症者と家族のためのプログラム。従来の技法よりも治療導入率が高く、家族のメンタル面の改善効果が非常に高いことが報告されている。

ある。クロルジアゼポキシドなどの長時間作用型薬剤の使用が推奨される。数日単位で減量を行い、通常は 1 週間程度で投与を終了する。

　以前はシアナミドとジスルフィラムという 2 種類の**抗酒剤**によって断酒を目指すのがアルコール依存症の薬物治療であった。ただシアナミドは肝障害を引き起こしやすく、またいずれも飲酒欲求には影響しないので、断酒への動機づけの弱い患者への適応には課題があった。

　これに新しく加わったのが、断酒を目指す患者に投与される**アカンプロサート**であり、減酒を目指す患者に投与される**ナルメフェン**である。アルコール使用障害に対する新しい薬物療法として注目されている。

④ブリーフインターベンション

ブリーフインターベンション
BI: Brief Intervention

　ブリーフインターベンション（BI）は、精神科などの専門医療機関ではなく、プライマリケア医で行われる、アルコールの有害な使用者や危険な飲酒者（アルコール依存症の手前にいる飲酒者たち）に対するカウンセリングであり、簡易な介入である。すでに海外では多くのエビデンスが蓄積されているが、日本ではまだこれからの段階にある。

［2］嗜癖性障害群

（1）ギャンブル障害

　日本は海外に比べてギャンブル障害が多いと言われていたが、最近のデータではほぼ同等という報告もある。いずれにせよ日本においてもギャンブル障害は大きな問題となっており、海外との比較としてはパチンコ・スロットの存在が非常に大きい。

　ギャンブル障害の治療に関しては、まだこれからエビデンスを積み上げていく必要があるが、物質使用障害の考え方を援用できる部分が多い。認知行動療法や CRAFT などは物質使用障害と同様のアプローチが可能であり、また **GA** も有効である。

GA: Gamblers
Anonymous

（2）ゲーム障害

　ICD-11 においては Gaming disorder は正式に「依存・嗜癖」の中心メンバーとしてリストアップされている。日本でもすでに、ゲーム障害の専門外来も開設され、治療に対する取り組みが始められている。しかし、ゲーム障害の治療はまだ端緒に就いたばかりで、今後多くの臨床実践と研究を積み重ねていく必要がある。

注）
（1）　樋口進・齋藤利和・湯本洋介編『新アルコール・薬物使用障害の診断治療ガイドライン』新興医学出版社，2018，pp.4-10，18-25.

E. 統合失調症[1]

　統合失調症は、青年期に好発し、寛解と再発を繰り返しながら長期にわたって生活機能全体に影響を及ぼすこと、患者数も多いことなどから、代表的な慢性精神疾患といえる。幻聴、被害妄想、滅裂な言動などの典型的な症状は「正常」な人からみれば理解を絶する体験であり、古来から精神の異常を象徴するものであった。

　長期社会的入院者も多いことが、日本の精神科医療の最大の課題とされてきた。治療の困難さもさることながら、この病気に対する社会の根深い差別・偏見の影響があったと言わざるを得ない。今日では治療の進歩に加えて社会復帰のための資源も整備されつつあり、この病気のある人びとを包み込む共生社会の実現が達成可能な目標として見えてきている。

　とはいえ、はたして人類にとって統合失調症とは完璧に打ち克つべき敵なのか、これを淘汰することが医学的のみならず倫理的に可能なのか（優生思想の問題）、といった問いかけを不断に行うことが重要である。

［1］歴史

　19世紀半ばの精神医学勃興期、症状や経過の似たものを１つの病気としてまとめる試みが深められた。フランスの**モレル**（1852）による**早発痴呆**、ドイツの**カールバウム**（1863）による**緊張病**と**ヘッカー**（1871）による**破瓜病**の提唱などである。そして精神医学の父ともいわれるドイツの**クレペリン**が、こうした先行業績を大きくまとめて**早発性痴呆**の名で提唱した（「痴呆」は歴史的呼称として用いる）。彼による教科書の第８版（1913）でその概念や内容がほぼ完成された。そのなかで、早発性痴呆は原因が未解明であるものの、症状、経過、転帰においてひとまとまりの「疾患単位」の有力候補として、躁うつ病とともにあげたのである。

　スイスの**ブロイラー, E.**は、経過や転帰を重視したクレペリンとは異なり、この病気の特徴が精神機能の分裂ないし統合の障害にあるとみて**統合失調症群**と命名した（1911）。彼は**連合障害、感情鈍麻、自閉、両価性**の４つを統合失調症の基本症状（通称4A）とした。また統合失調症「群」と複数形を用いて、単一の疾患ではなく症候群である可能性を示唆している。これは今日の到達点から見ても卓見である。

　ドイツの**シュナイダー**（1946）は、病態心理の理論を棚上げして診断の信頼性を重視し、この病気に特徴的と考える症状リストを一級症状として提唱した（**表1-6-1**）。これは長く世界的に影響力をもち、DSM-ⅣやICD-10でも大幅に採用されていたが、その後この病気に特異的ではないことがわか

モレル
Morel, Bénédict Augustin
1809-1873

早発痴呆
démance précoce（仏）

カールバウム
Kahlbaum, Karl Ludwig
1828-1899

緊張病
Katatonie（独）

ヘッカー
Hecker, Ewald
1843-1909

破瓜病
Hebephrenie（独）

クレペリン
Kraepelin, Emil
1856-1926

早発性痴呆
dementia praecox（羅）

ブロイラー, E.
Bleuler, Eugen
1857-1939

統合失調症群
Schizophrenien（独）

連合障害
Assoziationsstörung（独）

感情鈍麻
Affektverblödung（独）

自閉
Autismus（独）

両価性
Ambivalenz（独）

シュナイダー
Schneider, Kurt
1887-1967

ってきたこともあり、DSM-5 や ICD-11 ではその位置づけが限定された。

表1-6-1　シュナイダーの一級症状

- 考想化声　● 話しかけと応答の形の幻聴　● 自分の行為を批判する声の幻聴
- 身体的被影響体験　● 考想奪取、その他の思考への干渉
- 考想伝播　● 妄想知覚
- 感情、欲動、意思の領域におけるさせられ体験や被影響体験のすべて

[2] 疫学

　統合失調症の年間発生率は人口1万人あたり1～4人であり、慢性疾患であることから有病率（対象集団のなかの患者の割合）はこれより多くなる。発生率や有病率から推定した統合失調症の発症危険率は約0.8％であり、およそ120人に1人が罹患すると考えられる。

　発症年齢は15歳～35歳が多数を占めるが、中年期以降の発症例もそれほど稀ではない。男女で有意差はない。地域、人種や民族、時代による疫学的差異については、明確な証拠は示されていない。

[3] 病前性格

クレッチマー
Kretschmer, Ernst
1888-1964

統合失調質
Schizoid（独）

統合失調気質
Schizothym（独）

　ドイツの**クレッチマー**（1955）は、統合失調症に多い病前性格として、非社交的、物静か、生真面目、変人、繊細、敏感、神経質、無頓着、鈍感などの特徴をあげ、**統合失調質**を提唱した。これらのなかには敏感と鈍感など一見矛盾する要素を含んでいるが、それがこの気質の複雑な側面を表しているともいえる。また、パーソナリティ障害にまで至らない正常範囲内の性格傾向を**統合失調気質**と呼んだ。

　ICD-10 と DSM-5 では統合失調質（スキゾイド）パーソナリティ障害があげられており、内容はクレッチマーの記載に通じる部分が多い。

　今日では、統合失調気質 – 統合失調質パーソナリティ障害 – 統合失調症という連続したスペクトラムとして捉える考え方が出てきており、どこまでが病前性格でどこから先が病気かという問題はなお決着を見ていない。

[4] 病因・病態

　生物 – 心理 – 社会的要因のすべてにわたって膨大な病因・病態の研究が行われてきたが、全容の解明には至っていない。最新の生物学的知見であっても、それが病気の原因に近いものを示しているのか病気の結果を示しているのかの区別が難しいことも多い。統合失調症が生物学的異種性をもった疾患の集まりである可能性が大きいことも研究を複雑にしている。

（1）遺伝的要因

　家族研究、双生児研究、養子研究などからは、統合失調症における遺伝的要因の重要性が明らかになっている。たとえば統合失調症の生物学的親をもつ子どもの生涯発症危険率は約10%と、一般人口の約10倍である。また一卵性双生児における罹患一致率は約50%と高い（しかし100%には程遠いことが、後天的要因を無視できないことを逆に示しているともいえる）。

　遺伝形式としては、単一遺伝子によるのではなく、統合失調症の発症脆弱性に関係する多くの遺伝子変異があって、それらの累積がある閾値を超えたときに発症するという考え方が最も支持されている。今後、全ゲノム関連解析研究による新たな知見が出てくる可能性もある。

（2）後天的・環境的要因

　新生児仮死などの産科的合併症があった人、胎児の段階で母親がインフルエンザに罹患した人で、発症率がやや高くなる。母親の特有の接し方を発症の有力な原因とする説がかつてあったが、今日では否定的である。

（3）脳の構造的変化と機能画像上の変化

　精密なCT、MRIや死後脳研究では、海馬領域の体積減少、前頭側頭葉を中心とした灰白質の体積減少などが報告されている。こうした構造変化は初発患者や患者の血縁者の一部にも認められることから、遺伝が関与した生来性の神経発達障害によるとする説がある。

　PET、SPECT、機能的MRIなどを用いた研究では、前頭葉の活動性低下や、幻聴と左聴覚皮質の脳血流増加の関連などが報告されている。

PET/SPECT／
機能的MRI（fMRI）
➡ p.61
第1章5節C.[2]

（4）神経化学的変化

　最も重要な神経化学的仮説は、統合失調症では脳内のドパミン神経伝達が過剰であり、そのために精神症症状が惹起されるとするドパミン仮説である。シナプス間隙へのドパミン遊離促進作用をもつアンフェタミンを健常者に投与すると統合失調症類似の症状を惹起すること、ドパミン D_2 受容体遮断作用を有する薬物が抗精神症作用をもち、その効果はドパミン D_2 受容体への親和性とほぼ相関することなどが根拠となっている。さらに、**陽性症状**は皮質下のドパミン活性の過剰に関連し、**陰性症状**や認知機能障害は前頭前野のドパミン活性の低下に関連するという説が近年有力である。

陽性症状／陰性症状
➡ p.78

　ドパミン以外にも、グルタミン酸受容体の一種であるNMDA受容体機能低下説があり、その他セロトニンやγ-アミノ酪酸（GABA）などいくつもの神経伝達物質が統合失調症の病態に関係している可能性がある。

　こうした神経化学的研究の成果は、抗精神症薬の開発に結びついている。

（5）神経生理学的変化

　統合失調症の遺伝的素因の中間表現型候補として神経生理学的異常が研

究されている。事象関連電位（情報処理活動に伴って生じる P300 などの脳波上の微細な電位変化）や眼球運動などである。

こうした各研究領域の知見を総合して統合失調症の病態を大づかみに説明しようとする仮説がある。代表的なものとして神経発達障害仮説と脆弱性−ストレスモデルをあげておく。

（6）神経発達障害仮説

胎生期や周産期に起きた何らかの神経発達の障害が基盤となって、思春期以降に脳の機能的異常に発展して発症に至るとする考え方。発症前から脳構造の変化が認められるとする報告や、幼時から軽度の言語の遅れや運動機能の拙劣さ、微細な神経学的兆候などが認められることが多いとの報告などが根拠となっている。

（7）脆弱性−ストレスモデル

脆弱性
vulnerability

遺伝子レベルや脳の情報処理システムの**脆弱性**をもった個体に、生物−心理−社会的なストレスが加わると精神症エピソードが発症するという考え方。寛解するが生物学的脆弱性じたいは消失しないので、再発のリスクが残る。このモデルは広く受け入れられ、心理教育にも活用されている。

［5］症状

陽性症状
positive symptom

陰性症状
negative symptom

一般には**陽性症状**と**陰性症状**に大別する。陽性症状は幻覚、妄想、緊張病症状など精神症状態を構成する症状であり、**シュナイダー**の一級症状も含まれる。陰性症状は感情平板化、思考や会話の貧困、自発性低下、自閉などが含まれる。思考の形式ないし過程の障害である連合弛緩や滅裂思考は、解体症状として陽性・陰性症状と独立に扱う考え方がある。

急性期は陽性症状が顕著となり、慢性期は陰性症状が中心となる。慢性期にもさまざまな程度で陽性症状や解体症状が残存することがある。

（1）前駆期の症状

精神症症状が顕在化する前に、集中力の低下、不安、抑うつ、精神的疲弊感などさまざまの非特異的症状を認めることが多い。日本の中安信夫（1990）は、こうした前駆期の特異的症状として、自生体験、気付きの亢進、漠とした被注察感、緊迫困惑気分をあげ、これらが現れる時期を「初期統合失調症」と名付けて治療開始を推奨している。

（2）幻覚

統合失調症の代表的な症状の 1 つが幻覚であり、なかでも圧倒的に多いのが幻聴である。主として人の声で聴こえてくる言語性幻聴（幻声）であり、噂話、悪口、命令など患者を不安にさせるものが多い。命令性の幻聴

に従って行動してしまうことがある。**シュナイダー**の一級症状には、考想化声をはじめいくつかの形式の幻声が含まれている。

幻聴に次いで統合失調症に多い幻覚は**体感幻覚**である。「脳が溶けて脊髄のなかに流れていく」といった奇異な身体感覚のことが多い。

統合失調症では幻視は比較的少ない。幻嗅、幻味も稀ながらみられる。

体感幻覚
cénesthopathie（仏）

（3）妄想

心理学的に了解できない妄想（一次妄想）が統合失調症に特徴的とされ、**妄想気分**、妄想知覚、妄想着想などがその端緒となる。

妄想気分は、周囲の雰囲気が不気味で重大なことが起こりそうに感じるものであり、本格的な精神症状態に移行する前の一時期にみられることが多い。妄想気分が強まって世界没落体験に発展することがある。**妄想知覚**は、正常な知覚成分に了解不能な意味づけがされるものであり「対向車がクラクションを2回鳴らしたのは、この街から出て行けという警告だ」と意味づけるような体験である。**妄想着想**は、何らかの体験から導かれることなく突然異常な考えを思いついて確信するものである。

統合失調症の妄想内容で最も多いのは、たまたま起きた出来事や他者の言動を自分に関係づける**関係妄想**である。嫌がらせ、陰謀など患者を脅かす性質を帯びる場合は被害妄想といい、合わせて被害関係妄想と呼ぶ。体験の内容によって注察妄想、追跡妄想、被毒妄想などがあげられる。その他、血統妄想、恋愛妄想、憑依妄想、替え玉妄想（これを主症状とするものがカプグラ症候群）などがある。慢性期に荒唐無稽な誇大妄想が現れることがある。社会全体に及ぶような妄想体系が構築されるケースもある。

（4）自我障害

統合失調症では、行為や思考が自分のものであり自分がしていると認識する機能（**自我機能**）が障害されることが多い。他者に行為や思考を操られるという**作為体験**（させられ体験）、**考想吹入**、**考想奪取**などである。より軽いものとしては、自分があるという実感が希薄になる離人症、考えようとしていないことが勝手に浮かんでくる自生思考がある。自己と他者の境界が障害されると、自分の考えが広範囲に漏れ伝わると感じる考想伝播や、身近な他者に考えが知られる考想察知が現われる。統合失調症に見られる自我障害のいくつかは、**シュナイダー**の一級症状に含まれている。

（5）思考の形式ないし過程の障害

意味のつながりのないものが結びついて思考のまとまりが失われる（したがって会話もわかりにくくなる）**連合弛緩**（連合障害）がみられる。それが著しくなったものを**滅裂思考**といい、無関係な言葉の羅列のようになると**言葉のサラダ**という。自分にしか意味がわからない言葉を作り出す言

語新作がみられることもある。思考の流れが突然止まったように体験する思考途絶が現れることもある。

（6）意欲・意思発動性の障害

意思発動性が高度に障害されると、行動が制御不能となる緊張病性興奮と、逆に無言無動となる緊張病性昏迷とを交錯させる**緊張病症状群**を呈する。カタレプシー、反響言語、拒絶症、常同症などを伴うことがある。慢性期には自発性低下が目立ち、身辺に無頓着となったりひきこもりとなる。

（7）感情の障害

不安や感情不安定は経過を通じて現れうる。精神症エピソード寛解後の一時期に軽うつ状態になることがあり、**精神症後抑うつ**と呼ぶ。自殺のリスクが高まるため注意を要する。慢性期には喜怒哀楽の感情が乏しくなる感情平板化（感情鈍麻）がよくみられる。場にそぐわない感情が表出されることがあり、空笑はその1つである。

（8）両価性

ある対象に対して相反する感情を同時に抱く両価性が現れることがある。

（9）自閉

外界との現実的な関わりを避けて内面的生活に閉じこもるようになる。

（10）疎通性の障害

統合失調症患者と接していると、独特の共感性の乏しさや意思が読み取れない印象をもつことがある。この客観症状を**疎通性不良**という。

（11）認知機能障害

統合失調症では基本的には知能の低下はないとされてきたが、近年、言語性記憶、実行機能、注意の障害など軽度の認識機能障害がわかってきた。

［6］診断

統合失調症には診断に決定的な症状は存在せず、**シュナイダー**の一級症状は有意義であるが疾患特異的ではない。また疾患特異的な生物学的マーカーも見つかっていない。したがって、本人と関係者からの丹念な聴取による情報を総合して診断することになる。一度の診察で診断確定できないことも少なくない。従来、国や学派によって疾患概念の幅があり診断の一致率に問題があった。このため現在では、ICD-10 や DSM-5 などの国際的使用を前提とした操作的基準を用いることが多い。なお ICD-11 の邦訳は 2022（令和4）年の段階で進行中である。また脳器質性疾患や精神作用物質による精神障害などを除外することを常に念頭に置く必要がある。

> **ICD-11 の診断ガイドライン（仮訳の抜粋）**
>
> 　以下の7項目のうち2つ以上が、1ヵ月以上の期間、ほとんどのときに存在する。そのうち1つ以上は、aからdまでのものでなければならない。
> a. 持続性の妄想
> b. 持続性の幻覚
> c. 思考の統合不全（思考形式の障害、たとえば連合弛緩）
> d. 被影響体験、させられ体験または作為体験
> e. 感情平板化、思考の貧困、意欲低下、社会性低下、快楽喪失などの陰性症状
> f. 目的指向的活動を妨げる行動の著しい統合不全（奇異な行動や予測不能な情動反応など）
> g. カタトニア（緊張病）性の精神運動障害
> ※ 症状は他の医学的状態（脳腫瘍など）の現れではなく、物質の作用や離脱作用によるものでもない。

［7］病型

　妄想型、破瓜型、緊張型の3病型（亜型）が伝統的にあげられ、他にも単純型が用いられることがあったが、経過中に他の病型に移行し得ることなどから、DSM-5 と ICD-11 では病型分類を廃している。単純型は、統合失調質パーソナリティ障害との区別が困難であった。

［8］経過、予後

　統合失調症は再発リスクがあるため、治癒ではなく寛解の用語を用いる。ブロイラー, M. の長期経過研究（1972）では、発症後に症状が進行してさまざまの程度で固定する単純経過が38%、再発と寛解を繰り返す波状経過が58%としている。近年の研究では、3/4 近くが初発後5年以内に再発するとされる。半数近くが回復または軽度の後遺症を残して回復するといわれる。一方、死亡率は一般人口の約2倍と高く、自殺が重要な死因である。

ブロイラー, M.
Bleuler, Manfred
1903-1987
ブロイラー, E. の子。

　急性発症、明らかな誘因の存在、緊張病症状群や錯乱を呈するものは予後がよく、陰性症状が優位なもの、若年発症は予後が悪い。近年の研究では、発症から治療開始までの期間が短いほうが予後がよいとされる。

　また、家族による批判的コメント、敵意、過度の感情的巻き込まれなど（**高感情表出**）が再発リスクを高めることが知られている。

高感情表出
high EE: high
Expressed Emotion

［9］治療

　抗精神症薬を中心とする薬物療法と心理社会的療法、そしてリハビリテーションの適切なコンビネーションが基本となる。その前提として、患者および家族との信頼関係の構築が重要である。初発の精神症状態ではそれはしばしば容易でないが、誠実で粘り強い対応がのちのち活きてくる。

(1) 薬物療法

抗精神症薬が主剤である。その有効性は陽性症状に対しては高いが、陰性症状や認知機能障害に対しては十分ではない。寛解後の抗精神症薬の継続には明らかな再発予防効果があり、治療の重要なポイントとなる。

ドパミン D_2 受容体遮断を主たる薬理作用とするクロルプロマジンやハロペリドールは定型抗精神症薬といわれ、1950 年代以来用いられてきた。その後、ドパミン D_2 だけでなくセロトニン受容体遮断作用なども併せもつさまざまの非定型抗精神症薬が開発されている。セロトニン・ドパミン拮抗薬（SDA）に分類されるリスペリドン、ペロスピロン、ブロナンセリン、多元受容体作用抗精神症薬（MARTA）に分類されるオランザピン、クエチアピン、アセナピン、ドパミン部分作動薬であるアリピプラゾールなどである。定型に比べて非定型抗精神症薬は錐体外路症状などの有害作用が比較的少なく、陰性症状にもある程度有効であり、今日では第一選択とされる。投薬の方法は、内服、注射、皮膚貼付がある。効果が 2 ～ 12 週間続く持効性注射製剤もあるが、有害作用も持続するため導入には慎重を要する。

MARTA の 1 つである**クロザピン**は、他の薬の効果が十分でない治療抵抗性統合失調症にも有効だが、無顆粒球症などの重篤な有害作用が報告されたため、日本では厳格なモニタリングシステムのもとで投与される。

(2) 電気けいれん療法

重篤な精神症状態で自傷行為や全身状態の悪化がみられるケース、薬物の有害作用が強いケースなどで適用となる。近年では、筋弛緩薬でけいれんを抑え、呼吸管理下で行う**修正型電気けいれん療法**が普及しつつある。

(3) 精神療法

患者との信頼関係を築いた上での支持的精神療法が基本となる。幻覚や妄想などの了解不能な体験に対しては、頭ごなしに否定するのでも安易に肯定するのでもなく、患者の体験を尊重しつつ不安や恐怖に対して共感的な態度で接するのがよい。精神療法の質は、服薬アドヒアランスにも影響する。患者の人生行路のさまざまの計画（自活、転地、転職、結婚、挙児、離婚など）に対してどのようなアドバイスを行うかは、一概に述べることのできない問題である。挑戦的な計画や大きな環境変化を伴う計画には再発リスクもある一方、患者には人生を歩む上でリスクをとる自由もある。

(4) 心理教育

患者や家族に対して疾患についての知識をわかりやすく伝え、障害の受容を助ける。特に high EE の家族への心理教育は再発を抑える効果がある。

(5) 作業療法

さまざまの作業や創作を通じて生活能力や活動性の回復、慢性化の予防

を図る。これに携わる専門職が作業療法士である。医療保険適用。

（6）デイケア

外来患者を対象として、グループでの軽作業や創作、ミーティングなどを通じて、陰性症状の改善、社会参加の拡大などを目指す。医療保険適用。

（7）社会生活技能訓練

認知行動科学理論や学習理論に基づくリハビリテーション療法の1つ。対人関係、服薬や症状の自己管理などのスキル向上を目指す。日本では入院患者のみの医療保険適用。

社会生活技能訓練
SST: Social Skills
Training
SST 普及協会では、「社会生活スキルトレーニング」の和語を用いることを提唱している。

（8）早期介入

診断基準を満たさない**前駆期**の治療開始が経過や予後を改善させるとの考え方により、早期介入が試みられている。ただしすべてが統合失調症を発症する人とは限らないため、薬物療法の導入には慎重論が多い。

前駆期
ARMS: At Risk Mental
State と呼ぶ立場がある。

［10］ 統合失調症の近縁疾患

（1）妄想症

多くは中年期以降に発症し、単一の主題の妄想ないし関連する妄想体系が次第に発展する。被害妄想、誇大妄想、恋愛妄想、嫉妬妄想などが多い。連合弛緩は目立たず、社会生活機能も保たれる一方、妄想対象への加害行為に発展することがある。従来**パラノイア**といわれたものにほぼ相当する。

妄想症
delusional disorder
（ICD-11）

（2）統合失調感情症

統合失調症と双極性障害の症状を同時に呈し、再発を繰り返すが完全寛解率が高く、慢性期の欠陥症状も残しにくい。従来診断の非定型精神病とは異なる疾病概念であるが類似の部分がある。

パラノイア
paranoia

統合失調感情症
schizoaffective disorder
（ICD-11）

（3）急性一過性精神症

急性経過で精神症状態が発症し、3ヵ月以内に完全に回復するもの。状態像は多彩な幻覚、妄想、不安、恍惚感などが激しく変動する**多形性**の特徴をもつ。心身のストレスが誘因となることがある。精神症状態が一定期間を越えて持続する場合は統合失調症と再診断される。DSM-5の**短期精神病性障害、統合失調症様障害**も近縁疾患である。1つのエピソードの特徴を見れば、かつてドイツや日本で提唱された**非定型精神病**と類似の部分が多く、フランスで伝統的に用いられてきた**急性錯乱**もこれと近縁である。

急性一過性精神症
acute and transient
psychotic disorder
（ICD-11）

多形性
polymorphic

短期精神病性障害
brief psychotic disorder

統合失調症様障害
schizophreniform
disorder

非定型精神病
Atypische Psychose
（独）

急性錯乱
bouffée délirante（仏）

注）
(1) 本項の記載（2022年5月時点）ではICD-11の邦訳予定の用語に従って、従来の精神病 psychosis を精神症、妄想性障害 delusional disorder を妄想症、抗精神病薬 antipsychotic drug を抗精神症薬と訳すなどした。

私たちの文明・文化は統合失調症とともにある

国立病院機構仙台医療センター　総合精神神経科部長　岡崎伸郎

(1) 統合失調症という訳語の経緯

　Schizophrenie の訳語として、日本では精神分裂病（症）が長く用いられてきた。しかしこの呼び名が「精神が分裂して廃人になってしまう病気」という悲観的・決定論的な考え方に結びつき、しかも「精神が分裂した人は何をするかわからない危険な存在である」という差別・偏見を助長するとして、患者や家族の団体から変更を求める運動が起きた。これに応じる形で日本精神神経学会が2002（平成14）年に統合失調症と呼称変更することを決定し、ほどなく法律上の呼称もこれに統一された。当初は「名前だけ代えても実態が変わらないのでは意味がない」「何の統合が失調しているのかが示されていない」などの批判もあったが、病名告知をしやすくなり、患者も障害を受容しやすくなるなどの効果があり、今日では完全に定着している。

(2) 草間彌生と統合失調症

　世界を代表する芸術家草間彌生（1929〜）は、少女時代から幻覚症状に悩まされ、精神科医西丸四方によって統合失調症と診断されている。執拗に反復する水玉や網目模様のモチーフは、一度目にしたら忘れられない強い印象を観る者に焼き付ける。これは自らが体験した幻視を作品に昇華したものであると作者自身が認めており、「描くことは生命力の根源に触れること」と述べている。草間の創作エネルギーは老境を迎えてますます旺盛であり、生命への讃歌ともいうべきパワフルな作品を産み出し続けている。

(3) 『ノルウェイの森』と統合失調症

　作家村上春樹（1949〜）の代表作の1つ『ノルウェイの森』では、主人公の青年にとっての運命の女性が統合失調症に罹患している（病名は明示されていないが描写からそれとわかる）。再発と寛解を繰り返しながら、人里離れた精神障害者のためのコロニーで療養生活を送る彼女のもとを主人公が訪ねて行くのである。村上にとって統合失調症という精神的事態は極めて重要な位置を占めているようである。彼のデビュー作『風の歌を聴け』にはすでに、主人公の青年がひと夏の恋人から、このごろ幻聴に悩まされていると打ち明けられるエピソードが出てくる。

(4) 天才数学者と統合失調症

　天才数学者ジョン・ナッシュ（John Nash Jr. 1928-2015）は、数学界の難問の証明に没頭するうちに統合失調症を発症し、国家を巻き込むような内容の被害妄想や誇大妄想にとらわれてゆく。長く苦しい闘病の時期を経て安定した寛解状態となり、静かな生活を送る彼のもとに、ノーベル経済学賞受賞の知らせが届く。受賞理由は数学によって現代経済学に大きく貢献した「ゲーム理論」であった。波瀾に満ちたその半生を映画『ビューティフル・マインド』（2001、米）が、事実に潤色も加えながら活写している。アカデミー作品賞、監督賞など受賞。

F. 気分症群（躁うつ病）

　自らが躁うつ病を有していることを公表した作家や芸術家は少なくない。精神科医でもあった北杜夫もその一人である。躁病の時期には、「5分間で在日アメリカ大使館への抗議の手紙を書きあげた」りする反面、うつ病の時期には「ろくに口も利けず、ゴロゴロ寝てばかりいる」と、彼は記している（『月と10セント』新潮文庫）。

[1] 躁うつ病から気分症へ

　躁とうつとを繰り返す病気についての記載は、旧く紀元前にまで遡ることができると言われるが、近代的疾病概念としての**躁うつ病**が確立されたのは、19世紀末の**クレペリン**によってである。クレペリンは、精神病を早発性痴呆と躁うつ病に分け、前者が慢性に経過し人格に欠陥を残すのに対し、後者は周期性に経過し人格に欠陥を残さないと述べた。

クレペリン
Kraepelin, Emil
1856-1926

　かつての躁うつ病という用語は、その後、気分障害という病名へ置き換えられる**趨勢**にあった。しかし、それが十分に定着しないうちに、DSM-IV-TR で用いられていた気分障害という項目は、DSM-5 では「双極性障害または関連障害群」と「抑うつ障害群」とに分けられ、それぞれが独立した項目として扱われるようになった。

　一方、ICD-10 における**気分［感情］障害**という項目は、分割されることなく、ICD-11 の「**気分症群**」という項目へと移行した（**表1-6-2**）。ただし、気分症群は、DSM-5 と同様に、「**双極症または関連症群**」と「**抑うつ症群**」とに区分されていて、前者は躁病相とうつ病相を繰り返すものを指し、後者はうつ病相だけがみられるものを指す。

表1-6-2　ICD-11の気分症群

双極症又は関連症群	双極症Ⅰ型
	双極症Ⅱ型
	気分循環症
	双極症又は関連症、他の特定される
	双極症又は関連症、特定不能
抑うつ症群	単一エピソードうつ病
	反復性うつ病
	気分変調症
	混合抑うつ不安症
	抑うつ症、他の特定される
	抑うつ症、特定不能

表1-6-2の**双極症Ⅰ型**とは典型的には抑うつと躁を反復するものをいい、**双極症Ⅱ型**とは典型的には抑うつと軽躁を反復するものをいう。なお、双極症Ⅱ型に関しては、躁うつ混合状態を来しやすいため自殺のおそれが高いという点で、臨床的に留意が必要との考え方がある一方で、躁うつ混合状態やそれに伴う自殺は双極症Ⅰ型でも多いのだから、ことさらⅠ型とⅡ型を分ける必要性は乏しいとの反論も根強い。

また、**気分循環症**とは、気分の不安定さが2年以上続き、多くの軽躁および抑うつの期間をもつ場合をいう。さらに、**気分変調症**は、軽うつが、たとえば2年以上続くような場合に診断される。そして、**混合抑うつ不安症**とは、文字どおり、うつ病と不安症のそれぞれの症状を部分的に有していながら、どちらの診断基準も満たさないものをいう。

なお、双極症または関連症群にも抑うつ症群にも、付加できる特定用語というものが定められている。たとえば、「著しい不安症状を伴う」「パニック発作を伴う」「**周産期発症**」「**季節性のパターン**」（秋から冬に抑うつが悪化し春に改善する）などである。とりわけ、周産期発症に関しては、高率に自殺や嬰児殺しを伴うため、留意が必要である。

［2］躁うつ病と気分症群とは同じか

では、過去に用いられ、現在も用いられることのある躁うつ病という概念と、気分症群という概念は、同じであろうか。森山[1] は、そもそも気分とは生命体と環界との基底的関係を表すものであるから、あらゆる精神疾患には気分失調が存在するし、逆に躁うつ病には気分の変化以外に欲動の障害や妄想までもがみられるから、躁うつ病を気分障害へと還元することはできないと断じている。

このような理由により、以下の説明においては原則として気分症群ではなく躁うつ病という言葉を用い、また後述するように、その特殊型として**単極性うつ病**ないし**メランコリー親和型うつ病**という言葉を用いることにしたい。

［3］躁うつ病の病前性格・発症状況・病像
（1）病前性格

森山によると、躁うつ病の病前性格には、几帳面（慎重）と熱中性（気負い）の配分割合により、3つの型があるという。第1はメランコリー型で、几帳面＞熱中性を特徴とする。第2は循環型で、几帳面＝熱中性を特徴とする。第3はマニー型で、几帳面＜熱中性を特徴とする。ここで大事なのは、メランコリー型（メランコリーとは「うつ」を意味する言葉）と

いえども熱中性が皆無ではなく、マニー型（マニーとは「躁」を意味する言葉）といえども几帳面が皆無ではないという点である。

(2) 発症状況

うつ病相の発症には、重荷と幻滅が関与している。重荷とは几帳面ゆえに多大な負担を抱え込んだ状況であり、幻滅とは熱中して何かを完遂した後に気が抜けてしまう状況を指す。うつ病相の発症状況は、メランコリー型では重荷＞幻滅、循環型では重荷＝幻滅、マニー型では重荷＜幻滅である。念のため付記するなら、マニー型でもうつ病相を呈することは少なくない。

一方、躁病相の発症には、解放と緊迫が関与している。解放とは几帳面に抱え込んだ仕事を完遂した状況であり、緊迫とは熱中してのめり込んだため陥った抜き差しならない状況を指す。躁病相の発症状況は、メランコリー型では解放＞緊迫、循環型では解放＝緊迫、マニー型では解放＜緊迫である。ここでも念のために付記するなら、メランコリー型であっても躁病相を呈することはありうるのである。

(3) 病像

うつ病相の病像には絶望と虚脱がある。絶望とは苦悶しながら望みが絶たれていくことで、重荷状況からもたらされる。また、虚脱とは何をするのも嫌で億劫になることであって、幻滅状況からもたらされる。そのため、うつ病相においては、メランコリー型では絶望＞虚脱、循環型では絶望＝虚脱、マニー型では絶望＜虚脱の病像が現れる。

一方、躁病相の病像には喜悦と熱狂がある。喜悦とは嬉しさと爽快さから成るもので、解放状況からもたらされる。また、熱狂とは不安や焦燥を伴いつつ物事に夢中になることであって、緊迫状況からもたらされる。そのため、躁病相においては、メランコリー型では喜悦＞熱狂、循環型では喜悦＝熱狂、マニー型では喜悦＜熱狂の病像が現れる。

(4) 重症度

うつ病相が軽症にとどまる場合の症状は、離人症（現実感を失い感情が湧いてこない）、食思不振その他の身体症状、および不安などであり、熟眠障害（ぐっすりと眠れない）を伴う。思考の流れは遅くなり（**思考制止**）、また行動も遅くなる（**精神運動制止**）。中等症になると、断続的不眠に加えて、幻聴や被害妄想が出現する。**心気妄想**（不治の病に罹ったと信じるもので、自分だけでなく配偶者や子どもにまで及ぶことがある）、**罪業妄想**（自分は取り返しのつかない罪を犯した悪人だと確信している）、**貧困妄想**（客観的事実とは異なり、自分が貧しいと信じ込んでいる）は、うつ病の三大妄想または**微小妄想**と呼ばれる。稀な妄想として**コタール症**

コタール症候群
Cotard syndrome
内臓がなくなり（虚無妄想・否定妄想）、生きていないのだから死ぬこともできない（不死妄想）と主張する妄想。コタール（Cotard, J.）により記載された。うつ病以外の疾患でも生じる。

候群と呼ばれるものがある。さらに重症に至れば、完全不眠が生じるとともに、意識混濁が加わる。

一方、躁病相は軽症の段階では見逃されやすいが、早朝覚醒があり、**爽快気分**に基づくおしゃべりや張り切りすぎのため孤立しやすい。中等症になると、**観念奔逸**や精神運動興奮（多弁・多動・不穏）が進行するとともに未明覚醒がみられ、**誇大妄想**が出現する。そして重症に至れば、完全不眠が出現し、夢幻様状態（幻視と意識混濁が混在する、夢に類似した状態）が生じる。

（5）激越発作と自殺

躁うつ病は、気分が上下するだけではなく、思考や意志（行動）も上下する疾患である。そして、気分・思考・意志（行動）の3つは、揃って上昇したり下降したりするとは限らず、位相のずれが生じていることが多い。その結果、気分や思考の低下に比べて意志（思考）の低下が相対的に軽いといった状態が生じうる。このような場合には、うつ状態にありながら、突然「阿修羅のごとき」と形容されるような激しい行動をとることがあり、**ラプトゥス・メランコリークス**（うつ病の激越発作）と呼ばれる。

さらに、気分や思考が低下しているのに意志（行動）が上昇している場合もあり、**躁うつ混合状態**と呼ばれる。このような場合に自殺が起こりやすいといわれてきたし、実際に自殺に至る場合があるため注意を要するが、自殺や自殺未遂は混合状態ではないうつ状態において、いっそう起きやすいことが知られている。

（6）治療

躁うつ病の躁病相における薬物療法としては、軽症の場合には**炭酸リチウム**が、中等症以上の場合には炭酸リチウムと非定型抗精神病薬の処方が最も推奨されている。

うつ病相の薬物療法としては、クエチアピン、炭酸リチウム、オランザピン、ラモトリギンが推奨されているが、中等症以上の例には、電気けいれん療法も推奨されている。

中間期の維持療法としては、薬物療法（炭酸リチウムなど）とともに、心理社会的治療（心理教育など）が併用される。

なお、森山は、治療の第1段階を眠りとやすらぎの時期、第2段階を遊びと自覚を深める時期、第3段階を仕事へと向かう時期と述べつつ、第2段階の役割を重視している。なぜなら、第2段階こそが、躁うつ病を有する人が最も軽視してきた点だからである。

［4］ いわゆる単極性うつ病といわゆる新型うつ病

（1）いわゆる単極性うつ病

　ここまでに何度か言及してきた森山のメランコリー型とはやや異なる概念として、**メランコリー親和型うつ病**と呼ばれるものがある。メランコリー親和型うつ病は、几帳面・真面目・自分を守るための他者配慮性を特徴とする病前性格、重荷を抱え込んだときばかりでなく重荷を降ろしたときも含めた発症状況、気分・思考・意志（行動）のすべての下降、抗うつ薬と休養の2本立てによる治療、数ヵ月でいったんは回復する経過を特徴とする。なお、躁状態を呈さないとされているが、実際はごく軽微な躁病相を見逃している可能性が否定できない。

　これまで、メランコリー親和型うつ病は、**単極性うつ病**あるいは**内因性うつ病**などとも呼ばれ、戦後の日本とドイツの社会では、うつ病の典型として考えられてきた。2つの敗戦国の国民にとって、几帳面で真面目な生き方は、生活を再建するための倫理でもあった。また、自分を守るため他者に対し配慮するという生き方は、一斉に大量の製品を生産する、当時の高度成長を支えた製造業にマッチするものだった。このような生き方が暗礁に乗り上げたときに発症するものがメランコリー親和型うつ病であり、その意味でそれは、うつ病の典型というよりも、戦後の一時期に、限られた社会で頻発した、うつ病の特殊型というべきであろう。とはいえ、敗戦後から半世紀をはるかに超えた現在の日本社会でも、メランコリー親和型うつ病をみることが少ないわけではない。

　ところで、メランコリー親和型うつ病は、ICD-11の抑うつ症群と同じではない。すなわち、前者よりも後者のほうが、範囲が広い。しかし、抑うつ症群のうち、とりわけ軽症例においてはオーバーラップする部分があり、その部分については**小精神療法**と**激励禁止**の原則が用いられる。

（2）いわゆる新型うつ病

　1960年代から用いられるようになった軽症うつ病という言葉は、入院不要のうつ病を指すものであった。

　1970年代の高度成長期になると**逃避型抑うつ**と呼ばれるうつ病が話題になった。これは、広瀬徹也が提唱した概念で、過保護に育てられた人が、配置転換などを契機に抑制（行動が遅くなること）中心の症状を示し、自殺企図はみられず、薬は有効でないという特徴を有している。また、入院すると「模範患者」になるが、退院した後に出社拒否や再燃を繰り返しやすい。

　逃避型抑うつは若い男性のエリートサラリーマンに典型的とされていたが、のちに**逃避型抑うつ・中年型**と呼ばれるものも登場した。これは、松

メランコリー親和型うつ病
テレンバッハ(Tellenbach, H.)が著書『メランコリー』において提唱した概念。秩序が脅かされると、秩序内に閉じ込められ、秩序に対する負い目を感じて、危機へ至る。

小精神療法
笠原嘉が提唱。病気であったことを医師が確認する、できるだけ早く休息生活に入る、予想される治癒の時点をはっきり述べる、自殺をしないと誓約させる、人生にかかわる大問題については決定を延期させる、一進一退のあることを繰り返し説明する、服薬の重要性と随伴症状を予め指摘しておく、の7つから構成される。

激励禁止
「うつ病の人を励ましてはいけない」という格言を一律に適用することには批判があるが、メランコリー親和型については有効な原則である。

本雅彦が提唱した概念で、症状は軽く、身体症状・意欲低下・無気力が優位だが、薬は一時的にしか有効でない。医師は繰り返す休職のための「診断書作成要員」になってしまう。競争的社会に対する予測的挫折ないし退却を本質とすると考えられている。

逃避型抑うつも逃避型抑うつ・中年型も、メランコリー親和型うつ病の軽症型ないし不全型と考えられる。

1980年代のバブル経済期には、活気あふれる社会になじめず「ひっそりと」生きたいが、それが認められないために常に挫折を恐れている人たちが診察室を訪れるようになり、後に**現代型うつ病**と名づけられた。現代型うつ病は、逃避型抑うつや同・中年型と同様、メランコリー親和型うつ病の軽症型ないし不全型と考えられる。

1990年代の新自由主義社会においては、メランコリー親和型うつ病とは趣きを異にするという意味で、うつ病の非定型化が生じた。その1つは、それ以前から用いられていた類似概念を再編して登場した**非定型うつ病**である。これは、過去には「ヒステリー様気分変調」と呼ばれていたという事実にも示されるように、特定の他者との関係で一喜一憂しやすいという意味で「ヒステリー」に近縁の位置を占めるものであった（なお、「ヒステリー」とは歴史的概念であり、今日の「演技性」に類縁の用語であるが、いずれも女性蔑視のニュアンスが含まれることから批判が絶えない）。

同じく1990年代には、別の種類の非定型化として、自罰的でなく他罰的なうつ病が注目されはじめ、**ディスチミア親和型うつ病**と名づけられた。ディスチミア親和型うつ病については、統合失調気質の人（自分と集団との折り合いに躓きやすい人）に生じたうつ病だとの指摘がある。

軽症化したうつ病や非定型化したうつ病は、新型うつ病と呼ばれるようになった（ただし、これは学術用語ではない）。新型うつ病という言葉が登場してからかなりの年月が経過したが消え去る様子はなく、さまざまな病態が、いわば揃い踏みしている現状にある。

注）
(1) 森山公夫『躁と鬱』筑摩書房，2014.

現代型うつ病
松浪克文らが提唱。自ら進んで受診する。自責的ではなく当惑感を抱いている。職場への帰属意識は希薄である。治療としては、病前に行っていた快適な活動のリズムで生活することが推奨されている。

非定型うつ病
楽しい出来事に反応して明るくなる一方で、対人関係における敏感さ、身体の重さ、過眠、過食がある。映画化された『私は「うつ依存症」の女』（講談社）に描かれているように、摂食障害や薬物依存と併存しやすい。

ディスチミア親和型うつ病
樽味伸が提唱。不全感と倦怠、回避と他者非難、「軽やかな」自殺企図といった症状を示し、どこまでが「生き方」で、どこからが「症状経過」であるか不分明。環境の変化により、急速に改善することがある。

G. 不安または恐怖関連症群、強迫症または関連症群、ストレス関連症群、解離症群、身体的苦痛症群

かつて神経症の特徴は、心理的原因との関係、重症でないこと、「非精神病性」ということであった。この神経症という言葉は、その後有用性に疑問が付され、1980年にアメリカ精神医学会の診断マニュアルであるDSM-Ⅲから消えた。さらに2018年には国際診断基準であるICD-11から、「神経症性障害」という診断名も消え去ることになった。かつて神経症と呼ばれていた病態は、ここで取り上げる多くの疾患として独立することになった。以下、ICD-11に沿って解説する[1]。

[1] 不安または恐怖関連症群

危険や困難が明らかな形をとらないで漠然と襲いかかる時、われわれは不安を感じる。危険や困難がはっきりとした形で認知される時、われわれは恐怖を感じる。不安や恐怖は人間にとって不可避なものであり、かつ有用なものである。しかしその程度が著しくなったり、不合理となったりすると、病的な状態—「**不安または恐怖関連症群**」—となる。この群には全般性不安症、パニック症、広場恐怖症、限局性恐怖症、社交不安症、分離不安症、場面緘黙が含まれる。治療には、**選択的セロトニン再取り込み阻害薬（SSRI）**を中心とした薬物療法や認知行動療法などがある。

（1）全般不安症

複数の領域にわたって過剰な心配・不安のため生活に支障が生じる。こうした不安に加えて、落ち着きのなさ、いらいら、緊張、易疲労感、集中力低下などがみられる。中年期の女性に多い。

（2）パニック症

特定の刺激や状況とは関係なく、予期せず突然に動悸、窒息感、発汗などの身体症状や死の恐怖に襲われる。こうした**パニック発作**に襲われることを過度に心配することで、ますます生活に支障が生じるようになる。若年成人の女性に多い。パニック症の約25％で次の広場恐怖症がみられる。

（3）広場恐怖症

助けを得たり逃避したりすることが困難な、複数の状況（交通機関、雑踏、列に並ぶ）において、あるいはそのような状況を予期することで、強い恐怖や不安を感じる。青年期から成人期にかけての女性に多い。

（4）限局性恐怖症

特定の状況、環境、または対象（クモなどの動物、高所、注射、血液、閉鎖空間、飛行など）に対して持続的に恐怖や不安を感じる。青年期の女

選択的セロトニン再取り込み阻害薬
SSRI: Selective Serotonin Reuptake Inhibitor

薬物療法
抗不安作用を有するベンゾジアゼピン系薬剤の長期的使用は、依存性や耐性のために非推奨とされることが多い。

性に多い。

(5) 社交不安症

　他人からの否定的な評価を受けるかもしれない社会的状況に対して、顕著な恐怖もしくは不安を感じる。たとえば、人前で話す、会話をする、知らない人に会う、一緒に食事をするなどの状況である。受診は男性が多い傾向があったが、近年の一般人口を対象とした研究では女性が若干多い。

(6) 分離不安症

　愛着対象から分離することに対して顕著な恐怖や不安を持続的に感じることが特徴。これまで幼児期から青年期の発症に限定されてきたが、近年ではあらたに成人期発症が認められた。成人期では、愛着対象が配偶者ないしは交際相手、または子どもであることが多い。

(7) 場面緘黙

　学校など特定の社会状況で話すことができないが、他の状況では話すことができる。平均発症年齢は2〜5歳であり、女児に多い。経過とともに改善していく傾向を有する。成人しても場面緘黙が持続することもあり、注意を要する。

[2] 強迫症または関連症群

　強迫症はかつて不安を中核とする不安障害の一類型とされてきたが、強迫症状に必ずしも不安が介在していないことや、不安障害と異なる生物学的メカニズムをもつことが明らかにされたことで、近年は不安症群から「強迫症および関連症群」として独立するに至った。これには強迫症、醜形恐怖症、自己臭関係付け症、心気症、ためこみ症などが含まれる。治療はSSRIを中心とした薬物療法と認知行動療法の組み合わせが推奨されている。

(1) 強迫症

　強迫観念あるいは**強迫行為**のいずれか、あるいは両方を認める。生涯有病率は1〜2%で、男女差はない。平均発症年齢は20歳前後であり、男性の方が女性より発症年齢が若い。発症後もなかなか受診には至らず、慢性化することも多い。治療については認知行動療法、とりわけ**曝露反応妨害法**が一般的である。

(2) 醜形恐怖症

　他人には認識できない（できても些細な範囲の）、自らの外見の欠陥や醜さに対して過剰にとらわれる。欠陥や醜さを繰り返し確認したり、それらを隠したり変えようとしたり、社交的状況を回避したりする。外見の欠陥としては顔面が多く、とりわけ鼻、眼瞼、頬部、口唇などである。時点有病率は、美容外科患者では8〜10%と報告されている。発症年齢は16

～ 17 歳であり、性差は認められない。

（3）自己臭関係付け症

　自分の身体が嫌な臭いを放っており、他人を不快な気持ちにさせることに過度にとらわれる。かつては対人恐怖や妄想性障害の身体型と診断されてきた病態であるが、近年は強迫症および関連症に含められる。発症年齢は 20 歳前後が多く、性差は明確ではない。

（4）心気症

　自らの心身の不調に注意が向けられ、何らかの進行性ないしは致命的な身体疾患に罹患している、あるいは罹患しつつあると憂慮し、それにこだわり続ける。20 ～ 30 歳代の発症が多い。

（5）ためこみ症

　過剰な物の収集とそれらをため込んでしまい、捨てられなくなる。ため込まれる品物は本や雑誌、新聞紙、洋服などあらゆる物であるが、ため込まれた物によって通常の生活に大きな支障が生じる。ときに近隣を巻き込む社会問題に発展する。自閉スペクトラム症や注意欠如・多動症の併存がみられやすい。自然軽快は少ないとされる。

（6）身体への反復行動症群

　自らの身体の一部に繰り返し行われる行動であり、抜毛、皮膚むしり、咬頬、爪嚙みなどがある。本人はやめようとしているが、努力によってやめることはできず、生活に支障が生じる精神疾患である。その代表が抜毛症と皮膚むしり症である。抜毛部位は頭部（とりわけ頭頂部）が多く、皮膚むしり部位は顔面、腕、指の爪周囲などが多い。

［3］ストレス関連症群

　ストレス関連症群はストレスの多い、あるいはトラウマ的出来事への曝露に直接関連しており、ストレス要因の確認が必要である。ストレス的出来事は、極端な脅威または恐ろしい性質をもつこともあれば、離婚、社会経済的問題、死別など通常の生活経験の範囲内であることもある。心的外傷後ストレス症、複雑性心的外傷後ストレス症、遷延性悲嘆症、適応反応症、反応性アタッチメント症、脱抑制性対人交流症などが含まれる。ICD-10 においてみられていた急性ストレス反応は、一過性であるがゆえに正常の範囲内と考えられ、健康状態に影響を与える要因に含められた。

（1）心的外傷後ストレス症（PTSD）

　極端な脅威または恐怖のトラウマ的出来事への曝露後に発生する障害。ありありとしたフラッシュバックや悪夢などの**再体験**、思考や記憶、活動などの**回避**、現在の脅威の高まりに対する**過覚醒**を特徴とする。推奨され

ストレス
stress
ストレスとは、元来、周囲環境の変動に対する生体の適応的な反応のことを示す。ストレスには生体にとって有益な快ストレスと不利益な不快ストレスがある。ストレスの原因をストレッサーと呼び、生体はストレッサーに応じてさまざまなストレス反応を引き起こす。

心的外傷後ストレス症
PTSD: Post-Traumatic Stress Disorder

EMDR: Eye Movement
Desensitization
Reprocessing
眼球運動による脱感作と
再処理法

PE 療法：Prolonged
Exposure 療法

複雑性心的外傷後ストレ
ス症
CPTSD: Complex
Post-Traumatic Stress
Disorder

自己組織化困難
DSO: Disturbances in
Self-Organization

る治療プログラムとしては、持続エクスポージャー療法（PE療法）、認知処理療法、**EMDR（眼球運動による脱感作と再処理法）** などがある。**PE療法**とはイメージ曝露や実生活内曝露によって、安全な環境において段階的にトラウマ記憶に向き合う治療法。認知処理療法はトラウマに焦点化された認知行動療法の一種であり、自分の心の動きを観察し、トラウマ体験による世界や自分に対する考えの変化や回復を阻んでいるものなどを探っていく。

（2）複雑性心的外傷後ストレス症（CPTSD）

逃れることが困難な、長期に及ぶあるいは反復する出来事（性的ないしは身体的虐待、絶え間ない両親の喧嘩、重度の精神障害を有する親との同居、いじめ、差別など）に曝された後に生じる。すべてのPTSDの診断基準を満たし、さらに以下の特徴が持続的にみられることで診断される。①感情の調節不全、②否定的自己概念（自分自身を卑小、敗者、無価値と思い込む）、③対人関係の困難（他者との関係を維持し、親密感を抱くことが困難）。これらはまとめて**自己組織化困難（DSO）** と呼ばれる。

（3）遷延性悲嘆症

配偶者や親、子など身近な人の死後に生じる、持続的で広汎な悲嘆反応であり、強烈な苦痛や死者への思慕やとらわれによって特徴付けられる。悲嘆反応は少なくとも6ヵ月以上持続する。

（4）適応反応症

はっきりと確認できるストレス因に反応して、そのストレス因の始まりから1ヵ月以内に症状が出現する不適応反応である。ちなみにDSM-5[(2)]では**適応障害**と呼ばれ、ストレス因の始まりから3ヵ月以内に症状が出現するとされている。ストレス因の多くは家庭内（夫婦間不和）や職場関連（業務内容、パワハラ）である。

（5）反応性アタッチメント症と脱抑制性対人交流症

小児の疾患であり、ともに幼児期における不適切な育児ケアの状況において発生する愛着行動の異常である。反応性アタッチメント症では、適切な養育者が新たに利用可能になっても、子どもは快適、支援、養育を求めて養育者に向かおうとしない。脱抑制性対人交流症では、子どもは見慣れない大人にでも過度に馴れ馴れしい行動をする。

［4］解離症群

ICD-11の解離症の特徴は、同一性、感覚、知覚、情動、思考、記憶、運動制御、行動の正常な統合における不随意の破綻または不連続である。「破綻または不連続」は完全なこともあるが、たいていは部分的である。

解離性神経学的症状症、解離性健忘、トランス症、憑依トランス症、解離性同一性症、部分的解離性同一性症、離人感・現実感喪失症などに分類されている。解離症に虐待の既往が高頻度にみられることはよく知られている。北米の報告では解離症の約70％に性的虐待、身体的虐待の既往があり、とりわけ解離性同一性症の患者の約80〜90％が性的虐待、約70％が身体的虐待を受けていると言われる。

(1) 解離性神経学的症状症

運動、感覚、認知機能の正常な統合における不随意な不連続性である。脱力や麻痺、歩行障害、非てんかん性発作、運動障害、認知障害、感覚異常、視覚症状、嗅覚症状、聴覚症状、発話症状、嚥下症状、失声、めまいやふらつきなどを伴う多彩な身体症状を含む。たいていは一過性であるが、時に慢性的経過をたどる。DSM-5では「身体症状症および関連症群」のなかの変換症（転換性障害・機能性神経症状症）に分類され、解離症群には含まれていない。

(2) 解離性健忘

重要な自伝的記憶、通常はトラウマ的ないしはストレスの多い最近の出来事の想起ができなくなることであり、通常の物忘れの範囲を超えている。解離性遁走（自身の同一性の感覚を喪失し、数日から数週間にわたって家や職場を突然離れる）は、DSM-5と同様に解離性健忘に含められた。

(3) トランス症および憑依トランス症

トランス症では、意識状態の不随意で顕著な変容または平常時の自身の同一性の感覚の喪失が反復的に生じる。ぼんやりと宙を見つめているトランス状態、トラウマのシナリオを再演するもうろう状態、外部の環境にほとんど反応しない解離性昏迷、全く反応しない解離性昏睡などがある。憑依トランス症は、意識状態の顕著な変容に加え、外部の憑依する同一性によって置き換えられるトランス状態を特徴としている。DSM-5では、憑依トランス症は解離性同一性症に分類されている。

(4) 解離性同一性症（DID）

解離性同一性症
DID: Dissociative
Identity Disorder

解離性同一性症では、周囲と交流する際に、少なくとも2つの、他とはっきりと区別される人格状態が、他者や環境と交流する際、反復して出現する。たとえば、子育てや仕事など日常生活の特定の側面を行ったり、身の危険を感じる状況など特定の状況に出現する。部分的解離性同一性症では、日常生活において機能する1つの人格状態が存在し、それが1つ以上の交代同一性による侵入や干渉を被る。侵入症状の多くは交代同一性による知覚、運動、思考への干渉、たとえば幻聴や幻視、運動への影響体験、思考や感情への干渉などであり、統合失調症との鑑別が重要となる。治療

者はこれらの人格状態に対して平等に接し、人格同士の交流を促すことが望ましい。状態に応じて段階的に少しずつ治療を進める必要がある。

(5) 離人感・現実感喪失症

離人感、現実感喪失、またはその両方を持続的にまたは反復的に経験する。離人感では自己を馴染まないとか非現実的であると経験したり、自分から離れてあたかも外部の観察者であるかのように感じたりする。現実感喪失では他の人びとや事物、世界を馴染まないとか、夢のように、遠くに、または視覚的に歪んだものとして感じる。現実検討は保たれている。

［5］ 身体的苦痛症群または身体的体験症群

身体的苦痛症群または身体的体験症群は、身体的苦痛症と身体完全性違和から成り、かつての身体表現性障害と重複するところが大きい。ICD-10の身体表現性障害は、症状にいかなる身体的基盤もないという医師の保証にもかかわらず、医学的検索を執拗に要求するとともに、繰り返し身体症状を訴えるというものであった。しかしICD-11の身体的苦痛症では、臨床医がその症状を説明する身体的基盤が存在しないという点よりも、患者が苦痛を感じ、それに過度の注意が向けられることに重点が置かれている。

(1) 身体的苦痛症

個体に苦痛を与える身体的症状や症状への過度の注意である。過度の注意は適切な診察、検査、保証によっても緩和されることがない。身体症状は持続的であるが、通常、時間の経過とともに変化する複数の身体症状がある。身体的苦痛の多くは疼痛、疲労感、胃腸や呼吸器症状などである。

(2) 身体完全性違和

持続性の不快感を伴うある特定の身体的障害をもちたいという持続的な願望、または身体障害のない現在の身体形態に対する持続的な不快感あるいは顕著な違和感によって特徴付けられる。たとえば、四肢の切断、対麻痺、失明などといった著しい様式によって身体障害者になることへの、極度かつ持続的な願望があげられる。

注)

ネット検索によるデータ取得日は，2021年12月8日．

(1) World Health Organization: ICD-11 Diagnostic Guidelines, Dissociative Disorders.
https://gcp.network/ja/groupings/dissociative-disorders/

(2) American Psychiatric Association (2013). *Diagnostic and statistical manual of mental disorders.* 5th Edition.
（日本精神神経学会監修／高橋三郎・大野裕監訳／染矢俊幸・神庭重信・尾崎紀夫・三村將・村井俊哉訳『DSM-5 精神疾患の診断・統計マニュアル』医学書院，2014.）

H. 摂食障害（摂食症）、睡眠障害

[1] 摂食障害

　『枕草子』には、胸部疾患・憑依・脚気とならび、不食が病の代表として掲げられている（「病は。胸。物の怪。脚の気。はてはただそこはかとなくて物くはれぬ心地。」）。ここでいう不食が今日の**摂食障害**（DSM-5の「**食行動障害および摂食障害群**」やICD-11の「**食行動症または摂食症群**」）に含まれるかどうかについて断定的に述べることはできないが、不食が他の重大な疾患と並列されている点は興味深い。

(1) 神経性やせ症

　神経性やせ症は、摂取カロリーを自ら制限し低体重に陥る、低体重にもかかわらず過剰な運動などにより体重増加に抵抗する、体型・体重に関する認知の歪み（客観的には著しくやせているにもかかわらず太っていると思い込む）や、低体重に対する深刻さの欠如によって診断される。経過中に、むちゃ食い・自己誘発性嘔吐・下剤や利尿剤などの乱用を伴わないもの（摂食制限型）と、それらを伴うもの（むちゃ食い・排出型）とがある。

　近年は外来治療を基本とする方向にあるが、%標準体重が55未満の場合など衰弱が著しいときには入院治療が必要である。

　身体的治療としては、急激な体重増加は望ましくなく、外来では2〜4週間で0.5kg、入院では1週間で0.5kgの増加を目標とすることが多い[1]。なお、再栄養時には、浮腫・心不全・呼吸不全・筋力低下・せん妄などを呈することがある。このような異常は**リフィーディング症候群**と呼ばれ、死亡する場合もあることから、注意が必要である。とりわけ低リン血症が重大な問題であり、その他、低カリウム、低マグネシウム、低血糖にも注意が必要である。

　心理社会的治療としては、心理教育、支持的精神療法、家族療法、集団療法など、さまざまな取り組みがある。その1つに**モーズレイ神経性やせ症治療**（MANTRA）[2]がある。いずれを用いる場合でも、栄養士などコメディカルスタッフに家族を加えたチームによる、多職種協働のかかわりをおろそかにしてはならない。

(2) 神経性過食症

　神経性過食症は、繰り返す過食と、体重増加を防ぐための代償行動（自己誘発性嘔吐・下剤や利尿剤などの乱用・過剰な運動）によって特徴づけられる疾患であるが、やせは伴わない。

　治療としては、以前より認知行動療法（CBT）の有効性が確認されている。とくに、最近では、神経性やせ症と神経性過食症の区分にかかわら

標準体重
標準体重はBMI（Body Mass Index: kg/m²）により求めるが、18歳未満では小児内分泌学会のサイトを参照する（日本医療研究開発機構『神経性やせ症（AN）初期診療の手引き』）。

モーズレイ神経性やせ症治療
MANTRA：the Maudsley Model of Anorexia Nervosa Treatment for Adult
神経性やせ症に名前をつけるなどにより外在化し、そのイメージを仲間や治療者と共有しつつ、心の健康な部分を強化する方法。

ない超診断的理論として、完全主義・低い自己評価・対人関係の困難さ・感情不耐性に着目した強化CBT（CBT-E）が注目されている。また、対人関係療法や弁証法的行動療法も導入されている。

さらに、医療従事者側から提供される集団精神療法も行われているが、それとは別に、さまざまな自助グループが回復に果たす役割も大きい。会報「いいかげんに生きよう新聞」を発行している摂食障害の自助・ピアサポートグループ「日本アノレキシア（拒食症）・ブリミア（過食症）協会」（NABA）の活動は有名である。

ところで、摂食障害とりわけ神経性過食症の患者が、万引きを行う場合が少なくないことが知られている。万引きの品としては食品が多いが、それ以外のものもある。逮捕や裁判にまで至る場合も少なくない。また、アルコール・薬物依存、性的逸脱、過量服薬、自傷といった自己破壊行動を伴うこともある。いずれの場合も、摂食障害と不可分に生じる行動である以上、単なる叱責や刑罰で終わらせるのではなく、支援者との信頼関係の中で丁寧に話し合いながら改善の方途を探ることが重要である。

(3) その他の摂食障害

むちゃ食い症は、繰り返す過食については神経性過食症と同様であるが、体重増加を防ぐための代償行動がみられない点が異なる。なお、むちゃ食いとは、食べる速度や量がコントロールできず、食べ終わった後で自己嫌悪・抑うつ・罪責感を来すことをいう。

回避・制限性食物摂取症は、食べることへの無関心などにより著しい体重減少が生じることについては神経性やせ症と同様であるが、体型・体重に関する認知の歪みを伴わない点が異なる。乳幼児期の哺育障害（哺育症）に連続するものであり、どちらかというと低年齢で出現する。

異食症は、通常では食べないようなもの（髪の毛や紙など）を食べ続けることを症状とする。また、**反芻・吐き戻し症**は、食べたものを吐き戻して再び飲み込むという行為を繰り返すことが特徴である。いずれも、知的発達症や自閉スペクトラム症などを合併していることがしばしばであり、プレッシャーの強い環境や、反対にあまりにも暇な環境において生じやすい。

以上の他、DSM-5やICD-11には未収載であるが、**広汎性拒絶症候群**と呼ばれるものがある。これは、「食べる、飲む、歩く、話す、セルフケアにおける拒絶と、断固とした援助への拒否により、命を脅かすほどの重篤な病態」が生じることを特徴とする症候群であるが、虐待などのトラウマによって引き起こされるものを含むと考えられている。

［2］睡眠障害

DSM-5の睡眠-覚醒障害群には、診断分類上の明らかな誤りがあると批判されることが多い。他方、ICD-11では、第6章「精神、行動又は神経発達の疾患群」とは別に、第7章「睡眠-覚醒障害」が設けられ、その内容においても、専門的な睡眠医療従事者向けの**睡眠障害国際分類第3版（ICSD-3）**との整合性が保たれるようになった（**表1-6-3**）。

表1-6-3のうち、**慢性不眠症**は、入眠困難・睡眠維持困難・早朝覚醒等の不眠症状に加え、疲労感・集中力低下・社会的機能障害や行動・意欲の問題などの症状を1つ以上呈するものをいう。治療としては、**睡眠衛生指導**や認知行動療法などの非薬物療法、薬物療法、減薬・休薬トライアルの3つから構成される治療アルゴリズムが提唱されている[3]。

睡眠衛生指導
定期的運動、寝室環境、規則正しい食生活（空腹のまま寝ない）、就寝前の水分・カフェイン・アルコール・ニコチン摂取を避ける、寝床で考え事をしないなど。

表1-6-3 ICD-11第7章「睡眠-覚醒障害」の構成

不眠症群		**睡眠関連運動障害群**
7A00 慢性不眠症		7A80 むずむず脚症候群
7A01 短期不眠症		7A81 周期性四肢運動障害
過眠症群		7A82 睡眠関連下肢こむらがえり
7A20 ナルコレプシー		7A83 睡眠関連歯ぎしり
7A21 特発性過眠症		7A84 睡眠関連律動性運動障害
7A22 クライネ-レビン症候群		7A85 乳幼児期の良性睡眠時ミオクローヌス
7A23 身体疾患による過眠症		7A86 入眠時固有脊髄ミオクローヌス
7A24 薬物又は物質による過眠症		7A87 身体疾患による睡眠関連運動障害
7A25 精神疾患に関連する過眠症		7A88 薬物又は物質による睡眠関連運動障害
7A26 睡眠不足症候群		**睡眠時随伴症群**
睡眠関連呼吸障害群		7B00 ノンレム睡眠からの覚醒障害群
7A40 中枢性睡眠時無呼吸		7B01 レム睡眠関連睡眠時随伴症群
7A41 閉塞性睡眠時無呼吸		7B02 その他の睡眠時随伴症
7A42 睡眠関連低換気／低酸素血症		
概日リズム睡眠-覚醒障害群		
7A60 睡眠-覚醒相後退障害		
7A61 睡眠-覚醒相前進障害		
7A62 不規則睡眠-覚醒リズム障害		
7A63 非24時間睡眠-覚醒リズム障害		
7A64 概日リズム睡眠-覚醒障害、交代勤務型		
7A65 概日リズム睡眠-覚醒障害、時差型		

ナルコレプシーは、著しい眠気に襲われて居眠りを反復するもので、大笑いや驚きによる情動脱力発作を伴う場合もある。睡眠麻痺（金縛り）や入眠時幻覚（悪夢体験）を伴うことも多い。しばしば肥満を合併する。診断のためには、終夜睡眠ポリグラフ検査と反復睡眠潜時検査を行う必要が

ある。治療としては、生活指導のほか、薬物療法としてモダフィニル、メチルフェニデート、ペモリンが処方可能であるが、前2者の処方には登録が必要である。

むずむず脚症候群（レストレスレッグス症候群）は、脚の不快感があり、症状は夕方から夜に強まる、脚を動かすことで不快感は軽減する、動かないときに症状が強くなることを特徴とする。血清フェリチンが低下していれば鉄剤を補充する。ドパミンアゴニストによる薬物療法が行われることもある。

睡眠時随伴症群のうち、ノンレム睡眠からの覚醒障害群には、睡眠中に突然叫び声を上げたり泣き出したりする**睡眠時驚愕症（夜驚症）**、寝床を出て歩き回り走り出すこともある**睡眠時遊行症**などがある。子どもに多く、思春期早期に自然に治る場合がほとんどである。一方、レム睡眠関連睡眠時随伴症群の**悪夢障害**は、夢の内容を鮮明に想起できる点で夜驚症と異なる。多くは成長とともに自然におさまるが、成人に見られるときには心的外傷後ストレス障害（PTSD）を疑う。

今後は、さまざまな精神疾患に伴う不眠や過眠は精神医学的治療の対象として残るものの、前掲**表1-6-3**に収載された各疾患に関する診断と治療の多くは、一般精神医学を離れ、睡眠医療専門家の手に委ねられる動きが加速するであろう。

注）
(1) 日本摂食障害学会監修／「摂食障害治療ガイドライン」作成委員会編『摂食障害治療ガイドライン』医学書院，2012.
(2) シュミット，U. ＆スタータップ，H. ＆トレジャー，J. 著／中里道子・友竹正人・水原祐起監訳『モーズレイ神経性やせ症治療 MANTRA ワークブック』南山堂，2021.
(3) 三島和夫（睡眠薬適正使用及び減量・中止のための診療ガイドラインに関する研究班）編『睡眠薬の適正使用・休薬ガイドライン』じほう，2014.

I. パーソナリティ症（パーソナリティ障害）

映画「17歳のカルテ」の原作（『思春期病棟の少女たち』草思社）には、原作者のスザンナ・ケイセンの強制入院体験が、弁護士を通じて手に入れたカルテの写真とともに綴られている。カルテに記された診断名は「境界性人格」であり、症状は「強度のうつ状態／希死念慮／生活パターンの乱れ／性的逸脱／妊娠の恐れ／4ヵ月前に家出」であった。当時（1960年代後期）は、それに先立つ1950年代アメリカにおける「家族を大切にする父親と母親によって固く守られた子ども」という神話が崩壊し、親と子

どもはそれぞれ偽りの幸せな家族を演じなければならなかった。演じることのできなかった子どもは、人格障害というラベルを貼られ、精神病院へ長期収容されたのだった。

[1] パーソナリティ症前史—精神病質

19世紀から20世紀にかけての精神医学は、道徳的狂気、変質、精神病質人格といった概念を生み出した。それらの集大成が、シュナイダーによる**精神病質**の10類型であった。シュナイダーは、精神病質人格とは素因に基づく異常人格であって、その異常性ゆえに社会を悩ますか、あるいは自らが悩むものとして定義した。この定義は価値判断を含むものであり、道徳化を免れなかったために、第二次世界大戦後になると批判にさらされた。その結果、彼は、「『精神病質』は死んだが、精神病質は生きている」（精神病質という診断名を使わないようにしたとしても、それに相当する人は存在する）という、一種の捨て台詞を吐くに至ったのである。

[2] DSM-ⅢからDSM-5までのパーソナリティ障害

精神病質概念は、DSM-Ⅲ以降、装いを変えて蘇った。もっとも、装いが変わっただけで、中身が変わったとまでは言い難い。以下、ここでは、DSM-5に収載されている**パーソナリティ障害**について概観しておく。

DSM-5によるパーソナリティ障害とは「その人の属する文化から期待されるものから著しく偏った、内的体験および行動の持続的様式」であり、3つのクラスターの下に種々のパーソナリティ障害を配置している。その特徴の一部を次に記す。

（1）A群クラスター

①猜疑性（妄想性）パーソナリティ障害

他人が自分を利用するという疑いを持つ、悪意のない出来事や言葉の中に自分をけなしたり脅したりする意味を読み取る、配偶者や性的伴侶の貞節に対し道理に合わない疑念を持つなど。

②シゾイド（スキゾイド）パーソナリティ障害

親密な関係を持ちたいと思わない、いつも孤立した行動を選択する、性体験を持つことへの興味がないか少ししかないなど。

③統合失調型パーソナリティ障害

関係念慮（関係妄想は含まない）、奇異な信念または魔術的思考（迷信や第六感）、奇異な考え方と話し方（あいまい・回りくどい）など。

シュナイダーによる精神病質の10類型
発揚型、抑うつ型、自信欠乏型、過信型、顕示型、気分変動型、爆発型、情性欠如型、意志欠如型、無力型。

101

(2) B群クラスター

④反社会性パーソナリティ障害

社会的規範に適合しない（逮捕の原因になる行為を繰り返す）、繰り返し嘘をついたり偽名を使う、自分または他人の安全を考えない無謀さなど。

⑤境界性パーソナリティ障害

見捨てられることを避けようとするなりふりかまわない努力、自殺の行動・そぶり・脅し、一過性のストレス関連性の妄想様観念または重篤な解離症状など。

⑥演技性パーソナリティ障害

自分が注目の的になっていない状況では楽しくない、自己演劇化・芝居がかった態度・誇張した情動表現、被暗示的（他人または環境の影響を受けやすい）など。

⑦自己愛性パーソナリティ障害

自分が重要であるという誇大な感覚、特権意識、しばしば他人に嫉妬するまたは他人が自分に嫉妬していると思い込むなど。

(3) C群パーソナリティ障害

⑧回避性パーソナリティ障害

批判・非難・拒絶に対する恐怖のため重要な対人接触のある職業的活動を避ける、不全感のために新しい対人関係状況で抑制が起こる、自分は社会的に劣っていると思っているなど。

⑨依存性パーソナリティ障害

日常のことを決めるにも他の人たちからのありあまるほどの助言と保証がなければできない、自分自身の考えで物事を行うことができない、他人からの世話および支えを得るために不快なことまで自分から進んでするなど。

⑩強迫性パーソナリティ障害

活動の主要点が見失われるまでに細目・規則・一覧表・順序・構成・予定表にとらわれる、課題の達成を妨げるような完璧主義、自分のためにも他人のためにもけちなお金の使い方をするなど。

［3］状態像としてのパーソナリティ障害

パーソナリティ障害を、DSM-ⅢからDSM-5までのように、固定された異常なパーソナリティとしてとらえるのではなく、状況の変化によって変動しうる状態像としてとらえる考え方がある。たとえば、境界性パーソナリティ障害について、ガンダーソン[1]は、主要対象（恋人や主治医など）が安定して存在するときには、その病像は抑うつの水準にとどまるが、

ガンダーソン
Gunderson, John. G.
1942-2019

102

主要対象が失われるおそれが生じる場合には暴力などの対人関係上の不安定さが加わり、さらに主要対象が不在になると自殺企図や小精神病（一過性の精神病様症状）が出現すると述べている。

　また、小出[2]および高岡ら[3]は、パーソナリティ障害の相互関係を論じる中で、依存−独立のX軸と能動−受動のY軸を想定し、これらの軸によって区分される各象限に対応するパーソナリティを、**図1-6-1**にように位置づけた[4]。そして、患者にとっての同一性の対象（ガンダーソンの主要対象とほぼ同じ）が失われる危機に直面化した場合、各象限の安定性も危機に陥り、境界性パーソナリティ障害の病像を呈すると論じた。

　このような視点は、精神病質論を引きずるパーソナリティ障害概念に対する批判を構成するものであるとともに、治療においては主要対象ないし同一化の対象を再構築することの重要性を指摘するものでもあった。

［4］ディメンジョン診断とICD-11のパーソナリティ症

　さまざまなカテゴリーを設けてパーソナリティ障害を分類する方法は**カテゴリー診断**と呼ばれる。

　これに対し、DSM-5は、カテゴリー診断のほかに、いわば附録のような形で代替モデルを提案している。代替モデルは、まずパーソナリティ機能のレベルを、自己（同一性・自己志向性）と対人関係（共感性・親密

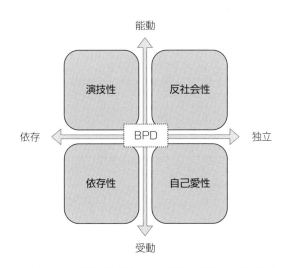

BPD: Borderline Personality Disorder

図1-6-1　人格障害（パーソナリティ症）の相互関係

出典）高岡健「教育講演　児童青年期領域におけるICD-11について」『児童青年精神医学とその近接領域』61（1），2020，pp.253-257より許可を得て転載.

さ）のそれぞれについて、レベル0から4までの段階に区分する。そして、病的パーソナリティ特性を、否定的感情・離脱・対立・脱抑制・精神病性の5領域で分類する。なお、5領域には25個の特性側面がある。これを**ディメンジョン診断**という。

DSM-5におけるパーソナリティ障害の診断が、カテゴリー診断とディメンジョン診断の両論併記であったのに比し、ICD-11は大幅にディメンジョン診断を取り入れたと評価されている。ICD-11の**パーソナリティ症**の診断に際しては、まず、重症度を、自己機能、対人機能、認知・情動・行動パターンという視点から、軽度・中等度・重度の3つに分類する。そして、**優勢なパーソナリティ指標またはパターンを評価する**。具体的には、否定的感情、離隔、非社会性、脱抑制、制縛性の5つである。

ただし、対人関係・自己像・感情における不安定性および衝動性を特徴とする場合には、重症度に加えて**境界性パターン**という用語が適用される。この用語の説明には「カテゴリー」という言葉が使われている。そのことからもわかるように、境界性パターンは、ディメンジョン診断とはいえない。

注）
(1) ガンダーソン，J. G. 著／松本雅彦訳『境界パーソナリティ障害―その臨床病理と治療』岩崎学術出版社，1988.
(2) 小出浩之「境界性人格障害と分裂型人格障害の異同―同一化という観点から」『臨床精神病理』11（1）（29），1990，pp.31-34.
(3) 高岡健・平田あゆ子・栗栖徹至「境界例は人格障害か」『精神医学』42（7），医学書院，2000，pp.753-760.
(4) 高岡健「教育講演　児童青年期領域におけるICD-11について」『児童青年精神医学とその近接領域』61（1），2020，pp.253-257.

J. 発達障害

[1] 発達障害と発達障害者

発達障害者支援法（平成28年改正）は、「**発達障害**」を、「自閉症、アスペルガー症候群その他の広汎性発達障害、学習障害、注意欠陥多動性障害その他これに類する脳機能の障害であってその症状が通常低年齢において発現するものとして政令で定めるもの」と定義している。なお、ここに列記された診断名は、現在ではほとんど用いられていないし、上位概念としての発達障害自体も、DSM-5やICD-11では**神経発達症**という呼称に変更されている。さらに、知的発達症（知的障害）も、医学的には発達障害（神経発達症）に含まれるものであり、知的発達症以外の発達障害との

あいだに、ことさら区分線を引くべきではない。

　一方、同法は、「**発達障害者**」を、「発達障害がある者であって発達障害及び社会的障壁により日常生活又は社会生活に制限を受けるもの」「**発達障害児**」を、「発達障害者のうち十八歳未満のもの」と定義している。障害者権利条約のもとに、「社会的障壁」という言葉が法律の中に明記されたことは、発達障害者への支援が**医学モデル**から**社会モデル**へと転じたという意味で、画期的といえる。もちろん、2つのモデルは対立構造にあるとはいえず、それぞれに長所もあれば短所もある。両者の長所を組み合わせた**障害モデル**が必要とされるゆえんである。

［2］　自閉スペクトラム症（ASD）

（1）歴史

　児童精神医学の創始者である**カナー**は、当初、知的障害者（当時の言葉でいう「精神薄弱者」）を、社会に脅威を与える人として位置づけていた。その後、彼は知的障害者＝有用説へと転じたが、それは「綿花摘み」「ゴミ集め」などの単純労働に従事できるという理由からだった。次にカナーは、自らのクリニックへ連れられてくる、上流－中流階級の子どもたちの中に、「利発そうな顔だち」「ずばぬけた記憶力」を持つ一群がいることに気づき、1943年に論文「情緒的接触の自閉的障害」を発表した。これが米国における自閉症概念のはじまりである。

　知的障害者から「分離」されたはずの自閉症児であったが、カナーの論文に記述された11例のうち、後に施設や精神病院に収容されなかった子どもは、3人だけだった。しかし、ケネディ教書以降の脱施設化の動きは、ロバート・F・ケネディによる知的障害者施設批判とも相まって加速された。このような中で、田舎町で暮らし教会へ通う中流階級の親たちは、地域で自閉症児であるわが子を支える哲学に基づいたプログラムを開発することができた。これが、ノースカロライナ州で誕生した**ティーチ（TEACCH）**プログラムである。

　カナーの論文と同じ頃、オーストリアの小児科医であった**アスペルガー**は、「小児期の自閉的精神病質」と題する論文を発表した。この論文は、敗戦国の言語であるドイツ語によって書かれていたため、長く忘れ去られていたが、1981年に英国の**ウィング**が再評価し、アスペルガー症候群という概念を提唱した。

　この概念は、アスペルガーが記述した症例がカナーの症例と連続することを強調するものであったにもかかわらず、知能の高い事例と低い事例とのあいだに分断線を引くかのような誤用が、一部においてなされた。この

自閉スペクトラム症
ASD: Autism Spectrum Disorder

カナー
Kanner, Leo
1894-1981
1894年、ユダヤ人の両親のもとにオーストリアで生まれ、その後ドイツへ移住、1924年から米国へ渡る。「ドイツに残っていたなら、ヒトラーのホロコーストで命を失っていただろう」とカナーは述べている。1930年からマイヤー（Meyer, A.）の下で世界初の児童精神科医となる。一方で、スペイン・ロイヤリスト政府を支持するための基金を創設するなどの活動も行った。

ティーチ
TEACCH: Treatment and Education of Autistic and related Communication handicapped CHildren

アスペルガー
Asperger, Hans
1906-1980
「遺伝は宿命ではなく、環境的関わりによって発達は促進される」という考えに基づいて、「治療教育」を推進した。ところが、2018年に1つの論文と1つの書籍が、衝撃的な事実を明らかにした。アスペルガーはナチスの関連団体に属し、自らが診察した子どもを治療教育が可能な子と不可能な子に分け、後者を「安楽死」させる病院へ移していたというのである。ただし、この指摘に対しては、移送先の病院で「安楽死」が行われていたことをアスペルガー自身は知らなかったはずだとの反論もある。

ウィング
Wing, Lorna
1928-2014
児童精神科医であるとと

もに、自閉スペクトラム
症を有する娘を育てた母
親でもあった。カタトニ
ー（緊張病）に関する論
文など多くの研究論文の
ほか、『自閉症スペクト
ル』（東京書籍）などの
一般向け著書がある。

ような誤用は、新自由主義の下で、自助努力により才能の発揮を期待でき
る人と、そうでない人とを差別することと相即的であった。現在も、マス
メディアによっては、才能を持った自閉スペクトラム症児・者をことさら
に持ち上げるような報道がみられるが、これは上述した新自由主義下での
差別を払拭しえていないところに理由がある。

さて、日本で自閉スペクトラム症に関心が集まるようになったのも、医
学的理由というよりは、社会的理由からであった。すなわち、20世紀か
ら21世紀の変わり目頃より散発するようになった少年事件（ただし少年
事件の数は敗戦直後と比べて激減しているのだが）の一部に、自閉スペク
トラム症を有する少年が関係していることが報道されたためである。しか
し、虐待やいじめなどの要因が加わらないかぎり、自閉スペクトラム症自
体が事件を引き起こすわけではないことに留意が必要である。

（2）概念と診断

ウィングらは、**自閉スペクトラム症**を特徴づける3つの指標を抽出した。
すなわち、第1は相互的社会関係における特徴で、視線が合わない、友人
関係を発展させにくい、興味を分ちあえないなどを含む。第2はコミュニ
ケーションにおける特徴で、言葉によるコミュニケーションや、身振り手
振りによるコミュニケーションが不得手である。第3は想像力の範囲が狭
く深いという特徴で、その結果として変化への抵抗やこだわりが生じる。
これらの他、感覚の過敏さないし鈍感さの特徴が見られることが多い。さ
らに、視覚情報からの理解や記憶が優れている場合がほとんどである。な
お、これらの特徴は、発達期早期（通常は3歳以前）から始まるが、見落
とされていたために、学齢期や成人期になって診断されることもある。

ADOS-2: Autism
Diagnostic Observation
Schedule Second
Edition

ADI-R: Autism
Diagnostic Interview-
Revised

構造化
これからの流れがわかる
よう、視覚情報を用いて
予告しておくこと（時間
の構造化）、自分の座る
場所や物を置く場所を前
もって明示しておくこと
（空間の構造化）によ
り、自閉スペクトラム症
を有する人は安心して生
活しやすくなる。

応用行動分析
ABA: Applied Behavior
Analysis
子どもの行動の前にはど
のような状況（Antecedent）
があり、どのような行動
（Behavior）が引き起
こされ、どういう結果
（Consequence）になっ
たのかという情報を集
め、状況と結果を変える
ことにより、望ましい行
動を強化する方法。

診断には、患児の状態の観察とともに、養育者から詳細な発達歴を聴取
することが重要である。検査としては、**ADOS-2**、**ADI-R**などが用いられる。

（3）支援

自閉スペクトラム症の支援の要諦は、「人を変えることはできない」と
いうウィングの言葉に示されるように、人ではなく環境を変えるところに
ある。そのため、TEACCHの考え方に基づいた**構造化**と呼ばれる方法や、
応用行動分析の考え方に基づく方法が用いられる。

（4）いわゆる二次障害

自閉スペクトラム症の特徴が正しく理解されず、適切な支援が提供され
ていないときには、頭痛・嘔吐・睡眠障害などの身体症状、抑うつ・不
安・タイムスリップ（いわゆるフラッシュバック）などの精神症状、暴
力・自傷・**カタトニー**（行動の途中で動作が止まり固まってしまうことで
緊張病ともいう）などの行動症状が生じ得る。これらを二次症状と呼ぶこ

とがあり、それが嵩じると、**強度行動障害**という行政用語に相当する事態にまで至る。

［3］注意欠如・多動症（ADHD）

（1）歴史

　落ち着きのない子どもは昔からいたが、1890 年代から 1910 年代にかけての工業化の時代に適応できない多動児には、「道徳性の制御不良症候群」というレッテルが貼られた。次いで、1950 年代から 1960 年代にかけて「微細脳損傷」という概念が登場し、落ち着きのない子どもには目に見えない程度の脳障害があるはずだという推測が広まった。その背景には、**スプートニク・ショック**があった。

　1980 年代以降、落ち着きのない子どもに対するまなざしは、米国では 2 方向へ分岐した。1 つは、「注意欠如・多動症」として捉えるまなざしであり、もう 1 つは「学習障害」（次項参照）として捉えるまなざしであった。前者の診断は主に貧しい非白人社会の子どもたちを、薬物療法によって集団的に管理するために用いられ、後者の診断は主に中流階級の白人社会の子どもを個別教育的に支援するために用いられた。

　なお、日本では、いわゆる一億総中流の時代が長く続いたこともあって、米国のような分岐は目立たなかった。反面、1990 年代から散発するようになった学級崩壊の原因が、あたかも注意欠如・多動症を有する子どもたちであるかのような、いわれなき非難が生じた。

　このように、注意欠如・多動症は、純粋な医学概念というよりも、子どもと社会とのあいだの矛盾から析出された診断名という側面が色濃い。

（2）概念と診断

　注意欠如・多動症の症状には、細部の見落とし、長時間の集中が困難、上の空のような態度、指示に従えない、整理や時間の管理が不得手、長い時間を要する課題を嫌う、必要な物の紛失、気の散りやすさ、活動における忘れっぽさなどの不注意症状と、手足をそわそわ動かす、教室でしばしば離席する、走り回る、静かな遊びができない、エンジンで動かされているように行動する、お喋り、質問が終わる前に答えてしまう、順番が待てない、他人の邪魔をするなどの多動・衝動性症状がある。

　検査としては、ADHD 評価スケールなどが用いられる。

　なお、児童期の注意欠如・多動症と成人期の注意欠如・多動症は必ずしも連続しないという調査研究が、近年は相ついで発表されている。

（3）支援

　多動は年齢とともに減少するので、怪我に留意する以外は、とくに対策

注意欠如・多動症
ADHD: Attention-Deficit/Hyperactivity Disorder

スプートニク・ショック
1957 年のソ連による人工衛星スプートニク 1 号の打ち上げ成功は、米国国家と社会に衝撃をもたらした。米国は、宇宙・軍事開発の遅れの原因を教育に求め、責任の一端が多動児に帰せられた（詳しくはスミス，M. 著／石坂好樹ほか訳『ハイパーアクティブ——ADHD の歴史はどう動いたか』を参照）。

ADHD 評価スケールの種類
子どもには ADHD Rating Scale-IV（ADHD-RS）や Conners 3、成人には Adult ADHD Self-Report Scale（ASRS-v1.1）や Conners' Adult ADHD Rating Scales（CAARS）などが用いられる。

を必要としない。注意─衝動性に関しては、必ず達成可能と思われる時間を集中のための目標として定め、褒めながら少しずつ延長する。叱られてばかりの対応は、自己尊重感を低下させることにしかならないから、それを避けるためには、養育者は子どもの長所を10個程度リストアップしておくことが役立つ。

　なお、薬物療法としては、メチルフェニデート徐放剤、リスデキサンフェタミン、アトモキセチン、グアンファシンが処方可能であるが、前2者については医師・患者情報の登録が必要である。いずれを用いる場合でも、十分な心理教育や環境の調整のないままでの、安易な投与は慎まれねばならない。

（4）いわゆる二次障害

　注意欠如・多動症の特徴が正しく理解されず不適切なかかわりが繰り返されると、いわゆる二次障害が生じる。その1つは抑うつや不安などの内在化であり、他の1つは怒りや反抗などの外在化である。非行や薬物依存へ至ることもありうる。これらを防止するためには、一方的な叱責ではなく、本人の長所を生かした学校や社会への参加の仕方を工夫し、自分自身に対して肯定的な評価を持ちうるようにすることが重要である。自分を大切にできると他人も大切にできるからである。

［4］限局性学習症（発達性学習症）

　2つの方向へ分岐した落ち着きのない子どもに対するまなざしのうちの、もう1つが、**学習障害**であった。現在、この言葉は**限局性学習症**ないし**発達性学習症**と呼びかえられている。

　知的発達症（知的障害）がないにもかかわらず、ある特定分野（たとえば読み・書き・計算）における学習成績が明らかに振るわない場合、限局性学習症ないし発達性学習症と診断される。**読字不全（読字障害）、書字不全（書字障害）、算数不全（算数障害）**などが含まれる。

　読字に関しては、言語聴覚士によるアセスメントに基づき、電子教科書などの教材や、タブレットPCの拡大／反転機能・読み上げ機能・ルビ機能、さまざまなスマホアプリを用いた支援などが提供されることが多い。

　書字についても同様であるが、読みさえできれば書くこと自体はワープロソフトの使用や、音声入力ソフト、手書きノートの代替としてのデジタルカメラ・ICレコーダーなどで十分に補うことができる。むしろ、これらの機材を子どもの頃から積極的に活用できるようにする教育方針が望ましい。

　附記するなら、漢字の書きに際し、「はね」「とめ」などの細部について

根拠のない指導を行っている学校がある。しかし、文化庁は「常用漢字表の字体・字形に関する指針」の中で、たとえば「木」や「きへん（木偏）」については、はねてもはねなくてもよいといった具体例を挙げながら、「はね」「とめ」に関する指導の多くが不要であるとの見解を公表している。この指針を参照することによって、書字に関する不要な苦しみから子どもたちを解放することも重要である。

　さらに、計算に関しては、**水道方式**による算数教育が有用である場合が少なくない。この方法は、視覚を通じた量的な理解を用いているためか、限局性学習症の子どもにとどまらず、自閉スペクトラム症や知的発達症を有する子どもにも役立つことがある。なお、実際の社会生活においては、大きな数の筆算を行う機会はほとんどないのだから、学童期から電卓などの活用に慣れておくことが、筆算の練習を繰り返させることよりも、はるかに実用的であろう。

水道方式
数学者の遠山啓らが開発した算数教育の指導法。タイルを用いることでも有名。

［5］ 発達性協調運動症

　協調運動とは、さまざまな感覚入力をまとめ運動制御として出力することをいう。箸・ボタンなどに関連する手先の不器用さや、自転車・縄跳びなどに関連する全身運動の不器用さが著しい場合、**発達性協調運動症**と診断される。

　作業療法士によるアセスメントに基づき、遊びを介した感覚統合療法や、CO-OP などによる支援が行われる。

CO-OP: Cognitive Orientation to daily Occupation Performance

K. 知的発達症（知的能力障害）

［1］ 歴史

　田園詩人ワーズワースは、今日でいう知的障害児（知的発達症を有する子ども）を、「自然と最も調和している人」と呼び、人間の本性を測る最良の物差しだと述べた[1]。

　しかし、1890 年頃からの工業化は、労働力と非労働力を峻別し、当時の言葉でいう「精神薄弱者」の排除・収容が行われた。1950 年頃からは、高度化する産業社会の中で、知的障害者についての研究・治療が行われはじめた。そして 1990 年頃からは、複雑化する社会と人権思想の高まりに伴い、知的障害者に関しても**インクルージョン**や**ノーマライゼーション**が語られるようになった。なお、現在、**知的障害**という用語は**知的発達症**ないし**知的能力障害**と呼び変えられる方向にある。

[2] 定義と用語

　米国知的・発達障害協会（AAIDD）の定義によると、**知的能力障害**は、**知的機能**と**適応行動**（概念的、社会的および実用的な適応スキルによって表される）の双方の明らかな制約によって特徴づけられる能力障害である。この能力障害は 22 歳までに生じる。

　一方、DSM-5 は、知的機能の欠陥と適応機能の欠陥が発達期の間に発症することを、知的能力障害（知的発達症／知的発達障害）の診断基準として掲げている。また、重症度に関しては、概念・社会・実用の各領域について、それぞれ軽度・中等度・重度の場合を例示している。

　ICD-11 の**知的発達症**も同様の構造になっている。すなわち、知的発達症とは、発達期に生じ、知的機能と適応行動が、平均よりもおおむね 2 標準偏差以上低いものをいう。なお、標準化された知能検査が利用できない場合は、**行動指標**によって診断するとされた。

[3] 分類の多次元的アプローチ

　DSM-5 や ICD-11 には、米国知的・発達障害協会が提唱した、分類の多次元的モデルが影響を与えていると考えられる。

　このモデルの次元 I は知的能力、次元 II は適応行動である。次元 III は健康であり、身体的健康・病因・精神的健康・積極的な健康実践が含まれる。次元 IV は参加であり、家庭生活・仕事・教育・余暇・精神的および文化的活動が含まれる。そして、次元 V は状況と呼ばれ、環境（外的）因子と個人（内的）因子とがある。知的発達症は、このような多次元的枠組みによって、理解されねばならない。

[4] 病因

（1）生物学的因子

　生物学的因子には、染色体障害、単一遺伝子障害、分娩外傷などが含まれる。染色体障害である**ダウン症候群**は、21 番染色体の過剰（**21 トリソミー**）によるものが約 95% を占め、それ以外に 21 番染色体の一部が他の染色体にくっつく転座型、21 トリソミーと正常染色体が混ざったモザイク型がある。特性として、筋肉の緊張度が低く、発達の道筋は通常の場合とほぼ同じだが、全体的にゆっくり発達する。心疾患などを伴うことも多いが、最近ではほとんどの人が普通に学校生活や社会生活を送っている[2]。

　なお、遺伝子疾患のうち、よく知られているものの一部を**表1-6-4**に示す。

能力障害の診断年齢
米国知的・発達障害協会による『知的障害─定義、分類および支援体系』第 11 版では「18 歳まで」とされていたが、第 12 版 で は「22 歳まで」となった。

知的機能の行動指標
知的機能の行動指標については、年齢と重症度ごとに観察可能な情報が示されており、同様に適応行動の行動指標についても、適応機能（概念的・社会的・実用的）と重症度ごとに観察可能な情報が示されている。

表1-6-4　知的発達症を伴う遺伝子疾患（一部）

症候群（遺伝子障害）	主な特徴・症状
ウィリアムズ （7q11.23 微細欠失）	低身長、妖精様顔貌：elfin face（太い内側眉毛、眼間狭小、内眼角贅、腫れぼったい眼瞼、星状虹彩、鞍鼻、上向き鼻孔、長い人中、下口唇が垂れ下がった厚い口唇、開いた口など）
プラダー・ウィリ （15番染色体長腕上の刷り込み遺伝子の障害）	乳児期は筋緊張低下による哺乳障害と体重増加不良、幼児期から学童期には過食に伴う肥満、思春期には二次性徴発来不全と性格障害・異常行動、成人期には肥満・糖尿病など
脆弱X （染色体 Xq27.3 に存在する FMR1 遺伝子の異常）	50歳を過ぎてから進行性の小脳失調、パーキンソン様症状、認知障害、精神症状など／男性患者は発達障害や重度の知的障害／細長い顔・大耳介・巨大睾丸／思春期以降さまざまな精神症状、15〜20％程度の男性患者はてんかんを伴う

出典）難病情報センターのウェブサイトより著者作成.

（2）社会的因子

　貧困、ドメスティックバイオレンス、出産ケアへのアクセス欠如など。

（3）行動的因子

　親の薬物・アルコール使用、児童虐待、社会的剥奪など。

（4）教育的因子

　親になる準備の欠如、不適切な教育サービス、不適切な家族支援など。

［5］支援

　生活機能や適応行動の拡大に向けた支援とともに、家庭・学校・職場環境の調整が重要である。そのためには、診断名によって一括りにとらえるのではなく、一人ひとりの特徴を把握したうえでの工夫が求められる。加えて、併存する精神疾患や身体疾患の治療が重要である。

注）
　　　ネット検索によるデータの取得日は，いずれも2022年5月25日.
(1)　トレント，J. W. 著／清水貞夫・茂木俊彦・中村満紀男監訳『「精神薄弱」の誕生と変貌—アメリカにおける精神遅滞の歴史（上)』学苑社，1997.
(2)　日本ダウン症協会ウェブサイト「ダウン症のあるお子さんを授かったご家族へ」.

併存する精神疾患
知的発達症にしばしば併存する発達障害には、自閉スペクトラム症、注意欠如・多動症などがある。また、いわゆる二次障害として出現するものを含め、知的発達症に合併しやすい疾患として、気分障害、統合失調症、認知症などが知られている。

小説の中の精神医療

岐阜県立こども医療福祉センター顧問　高岡健

精神科病院を舞台にした小説として名高い作品といえば、外国文学ではチェーホフ『六号病棟』やガルシン『赤い花』を、そして日本文学では太宰治『HUMAN LOST』などのほかに、小林美代子『髪の花』を挙げることができる。

1962（昭和37）年に、幻視や追跡妄想のため入院させられた美代子は、入院3年目に『精神病院』（後に『幻境』と改題）という作品を同人誌「文芸首都」へ投稿し、掲載された。長期入院中の美代子であったが、「文芸首都」の合評会の日だけは、外出を許可されて参加した。

後に『岬』で芥川賞作家となる中上健次も、その頃は同じく「文芸首都」の同人として合評会へ参加していた。合評会では、多くの同人たちが「未成熟な差別の視線」（高山文彦『エレクトラ』による）を美代子へ送ったが、中上だけは下駄箱から美代子のぺちゃんこな靴を出してあげていたという。

入院5年後に退院した美代子は、1971（昭和46）年に『髪の花』により「群像」新人賞を受賞した。この小説の中で美代子は、自らについて「私は狂気の時は乱暴しません。一心に恐怖から逃げるばかりです。今日は正気で大暴れし、保護室に監禁されました。」と記し、また病院について「患者は、部屋、廊下、便所の掃除、雪の中で医者や看護者の自動車洗い、その上鶴の一声で看護婦の勤務室の掃除もさせられる」と描写している。

驚くべき不当監禁と患者使役というしかな

い。しかし、この病院は当時としては極端に劣悪というわけではなかった。日本の精神科病院の多くが、このような状況だったのだ。

だから、『髪の花』を評して大江健三郎は「精神病院についての良質のルポルタージュがはたすと同じ役割をはたすだろう」と述べた。他方、江藤淳は「狂人の中にひそむ治りたい願望」と記した。文学作品の本質はあくまで自己表出にある以上、大江よりも江藤による評価の方が正鵠を射ていると、私には思える。

ところで、中上健次は、小説『十九歳の地図』の中で、紺野という男性が崇拝する「かさぶただらけのマリア」という女性を描いた。紺野は「かさぶただらけのマリアさまは、おれや他の人間が裏切ったりだましたりすればするほど、輝かしくうつくしいこころとしてひかるんだ。」と語る。それに対し、主人公の「ぼく」は、かさぶただらけのマリアに電話をかけ、「おまえみたいなやつがこの世にいることが気持ちわるくって耐えられない。」と吐きちらすように言う。

この女性のモデルが小林美代子だったことは、中上自身が認めている。一種の神格化とその否定といっていいだろうが、美代子はそれを受け入れがたかったようだ。

1973（昭和48）年に美代子は自死した。彼女の自死の後に、中上は『髪の花』を「むごたらしいほど美しい小説」と評しつつ、「狂気をこえた、生きようとする生の姿勢に感動するのだ。」と記したのだった。

▋理解を深めるための参考文献

● 小俣和一郎『精神病院の起源』太田出版，1998.
　精神医学史の土台ともいえる精神病院の歴史を、日本を中心に系統的に述べた本邦最初の書物。

● 小俣和一郎『精神医学の歴史』第三文明社，2005.
　日本を含む精神医学の歴史を古代から現代まで通史の形でまとめた新書版のコンパクトな読み物。

● 小俣和一郎『精神医学の近現代史─歴史の潮流を読み解く』誠信書房，2020.
　現代精神医学のもととなった近代精神医学に焦点を当て、その思想史的背景と歴史の潮流にまで踏み込んでわかりやすく解説した書物。

● ジルボーグ，G. 著／神谷美恵子訳『医学的心理学史』みすず書房，1958.
　アメリカの精神科医ジルボーグによる精神医学史の古典的研究の翻訳。

● 實川幹朗『思想史のなかの臨床心理学─心を囲い込む近代』講談社，2004.
　臨床心理学の背景にある思想的および宗教的起源に触れる。精神分析のもつイデオロギーに対する根本的な批判も。

● 河田光博・稲瀬正彦『神経系（1）』カラー図解　人体の正常構造と機能 8，日本医事新報社，2004.
　神経解剖学者と神経生理学者がタッグを組んで、神経系のマクロ・ミクロ構造および機能をきれいなわかりやすいイラストを豊富に使って解説してある。

● カンデル，E. ほか編／金澤一郎ほか訳『カンデル神経科学』（原著　第 5 版），メディカル・サイエンス・インターナショナル，2014.
　神経科学の世界基準の教科書を日本語訳した力作。精神医学が扱う病態について生物学的証拠に基づいて記述している。研究者や専門家を目指す玄人向けだが、図書館にあれば手にとって見てほしい。

● 大森荘蔵『物と心』筑摩書房，2015.
　私達の知覚がどのように成り立つのかを、物を見て触れる現象世界を哲学的に紐解いていく大森哲学の名著。

● フロイト，S. 著／懸田克躬・高橋義孝訳『精神分析入門』フロイト著作集 1，人文書院，1971（フロイト全集第 15 巻，2012）.
　フロイトが当時（1915 年から 1917 年）の精神分析に関する知見についてウィーンで学生や市民を対象に講義した内容を忠実に原稿化した本である。当時のフロイトの精神分析への強い想いが伝わってくる。

● 藤山直樹『集中講義・精神分析（上）精神分析とは何か─フロイトの仕事』岩崎学術出版社，2008.
　現在の日本の精神分析の理論と実践において第一人者である藤山氏が上智大学の学部の系統講義で話した内容を書籍にしたものである。わかりやすく、しかし熱く精神分析の本質について語られている。

● 独立行政法人国立特殊教育総合研究所　世界保健機関（WHO）編『ICF（国際生活機能分類）活用の試み─障害のある子どもの支援を中心に』ジアース教育新社，2005.
　ICF が ICIDH（国際障害分類）とどこに一番の相違があるのかを明確に示している。副題に「障害のある子どもの支援」とあるが、どの領域の人たちにも読んで ICF を十分に理解していただくにはとてもわかりやすい本である。

● 高瀬由嗣・関山徹・武藤翔太編『心理アセスメントの理論と実践─テスト・観察・面接の基礎から治療的活用まで』岩崎学術出版社，2020.
　心理アセスメントの理論、各心理検査や総合的なアセスメントの実施方法、解釈の例、各領域における活用例、治療的アセスメントの説明など、心理アセスメントについて網羅的に解説されている。

● 高岡健『16 歳からの〈こころ〉学─「あなた」と「わたし」と「世界」をめぐって』青灯社，2009.

〈こころ〉の成立から説き起こし、〈わたし〉〈あなた〉〈世界〉との関係の中で生じる さまざまな精神現象を、文学作品を素材にしつつ臨床体験に基づいて論じた本。

● 佐藤雅彦『認知症になった私が伝えたいこと』大月書店，2014.

51歳で若年性認知症の診断を受けた佐藤雅彦さん。「認知症になっても人生をあきら めない。」工夫を重ねて一人暮らしを継続する前向きな姿に感銘を受ける。認知症当 事者として発信を続けることで、日本の認知症施策を大きく変えることとなった。

● 日本神経学会監修「てんかん診療ガイドライン」作成委員会編『てんかん診療ガイド ライン2018』医学書院，2018.

てんかんの診療のすべてにわたって、CQ（clinical question）とその回答という形式 で説明がなされている。書籍版のほか、オンライン版もある。

● 森山公夫『躁と鬱』筑摩書房，2014.

躁うつ病とは何かから説き起こし、病前性格、発病の構造、病態の構造、治療に至る までを詳述した、躁うつ病の精神病理学の決定版。具体的な臨床例とともに、北村透 谷やマックス・ウェーバーの人生にも触れる。

● 高岡健『やさしいうつ病論』批評社，2009.

「古典的」うつ病から「新型」うつ病までを俎上に載せ、精神病理のみならず、ライ フステージや時代―社会状況との関係をも剔抉した本。戦争・文学・美術・映画にも 言及している。

● 関正樹・高岡健『発達障害をめぐる世界の話をしよう―よくある99の質問と9つの コラム』批評社，2020.

自閉スペクトラム症や注意欠如・多動症のみならず、場面緘黙や境界知能、そしてゲー ム依存までを含め、乳幼児期から成人期へ至る発達障害の話を、あくまで子どもの 立場に基づき、Q&A形式で詳述した本。

● ウィリアムズ，D. 著／河野万里子訳『こころという名の贈り物―続・自閉症だった わたしへ』新潮社，1996.

自伝『自閉症だったわたしへ』の続編。本書には「自閉症児の尖った部分を削り取っ たり、ロボットのように従順で機械的な人間を生みだすこともできる」が、「自閉症 児たちに演技することを教え込めたとしても…本当のその人自身のように…感じさせ ることは、出来ない」という重要な指摘が記されている。

● AAIDD（米国知的・発達障害協会）著／太田俊己・金子健ほか共訳『知的障害―定 義、分類および支援体系（第11版）』日本発達障害福祉連盟，2012.

知的障害を絶対不変の個人的形質であるとみなさず、個人と環境との相互作用の表れ とみなす立場から、定義・分類・支援についてまとめられている。なお、第12版が 刊行されているが、本稿執筆時点で邦訳は未刊行である。

第2章 精神疾患の治療

人間は、生物学的存在であるとともに、心理学的存在であり、さらに社会学的存在でもある。それゆえに、精神疾患の治療は、多角的に提供されることになる。多職種協働のため、MHSWは、生物‐心理‐社会的治療の全体を知悉する必要がある。

1

寛解や病識という言葉の問題点を理解し、社会・家族・患者自身と病気とのかかわりが治癒に果たす役割を知る。

2

抗精神病薬・抗うつ薬・気分安定薬など精神科治療薬の薬理作用、適応疾患・適応症状、副作用について理解する。

3

支持的精神療法に加え、精神分析的精神療法、森田療法、集団精神療法、認知行動療法、SSTなどの概要を理解する。

4

ニューロモデュレーションのうち、電気けいれん療法と反復経頭蓋磁気刺激の方法・対象疾患・副作用などについて学ぶ。

5

精神科作業療法の治療構造と治療形態、および作業療法におけるプログラムを学ぶとともに、現代における問題点を知る。

6

精神科診療所、訪問診療、訪問看護、ACT、精神科デイケアなどにおけるMHSWの役割について理解を深める。

1. 治療とは何か

A. 寛解・病識という言葉の問題点

寛解
たとえば癌に対する治療において用いられる言葉で、症状や検査値が改善していても、再発や転移の可能性が高いという意味を含んでいる。

部分的寛解・完全寛解・社会的寛解
症状の一部が残っている場合を部分的寛解（不完全寛解）、症状の全てが消失している場合を完全寛解、症状の有無にかかわらず家庭生活や社会生活が可能になった場合を社会的寛解と、旧くは呼びならわしてきた。

病識・病感
旧い精神医学においては、病識を有していない場合でも、患者が自らの変調を感じているとき、それを病感と呼んできた。

苦悩の重圧
「苦悩感と苦悩の重圧は、自己の状態の主体関連的であると同時に評価的な体験として、距離をおいた疾病知覚とも異なるし、また、より合理的な疾病理解（病識）とも異なる。」(Blankenburug, W.)

旧い精神医学においては、精神疾患とりわけ統合失調症には治癒はなく、ただ**寛解**があるだけだと言われ、部分的寛解・完全寛解・社会的寛解といった言葉が用いられてきた。治癒という言葉を避けたのは、統合失調症は進行性の疾患であって、治癒したかに見えても一時的であり、再発を繰り返すはずだという考え方が支配していたからである。しかし、このような考え方は、統合失調症イコール不治の病とする悲観主義に根差すものであり、実質的に治療の放棄につながりやすい。

同様に、旧い精神医学においては、**病識**や**病感**という言葉が用いられてきた。病識とは、自らが有する病気やその程度について、同一文化圏の平均的な人々が判断しうる程度に、正しく判断できることをいう。この言葉は、統合失調症以外の種々の精神疾患についても、しばしば用いられてきた。その結果、病識がないという治療者側からの一方的な決めつけが、漫然とした長期入院を正当化する理由として使われたり、治療が奏功しない責任を患者側に押しつけるための説明として使われたりしたのである。このような弊害は、統合失調症の場合だけに限られるものではなく、他のさまざまな精神疾患の場合にも当てはまる。

他方、客観的な疾病理解とは異なる、主体的な苦しみを表すために、**苦悩の重圧**という言葉が用いられることがある。苦悩の重圧には、病気になったという事実の苦悩、向精神薬の副作用の苦悩、社会からの排除作用（烙印）に基づく"二次的"な苦悩の重圧の3つがある。

B. 治癒

病気や外傷がなおることを、一般に**治癒**と呼ぶ。しかし、完全に元の健康だった状態に戻ることを必ずしも意味するものではなく、胃切除や人工肛門のように、治療前とは異なる状態であっても治癒と呼ばれることがある。また、労災保険などにおいては、傷病の症状が安定し、医学上一般に認められた医療を行ってもその医療効果が期待できなくなった状態（「**症状固定**」の状態）を指す。

附記するなら、幻覚や妄想などの症状が続いているからといって、治癒していないと断定することはできない。このことは、症状があっても労働や生活の妨げにならない場合があるという以上の意味を含んでいる。すなわち、幻覚や妄想などの症状は回復過程において生じるとも考えられていて、敷衍（ふえん）するなら一種の回復の姿とさえいいうるのである。たとえば、慢性の幻覚や妄想を持つ人は、それらの症状がないと淋しいと訴えることさえある。つまり、これらの症状は、苦しさとは反対の特徴を有する場合があり、その意味では一種の回復にほかならない。ちなみに、小出[1]は、妄想を形成することが治癒であると断言している。

ところで、森山[2]は、精神疾患の治癒について、症候的治癒と根源的治癒とに分けて考察している。症候的治癒とは、薬物療法などによっていったんおさまるというほどの意味であるが、そこには3つの段階があるという。第1は「やすらぎと断念」の時期、第2は「あそびと自覚」の時期、第3は「仕事」の時期である。これらの3段階の先に現れるものが根源的治癒であり、「世界との和解」「自己との和解」「自己自身との和解」の3つが含まれるという。

C. 治療

治癒をもたらすことを目的とする医療行為が**治療**である。たとえば、前項で引用した小出は、統合失調症における治療とは、妄想的部分がなるべく少なく浅い妄想世界を完成させた方が、再発が少ないと述べている。その意味では、妄想が残存しているから入院治療の継続が必要であるといった考えは、明らかに誤りである。

一般に、精神医療における治療は、身体的治療と心理社会的治療に大別される。身体的治療も心理社会的治療も、基本的には医師をはじめとする医療従事者が提供する行為という側面を免れない。しかし、治癒をもたらすためには、それ以外に、社会と病気とのかかわり、家族と病気とのかかわり、患者自身と病気とのかかわりが、相乗的に果たす役割が大きい。つまり、さまざまな社会サポートシステムが整備される中で、家族内にゆとりと交流が生まれ、そこから患者自身の病気に対する向き合い方に、根底的な変化がもたらされるのである。これらは、先に触れた森山の3つの和解に通じるものといえよう。

注）
(1)　小出浩之他『精神病理学の蒼穹』金剛出版，2008.
(2)　森山公夫『和解と精神医学─〈病むこと・癒すこと〉の構造』筑摩書房，1989.

2. 薬物治療

A. 精神科治療薬の分類

中枢神経系に作用して、人の行動や精神活動に影響を及ぼす薬物を**向精神薬**という。定義上、向精神薬には覚醒剤や麻薬などの違法薬物も含まれるが、本稿では、向精神薬のうち、精神疾患の治療に用いられる「**精神科治療薬**」について解説する。

抗うつ薬は「うつ病もしくはうつ状態に対して効果のある薬」であり、**抗精神病薬**は「精神病（統合失調症）もしくは精神病症状に対して効果のある薬」である。つまり、精神科治療薬は、その**薬理作用**（生物学的メカニズム）ではなく、臨床効果や臨床適応によって分類されている。

精神科治療薬の多くは、偶然から発見されている。なぜ効くのかはわからないが精神疾患に効果を持つ薬剤がたまたま発見され、臨床で使用されるようになる。また、その薬理作用、すなわち、なぜ効くのかを研究することで、精神疾患の病態が明らかになっていく。決して、先に病態が解明され、それに基づいて治療薬が開発されてきたのではない。だから臨床効果によって精神科治療薬を分類するのは自然なことである。

しかし、同じ薬を異なる疾患や状態、症状に対して使用することは多い。たとえば、抗精神病薬は、統合失調症の治療だけでなく、うつ病や双極性障害、自閉スペクトラム症、意識障害（せん妄）の治療に使われる。

不安障害を持つ患者に「抗うつ薬」を処方する場合や、うつ病の患者に「抗精神病薬」を処方する場合は、患者の誤解を避けるために、こうした精神科治療薬の分類の仕組みを説明する必要がある。

米国および欧州の神経精神薬理学会は、精神科治療薬の分類は、臨床適応ではなく、薬理作用（生物学的メカニズム）に基づいたものに変更するべきだと主張している。しかし、精神科治療薬の薬理作用や、臨床効果と薬理作用の関係は十分にはわかっていない。

たとえば、抗うつ薬の多くは、神経細胞のシナプス（神経細胞と神経細胞の接合部）における神経伝達物質の再取り込みを阻害し、その濃度を上昇させる。こうした薬理作用が、うつ病の改善という臨床効果に関連すると考えられてきた。しかし、抗うつ薬によって神経伝達物質の濃度が比較的速やかに上昇するにもかかわらず、うつ病の改善には週単位の時間がか

かる。神経伝達物質の再取り込み阻害という薬理作用だけでは抗うつ効果を説明できないということである。現在では、抗うつ薬の薬理作用の本質は、神経伝達物質の再取り込み阻害ではなく、それ以降の過程、すなわち、神経伝達物質の受容体の感受性および神経細胞内の情報伝達系（セカンドメッセンジャー）への作用であると考えられるようになっている。

また、1つの薬が複数の薬理作用を持つことがある。たとえば、一部の抗うつ薬は、神経障害性疼痛に対して効果を持つ。その薬理作用は、脳における神経伝達物質の再取り込み阻害ではなく、末梢のナトリウムおよびカルシウムチャネルの遮断作用によると考えられている。つまり、薬理作用（生物学的メカニズム）に基づく精神科治療薬の分類も簡単ではない。

B. 薬理作用と副作用

[1] 抗精神病薬

「精神病」という言葉はさまざまな意味を持つが**抗精神病薬**というときの「精神病」は、統合失調症あるいは、幻覚・妄想を意味する。すなわち、抗精神病薬という分類名は、「統合失調症に効く薬」もしくは「幻覚妄想に効果を持つ薬」という意味である。

1952 年、人工冬眠の研究をしていたフランス海軍の外科医**ラボリ**は、全身麻酔の補助薬として使用されていた**クロルプロマジン**を投与すると、周囲の刺激に無関心になることを偶然見出した。ラボリは旧知の精神科医を説得し、精神科に入院中の興奮の激しい若い男性にクロルプロマジンを投与したところ、劇的に改善した。これを受け、各地で臨床試験が行われ、統合失調症の興奮に対するクロルプロマジンの効果が明らかになった。やがて、同薬と比べて興奮に対する作用は弱いが、幻覚や妄想への効果が強いハロペリドールが開発された。その後も、統合失調症の症状に効果を持つさまざまな類似化合物が開発され、抗精神病薬と呼ばれるようになった。

新薬の開発と平行して、抗精神病薬がなぜ効くのかについての研究が広く行われた。抗精神病薬が共通して持つ薬理作用が**ドパミン受容体遮断作用**であることが解明され、ドパミンによる神経伝達の過剰が統合失調症の本態であるとする**ドパミン仮説**が提唱されるようになった。

ドパミンはモノアミン系の神経伝達物質の1つであり、黒質や腹側被蓋野に局在するドパミン神経細胞で産生される。ドパミン神経細胞の軸索は、内側前脳束を経て、線条体、辺縁系、大脳皮質（前頭葉）に伸び、そこでシナプスを形成する。線条体は錐体外路症状と、辺縁系は情動や記憶と、大脳皮質（前頭葉）は高次脳機能と関連する部位である。統合失調症の症

ラボリ
Laborit, Henri
1914–1995
フランスの外科医。

状は、辺縁系や大脳皮質（前頭葉）の機能異常によると考えられている。

　抗精神病薬は、これらの部位のシナプスで放出されたドパミンとその受容体の結合を遮断する。ドパミン受容体は、D_1、D_2、D_3、D_4、D_5までのサブタイプがあるが、抗精神病薬は主に、D_1またはD_2受容体に対して強い遮断作用を持ち、この薬理作用が統合失調症や幻覚妄想に対する臨床効果に関連すると考えられている。

　クロルプロマジンとその類似化合物の副作用には、抗コリン作用（口渇、便秘、認知機能障害）、抗ヒスタミン作用（体重増加、過鎮静）、抗アドレナリン作用（性的機能障害、起立性低血圧、認知機能障害）がある。ハロペリドールとその類似化合物では、**錐体外路症状**（振戦や筋固縮、寡動）や**悪性症候群**、長期的には**遅発性ジスキネジア**が問題になる。

　1960年代に開発された**クロザピン**は1970年代にヨーロッパのいくつかの国で使用され、それまでの抗精神病薬よりも効果に優れ、錐体外路症状が少ないことが明らかになった。しかし、やがて、致死的な副作用である**無顆粒球症**が多数確認されたため、販売停止になった。

　クロザピンは販売停止後も、その薬理作用についての研究が継続され、それがセロトニン受容体遮断作用であることがわかった。そこで、1980年代以降、セロトニン受容体やその他の受容体の遮断作用を持つ抗精神病薬が開発されるようになった。これらの抗精神病薬は、非定型もしくは第2世代抗精神病薬と呼ばれている（これを受け、従来の薬は、定型もしくは第1世代抗精神病薬と呼ばれるようになった）。

　代表的な**非定型抗精神病薬**として、リスペリドン、オランザピン、クエチアピン、アリピプラゾールがある。**定型抗精神病薬**と比較して、錐体外路症状が少ないとされ、認知機能への影響も少ない可能性がある。しかし、非定型抗精神病薬では、代謝系の副作用（耐糖能異常、体重増加、脂質異常）がしばしば問題になり、本邦ではクエチアピン、オランザピンについては糖尿病患者には禁忌になっている（ただし、海外では禁忌ではない）。

　クロザピンはその後、治療抵抗性統合失調症に効果があることが証明され、現在は、血液内科医や糖尿病内科医との連携が可能な精神科医療機関で、頻回に血液検査を行い、好中球や血糖値を評価することを条件に、クロザピン処方の資格を持つ精神科医による処方が可能になっている。ただし、内服開始時に原則として18週間の入院治療を必要とする。

● 適応疾患・適応症状

　抗精神病薬は統合失調症の急性期の症状、すなわち、幻覚や妄想、興奮に対して効果を持つが、陰性症状や認知機能障害に対する効果は限られる。また再発予防効果が期待されており、急性期の症状が改善したあとも、長

期にわたって内服することが多い。

　抗精神病薬は、双極性障害の気分エピソード（急性期の病相）に対する治療効果を持つ。将来の気分エピソードの再発予防目的でも広く使われているが、根拠となった臨床研究にはさまざまな問題点があり、実際に再発予防効果があるかどうかについてはさまざまな議論がある。

　難治性のうつ病に対して、抗精神病薬を抗うつ薬と併用することがある。

　意識障害の一種であるせん妄に対する薬物療法の第一選択であり、また、自閉スペクトラム症に伴う易刺激性に対しても使用されている。

［2］抗うつ薬

　最初の抗うつ薬は**イミプラミン**である。1950年代に抗精神病薬として合成されたこの薬は、クロルプロマジンとよく似た三環系構造を持つが、臨床研究において統合失調症に対する効果を示すことはできなかった。ところが、イミプラミンの処方を受けた統合失調症患者の何人かは活動的になり、中には軽躁状態になった患者もいた。統合失調症患者の平板な感情が軽躁状態まで高められたのなら、うつ病の患者にも同じことが起きるのではないかと考えたスイスの精神科医**クーン**は、1956年、うつ病患者を対象に臨床試験を行ない、イミプラミンの抗うつ効果を見出した。以降、類似化合物の開発が進み、抗うつ薬として広く使われるようになった。

　これらの抗うつ薬は、その構造の特徴から、**三環系抗うつ薬**と呼ばれている。薬理作用として、シナプスにおけるモノアミン系の神経伝達物質（セロトニン、ノルアドレナリン）の再取り込み阻害作用を持つが、主にどの神経伝達物質に作用するかによって特徴づけられる。たとえばイミプラミンはセロトニンやノルアドレナリンの再取り込みを阻害し、クロミプラミンは主にセロトニンの再取り込みを阻害する。アモキサピンはノルアドレナリンの再取り込み阻害作用のほか、ドパミン受容体の遮断作用を持つ。

　三環系抗うつ薬の副作用には、眠気、便秘、口渇、尿閉、起立性低血圧がある。心臓の伝導障害（QT時間の延長）を来しやすく、また過量内服すると致死的な不整脈を引き起こす。

　これらの副作用が少ない抗うつ薬として1980年代以降、広く使われるようになっているのが、**SSRI（選択的セロトニン再取り込み阻害薬）**、**SNRI（セロトニン・ノルアドレナリン再取り込み阻害薬）**である。

　SSRIとして、フルボキサミン、パロキセチン、セルトラリン、エスシタロプラムが、SNRIとしてミルナシプラン、デュロキセチン、ベンラファキシンがある。また、ボルチオキセチンは、セロトニン再取り込み阻害作用のほかに、セロトニン受容体の刺激作用を持ち、**S-RIM（セロトニン**

クーン
Kuhn, Roland
1912–2005
スイスの精神科医。

選択的セロトニン再取り込み阻害薬
SSRI: Selective Serotonin Reuptake Inhibitor

セロトニン・ノルアドレナリン再取り込み阻害薬
SNRI: Serotonin Noradrenaline Reuptake Inhibitor

セロトニン再取り込み阻害・セロトニン受容体モジュレーター
S-RIM: Serotonin Reuptake Inhibitor and Modulator

再取り込み阻害・セロトニン受容体モジュレーター）と呼ばれている。

　しかし、SSRI のセロトニンの再取り込み阻害作用は厳密には「選択的」ではない。フルボキサミン、パロキセチン、セルトラリンはノルアドレナリン再取り込み作用を持ち、セルトラリンはドパミン再取り込み阻害作用を持つ。またセロトニン作動性神経細胞は、内側前脳束でノルアドレナリン作動性神経細胞に作用するため、真にセロトニンに選択的に作用する SSRI は存在しない。それぞれの神経伝達物質への作用と臨床効果との関連も十分にはわかっていない。こうした抗うつ薬の分類名はかなり恣意的なもので、製薬企業のマーケティングに影響されているという批判もある。

　SSRI、SNRI には消化器系の副作用（吐き気、嘔吐、下痢）がしばしば出現するため、開始時には患者にあらかじめ説明しておく必要がある。また、半減期が短いパロキセチン、ベンラファキシン、デュロキセチンは中断すると**離脱症候群**（倦怠感、しびれ、頭痛、感冒症状、不安、不快気分）を引き起こすことがあるので、減量する際には緩徐に行うことが必要である。

　神経伝達物質の再取り込み阻害作用を持たない抗うつ薬に NaSSA（**ノルアドレナリン作動性・特異的セロトニン作動性抗うつ薬**）と呼ばれるミルタザピンがある。同薬はノルアドレナリン作動性神経の抑制性自己受容体を遮断することにより、ノルアドレナリンによる神経伝達を促進し、間接的に、セロトニンによる神経伝達も促進する。主な副作用は眠気である。

●**適応疾患・適応症状**

　うつ病に対する抗うつ薬の効果は多くの臨床研究によって明らかになっている。ただし、即効性はなく、効果発現には短くても 1 ～ 2 週間を必要とする。抗うつ薬の反応率は 40 ～ 50％程度、寛解に達するのは 3 分の 1 程度であり、改善しないため薬を変更することも多い。うつ病改善後、抗うつ薬をすぐに中止すると再燃しやすいため、初発のうつ病の場合、改善後も少なくとも 6 ～ 9 ヵ月の継続投与が必要であり、反復性のうつ病の場合は年単位の継続投与が必要と考えられている。

　双極性障害のうつ状態に対する抗うつ薬の使用は、躁転のリスクがあり、少なくとも抗うつ薬単剤での治療は推奨されていない。気分安定薬や抗精神病薬と抗うつ薬を併用することの意義についてはさまざまな議論がある。

　不安障害の一部、たとえば、パニック障害、強迫性障害、社交不安障害には SSRI がしばしば使用される。

［3］気分安定薬

　双極性障害の治療薬には、気分エピソードと呼ばれる急性期の症状（うつ状態、躁状態）の改善効果と、将来の気分エピソードの再発を予防する

ノルアドレナリン作動性・特異的セロトニン作動性抗うつ薬
NaSSA: Noradrenergic and Specific Serotonergic Antidepressant

効果が求められる。**気分安定薬**は、特に、再発予防効果を持つ薬物を指し、リチウム、バルプロ酸、カルバマゼピン、ラモトリギンが含まれる。なお、バルプロ酸、カルバマゼピン、ラモトリギンはてんかんの治療薬でもある。

双極性障害に対するリチウムの効果を発見したのはオーストラリアの精神科医**ケイド**である。1940年代後半、尿酸が双極性障害を引き起こすという仮説を立てたケイドは、水に溶けない尿酸の代わりに、水溶性の尿酸リチウムを使って動物実験を行っていた。ある日、尿酸を含まないリチウム溶液を注射したモルモットがすっかり大人しくなったことから、リチウムが双極性障害に効くのではないかと考えるようになった。ケイドは自分を実験台にして、リチウムを数日間内服し、安全性を確かめたうえで、難治性の双極性障害の患者にリチウムを投与したところ、躁状態が劇的に改善した。その後、1950年代初頭に、双極性障害の患者に対する無作為化比較試験が行われリチウムの効果は明らかなものになった。

リチウムは、一価の陽イオンである。シナプスではなく、神経細胞内の情報伝達を担うセカンドメッセンジャーに作用し、神経細胞死の抑制や神経再生につながる遺伝子活性の変化を引き起こすとされ、こうした薬理作用が双極性障害の症状改善や再発予防に関連すると考えられている。

リチウムは双極性障害の他、難治性の大うつ病に対して抗うつ薬と併用して使用する（増強療法）。

副作用として甲状腺機能に対する影響や、長期使用による腎機能障害が知られている。妊娠初期のリチウム内服は胎児のEbstein奇形や先天性心疾患のリスクと関連している。また血中濃度が高くなりすぎると、運動失調や構音障害をきたし、意識障害や致死的な不整脈をきたすことがある（**リチウム中毒**）。定期的な血中濃度測定が必要である。

バルプロ酸や**カルバマゼピン**も、セカンドメッセンジャーに対する効果を持ち、双極性障害の再発予防効果を持つ。バルプロ酸はさまざまな精神疾患に対して鎮静目的で使われることがある。

バルプロ酸には肝機能障害、多毛、肥満の副作用の他、催奇形性のリスクがある。カルバマゼピンは薬疹をきたし、ときに重篤化することがある。バルプロ酸、カルバマゼピンも定期的に血中濃度を確かめる必要がある。

ラモトリギンはグルタミン酸受容体の拮抗作用をもち、神経膜を安定させることでてんかん発作を改善すると考えられている。しかし、双極性障害に対する効果の作用メカニズムはよく分かっていない。ラモトリギンは双極性障害の大うつ病エピソードの再発予防効果を持つ。副作用として、カルバマゼピン同様、薬疹のリスクがある。

ケイド
Cade, John Frederick Joseph
1912–1980
オーストラリアの軍医、精神科医。

ガンマアミノ酪酸
GABA: Gamma-
AminoButyric Acid

依存性
内服を続けているうち
に、次第に効果が乏しく
なり、同等の効果を得る
ために必要な薬の量が増
えていくこと（耐性）
や、他のことは何も考え
られなくなるほどに薬を
飲みたいという強い衝動
（渇望）、薬が途切れる
と不眠や悪夢、不安、痙
攣など不快な精神・身体
症状が起きるようになる
こと（離脱）をさす。

筋弛緩作用
抗不安薬／睡眠薬には筋
弛緩作用があるため、ふ
らつき、転倒しやすくなる。

［4］抗不安薬／睡眠薬

　大脳皮質には、GABA（ガンマアミノ酪酸）と呼ばれる神経伝達物質が作用する神経細胞が広く分布している。抗不安薬／睡眠薬は、これらの神経細胞のGABA受容体に作用し、神経活動を抑制するが、これらの薬理作用が、抗不安作用、睡眠作用と関連するとされている。

　抗不安薬／睡眠薬の多くは、ベンゾジアゼピン骨格と呼ばれる共通の化学構造を持つことから、**ベンゾジアゼピン受容体作動薬**と呼ばれる。即効性があり、内臓への副作用も少ないが、**依存性**（耐性、渇望、離脱）や**筋弛緩作用**、大量服薬時には呼吸抑制をきたすという問題がある。

　こうした副作用が少ない薬として、抗不安薬としては、セロトニン受容体部分作動薬が、睡眠薬としては化学構造が異なる非ベンゾジアゼピン系のベンゾジアゼピン受容体作動薬や**メラトニン受容体作動薬**、**オレキシン受容体拮抗薬**が使われるようになっている。

［5］抗認知症薬

　アルツハイマー型認知症やレビー小体型認知症の治療に使われる薬には、**アセチルコリンエステラーゼ阻害薬**（ドネペジル、ガランタミン、リバスチグミン）と**NMDA受容体拮抗薬**（メマンチン）がある。

　ドネペジルは日本の製薬企業によって開発された。1970年代には、アルツハイマー型認知症の患者では、コリン作動性神経における神経伝達物質であるアセチルコリンが低下していることが知られていた。エーザイの杉本八郎は、アセチルコリンを分解するアセチルコリンエステラーゼを阻害することで、アセチルコリン濃度を高め、コリン作動性神経の機能を賦活することができるのではないかと仮説を立て、研究をすすめた。苦労の末、ドネペジルを合成し、臨床試験を経て米国でアルツハイマー型認知症の治療薬として承認されたのは、杉本が研究を始めた1983（昭和58）年から13年後の1996（平成8）年であった（日本での発売は1999〔平成11〕年）。

　アルツハイマー型認知症もレビー小体型認知症も進行性の疾患である。アセチルコリンエステラーゼ阻害薬は、プラセボ群との比較においてアルツハイマー型認知症及びレビー小体型認知症の臨床症状の悪化の程度を抑制するが、病態そのものの進行を抑制する効果はない。副作用として、吐き気や下痢、食欲低下、徐脈や低血圧がある。不眠が出現することもある。

　グルタミン酸は、神経伝達物質であり、アルツハイマー型認知症では、グルタミン酸受容体のサブタイプであるNMDA受容体の機能が過度に活性化しているとされる。メマンチンは、NMDA受容体に作用することで記憶障害を軽減すると考えられている。副作用には眠気、血圧上昇、頭痛がある。

3. 精神療法

A. 精神療法の種類と内容

[1] 精神療法とは

　精神療法は、心理療法とも呼ばれる。精神療法とは、何らかの心理的問題を抱えて援助を求めている人間に対して、主として専門的な治療者が行う、心理的治療のことである。専門的な治療者とは、精神療法に関する一定のトレーニングを受けた医師、心理士、看護師、MHSW などを指す。ふつうは対話、つまり言葉を介したやりとりが主な手段になるが、より広い意味では、非言語的なかかわり、たとえば音楽や絵画を通した交流も精神療法に含まれる。どのような手段を用いるにしても、精神療法を成立させるには、患者と治療者との信頼関係が基盤となる。

　精神療法と類似のことばにカウンセリングという用語がある。カウンセリングとは、専門の訓練を受けたカウンセラーによって行われ、自己実現の支援、心理的能力の向上の支援、心理的外傷や痛みの癒しに目的がおかれる[1]。精神療法がどちらかといえば症状や障害の改善を図ること、つまり治療を目的とするのに対して、カウンセリングでは心の成長の促進ということにより力点が置かれており、医療の場だけでなく、学校や企業、児童相談所などの福祉領域でも広く実施されている。とはいえ、実際には精神療法（心理療法）とカウンセリングを明確に区別することなく用いられることも多い。

[2] 一般的な精神療法（支持的精神療法）

　病気の原因に直接働きかけるのではなく、不適応に陥った患者の自我を支えながら、自然な回復過程や適応を促すよう援助することを、ここでは一般的な精神療法と呼ぶことにする。このような広い意味での精神療法は、障害の種類にかかわらず常に医療従事者が考慮すべきことである。一般的な精神療法は**支持的精神療法**とも呼ばれるように、支持的対応を基本にしている。つまり、患者を一人の人間として尊重し、その訴えに耳を傾けることが出発点である。そして患者の訴えとその背景にある感情を汲み取り、共感を伝えることを重視するのである。たとえば「これまで本当に辛い思いをされてきたのですね」というように、である。そのように言葉にして

みに由来するものだと考えた。そこで認知の歪み、否定的なものの見方を、より現実的なものに修正することによって、間接的に抑うつ感を改善しようとしたのである[2]。その後、認知療法はうつ病だけでなく不安症やパーソナリティ障害、さらに精神病性障害の治療にまで応用されるようになった。

認知療法の基本的な進め方は、「そう考える根拠は何だろう」、「その状況に対して別の見方はないだろうか」、「もし恐れている事態が起こるとすると、どうなるのだろう」という、患者に向けた3つの質問に要約することができる。治療者と患者は、科学者のチームのようにして、患者の考えを裏付ける根拠、あるいはそのようなものの見方に反する証拠を一つひとつ取り上げて吟味していく。実際の治療では、行動療法的な技法も取り入れ、行動を通して認知の妥当性を検証していく方法が用いられている。

このように認知療法と行動療法は出自の違いがあるが、お互いにかなり接近してきているために、広く認知行動療法と総称されている。なお別項で解説される**社会生活技能訓練**（SST）も、精神障害者の社会復帰を促進するために、認知行動療法の技法をもとに開発されたものである。

(3) 森田療法

森田療法は、日本の精神科医、**森田正馬**が1919（大正8）年に創始した神経症に対する精神療法である。森田療法は、もともとは神経質タイプの神経症によく適合すると言われてきた。神経質タイプの神経症とは、内向性、心配性、高い理想主義や完全主義を特徴とする神経質性格を基盤にして、「とらわれの機制」と呼ばれる心理的な悪循環によって発展する神経症である。今日の診断名でいうと強迫症、不安症、身体症状症、病気不安症などがそれに相当する。だが近年、森田療法は神経症だけでなく、慢性化したうつ病やさまざまな心身症、さらにはがんの患者のメンタルヘルスの向上などに広く応用されている[3]。

森田療法の基本的な観点は、神経症の人々の症状の底にある不安を異常な心理現象とは捉えないことである。むしろ**生の欲望**、つまりよりよく生きたいという人間本来の欲望が強ければ、その裏返しとして死の恐怖に由来するさまざまな不安もまた強く自覚されるのだと考える。それが人間心理の両面なのである。それにもかかわらず、神経症の人たちは自らの不安や恐怖を排除しようとするあまり、かえってそれらの感情にとらわれて不安や恐怖が一層つのってしまうのである。したがって、森田療法では、不安や症状を取り除こうとする努力をやめて、**あるがまま**におきながら、不安の裏にあるよりよく生きようとする欲望を建設的な行動に発揮していくという方向性が治療の基本になる。そうすることによって、とらわれの状態から脱して自己を現実に生かしていくことが可能になるのである。

森田療法は入院治療を基本形として実施されてきた。それは単に上記の観点を知的に理解するだけでなく、生活を通してあるがままの生活態度を体得することを目指すからである。

入院森田療法の治療期間は4つの時期に区分されている。

①**（絶対）臥褥期**：7日間程度。臥褥期の間、患者は食事、洗面、トイレのほかは終日個室で横になって過ごし、気晴らし行為はしない。その間、どのような考えや感情も起こるままにしておくことが求められる。

②**軽作業期**：4～7日間。軽作業期には、臥褥によって高まった活動欲を一気に発散するのではなく、庭に出て自然をよく観察し、徐々に軽い作業を手がけていく。この時期から日記指導も開始される。

③**作業期**：1～2ヵ月間。この時期になると、軽作業期と違って作業の制限はなくなり、ほかの患者と協力し合って作業を進める機会が飛躍的に増える。園芸、動物の世話、陶芸、木工、調理などの他、スポーツなどのレクリエーションも行われる。

④**社会復帰期**：1週間～1ヵ月間。この時期は、社会生活に戻る準備として外泊をしたり、復学・復職のための手続きを行ったりすることに時間が当てられる。

入院森田療法は、特に社会生活に困難をきたした人たちに適している。生活全体を治療的に活用できることが入院療法の利点であるが、その反面、入院するために一定期間、学校や仕事を休まなければならないという問題がある。そのため近年は、通院や通所のかたちで森田療法を実施すること（**外来森田療法**）が主流になってきた。

外来森田療法を実施する場合には、1～2週間に1回の面接とともに、日記療法を併用することもある。治療者は対話や日記指導を通して、患者が自分のとらわれた在り方に少しずつ気づき、よりよく生きようとする欲望を本来の生活のほうに向け直していくことを援助していく。

（4）内観療法

内観療法も日本で生まれた治療法である。創始者の**吉本伊信**は精神医学や心理学の専門家ではなく、民間の篤信家であった。浄土真宗の一派に伝わっていた身調べという方法を自ら体験して、それをヒントに宗教色を薄めて、心理的な援助手段をかたち作っていったのである。

内観療法の特徴は、過去の対人関係の中での自分の態度を徹底的に内省させることである。自分の罪、他者から受けた恩愛を自覚して、自我執着の状態を打ち破ることがねらいである。具体的には、「してもらったこと」「して返したこと」「迷惑をかけたこと」の3点について、父親や母親、

吉本伊信
1916-1988
奈良県出身の実業家。内観法の創始者。

その他の身近な人に関してそれぞれ年代を追って思い起こしていくという作業を進めていく。これを 7 日間、毎日朝から晩まで行うのが**集中内観**である。集中内観では、内観者は 2 時間ごとにやってくる面接者に数分間で内観の内容を報告する。面接者は解釈を加えたりしないで、きちんとそれを傾聴したうえで、「引き続き内観を進めてください」といった簡単な指示をして引き下がる。内観療法には、このような集中内観の他に、毎日自宅で一定の時間内観をする**日常内観**というやり方もある。

内観は非行少年や犯罪者に対する矯正教育として普及した。その後、内観療法として治療に応用されるようになり、アルコールや薬物依存、適応障害の治療として効果を挙げてきた。また、一部の神経症やうつ状態の人にも有効だと言われている。

(5) 家族療法

家族療法にはいろいろな学派があるが、家族の関係に変化を起こさせることによって、患者の症状や問題行動を減らしていこうというねらいは共通である。家族療法の見方からすれば、神経症の症状はその人だけの問題ではなく、家族メンバーの相互作用のうちの 1 つの側面である。したがって家族のメンバーが行っている現在のコミュニケーションのあり方をまず把握し、それを変化させることが問題の解決につながると考えるのである。

家族療法がよく用いられるのは、特に思春期の問題や摂食障害などに対してである。家族療法は、しばしば家族のメンバー全員が参加するというかたちをとるが、本人と両親というように、患者の周りにいる家族の主要な人に参加してもらうだけでも実施可能である。

実際の医療場面では、本格的な家族療法を行うケースはさほど多いものではない。しかし、治療のある局面で、患者の了解を得て家族にも来てもらい、患者の症状や病態についてきちんと説明して、どういう対処が望ましいのかを家族にも理解してもらうことは大切である。これは、常識的に考えられる家族への対応ということである。なお夫婦に限って実施する場合には夫婦療法という方法もある。

(6) 集団精神療法

集団精神療法は、グループでの話し合いを通して症状や現実適応能力の改善を図ろうとする治療法であり、そこでは集団の力が有効に活用される[4]。実施方法はさまざまであるが、共通しているのは他のメンバーとのかかわりを通して自分の行動を見つめなおすという社会的学習のプロセスであり、また集団の場に自分が受け入れられるという体験も治療的に大きな意味をもっている。

心理劇（サイコドラマ）は、モレノによって創始された一種の集団精神

集団精神療法
→ p.132 第 2 章 3 節 B.

モレノ
Moreno, Jacob Levy
1889-1974
オーストリア出身の精神科医。心理劇、ソシオメトリーの提唱者。

療法である。心理劇は、あらかじめ決められた筋書き通りに劇を演じるのではなく、患者が主役をつとめ、自発的に自分の心理的葛藤を即興劇の形で表現することが求められる。このような劇的表現を通して、患者は気づきや自己洞察、カタルシスを得ることができるという。

ところで集団精神療法では、治療者が患者のグループにかかわっていくが、当事者同士が集まって相互に助言したり啓発したりする**自助グループ**（**セルフヘルプグループ**）も有効性が高い方法である。アルコール依存症の人たちのグループに始まり、日本では**断酒会**や**アルコホーリクス・アノニマス**（**AA**）、薬物依存の人たちの**ダルク**（**DARC**）などに加えて、森田療法の考えに基づいた自助グループ「**生活の発見会**」も活発に活動している。

(7) 自律訓練法

自律訓練法は、**シュルツ**が創始した方法で、自己催眠の研究から誕生したものである。注意を集中させ自己暗示を練習させることによって、全身の緊張を解き放って、心身の状態を自分でうまく調整できるようにするという目的でできた段階的な訓練法である。普通は1日3回、1回当たり5分間練習するとされている。標準的な練習の公式は次のとおりである。

まず「気持ちが落ち着いている」という自己暗示をかける。次に「手足が重くなる」という暗示を行う。さらに「手足が温かい」「心臓が静かに規則正しく動いている」「楽に息をしている」「胃のあたりが温かい」「額が涼しい」という順に自己暗示をかけていく。こうして注意を集中させることによって、これらの感覚を実際に起こせるようトレーニングするのである[5]。

自律訓練法では、1つの段階が十分にできるようになってから次に進む。訓練には全体で2～3ヵ月かかるという。自律訓練法は、ある種の心身症や神経症の人のように、緊張を伴うケースに対して行われている。特に神経症性不眠には、自律訓練法を応用した対処法が指導される場合がよくあるが、ふつう神経症治療の場合は補助的手段にとどまるものである。

シュルツ
Schultz, Johannes
Heinrich
1884-1970
ドイツの精神科医。自律訓練法の創始者。

注）
(1) 平木典子著「カウンセラーとクライエント」福島脩美・田上不二夫・沢崎達夫ほか編『カウンセリングプロセスハンドブック』金子書房，2004，pp.5-11.
(2) ベック，A. T. 著／大野裕訳『認知療法―精神療法の新しい発展』岩崎学術出版社，1990.
(3) 中村敬著「森田療法」岩崎徹也・小出浩之編『精神療法』臨床精神医学講座第15巻，中山書店，1999，pp.117-134.
(4) 吉松和哉著「集団精神療法とは何か」山口隆・増野肇・中川賢幸編『やさしい集団精神療法入門』星和書店，1987，pp.18-35.
(5) 前田重治著「自律訓練法」加藤正明・保崎秀夫・笠原嘉ほか編『新版精神医学事典』弘文堂，1993，p.376.

表 2-3-1　集団精神療法の何が治療的に働くのか

スラブソン（Slavson. S）
1.　転移　2.　カタルシス　3.　洞察　4.　現実検討　5.　昇華
フークス（Foulkes. S. H.）
1.　ほかの患者にわかってもらえた
2.　自分一人が悩んでいるのではない
3.　人のふりを見て自分の問題について学ぶ
4.　具体的な説明や示唆を受ける
5.　集団全体の無意識が活発になる

出典）近藤喬一・鈴木純一編『集団精神療法ハンドブック』金剛出版，2001，pp.72-73.

表 2-3-2　集団精神療法の何が治療的に働くのか　コーチンとローゼンバーグ

1	Acceptance	グループに受け入れられたと感じる
2	Altruism	他の患者を助けて、自分が役に立っていると感じる
3	Universalization	自分が一人で悩んでいるのではない
4	Intellectualization	自分の行動パターンなどについて理解する
5	Reality Testing	自分の考え方や、感じ方をグループで確かめる
6	Transference	治療者や患者に強い感情をもつ
7	Interaction	グループのなかで対人関係をもてる
8	Specter Therapy	他の患者のしていることから、自分について学ぶ
9	Ventilation	人前で言えなかった気持ちを言う
10	Miscellaneous	共通体験を話したり、昇華、構えない態度など

出典）近藤喬一・鈴木純一編『集団精神療法ハンドブック』金剛出版，2001，pp.72-73.

表 2-3-3　集団精神療法の何が治療的に働くのか　ヤーロム

1	Instillation of Hope	他の患者がよくなるのをみて、自分もという希望を持つ
2	Universality	自分一人が悩んでいるのではない
3	Imparting Information	情報の交換
4	Altruism	他の患者を助けて、自分が役に立っている
5	The Corrective Recapitulation of the Primary Family Group	自分の家族のなかで体験したことの繰り返し
6	Development of Socializing Technique	人付き合いが上手になる
7	Imitative Behaviour	人のまねをしながら自分の行動を考える
8	Interpersonal Learning	対人関係から学ぶ
9	Group Cohesiveness	グループがばらばらにならないこと
10	Catharsis	語ることによって重荷を下ろす
11	Existential Factors	究極的には人は自分一人で現実に対決し、責任をとる

出典）近藤喬一・鈴木純一編『集団精神療法ハンドブック』金剛出版，2001，pp.72-73.

の中で、自分が人にどう見えるかを知ることができる。」「第二に、情報の交換を通して、具体的な説明や示唆を得ることができること。第三に、グループに所属し、受け入れられたという新しい体験が大きな意味を持つ。」

「これらはグループに参加する人の心の中に起こることから考えた要因だが、私はこのほかに要素に分解することが困難な、**集団のもっている独特の力**をあげたい。」「これは、多分フークスの言う集団全体の無意識が活発になる。コーチンらのグループに受け入れられた感じ、ヤーロムの言うグループがばらばらにならないことに関係している。」

［4］ 集団精神療法を行うにあたって

　吉松[6] は、精神療法に習熟するためには多くの臨床経験とともにスーパービジョンという教育訓練を受ける必要があると述べている。すなわち、どのような理論の集団精神療法にもスーパービジョンは同じく必要で、治療者自身の内的洞察とともに、集団精神療法の場面で起こる現象や内容を統合的に把握し、相矛盾しがちな言動の場面でも統合的に表現できることが求められるとしている。さらに相田[7] によると、**ガンザレイン**は集団精神療法を行う上で必要な技術として、①集団で何が起きているか観察し、それを聞き取れること、②集団の中で物事が起きるのを促進できる能力、③これらの出来事について思案し集団に説明できること、④集団で起きていることを把握し、それを現在の集団の力動の文脈や個人の精神病理と治療目標に結び付けることができることをあげ、自身の体験として**スーパービジョン**と**グループ体験**の必要性を述べている。

ガンザレイン
Ganzarain, Ramon C.
1923-2008

スーパービジョン
スーパーバイザーとスーパーバイジーの関係を通して資質の向上と適切に役割を担えるよう双方が学習していくもので、多くの場合、支持的、教育的、管理的機能の側面が重視される。

注）
(1)　池田由子「集団精神療法のはじまり」大原健士郎ほか編『精神科・治療の発見』星和書店，1988，pp. 75–78，pp. 79–80，pp. 86–88
(2)　加藤正明「集団精神療法の歴史」山口隆ほか編『やさしい集団精神療法入門』星和書店，1994，pp. 8–13.
(3)　吉松和哉「集団精神療法の枠組みと発展の歴史」近藤喬一・鈴木純一編『集団精神療法ハンドブック』金剛出版，2001，pp. 14–16.
(4)　吉松和哉「集団精神療法とは何か」山口隆ほか編『やさしい集団精神療法入門』星和書店，1994，pp. 8–20.
(5)　近藤喬一・鈴木純一編『集団精神療法ハンドブック』金剛出版，2001，pp. 72–73.
(6)　吉松和哉「集団精神療法を始める前に」近藤喬一・鈴木純一編『集団精神療法ハンドブック』金剛出版，2001，pp. 34–38.
(7)　相田信男「精神科治療法　集団心理療法」小此木啓吾ほか編『精神医学ハンドブック』1999，創元社，pp. 515–520.

C. 認知療法・認知行動療法

　認知行動療法は、1950年代の学習理論に基づいた行動療法（第1世代）から始まり、認知行動療法（第2世代）へと発展し、最近では新世代（第3世代）と呼ばれる新たな流れが生まれている。

　認知行動療法は**行動療法**の発展型であると言われることも多く、認知療法も認知行動療法に含めて説明されている。熊野は狭義の認知行動療法という言葉が、行動療法的な色彩の強いものと、認知療法的な色彩の強いものの両方の意味で使われるようになり、次第にそれら全てを含む広義の意味で、認知行動療法という言葉が使われることが多くなってきたとしている[1]。

　行動療法的な色彩の強いものとしては、次項のSSTが代表的である。本項では認知療法的な色彩の強い、認知療法・認知行動療法（CBT）を中心に概説する。

［1］定義

　認知行動療法とは、「個人の行動と認知の問題に焦点を当て、そこに含まれる行動上の問題、認知の問題、感情や情緒の問題、身体の問題、そして動機づけの問題を合理的に解決するために計画され構造化された治療法であり、自己理解に基づく問題解決と、セルフ・コントロールに向けた教授学習のプロセスである」と定義されている[2]。

［2］認知療法・認知行動療法（CBT）

認知行動療法
CBT: Cognitive-
Behavioral-Therapy

ベック
Beck, Aaron Temkin
1921-2021

　精神科の治療方法としてのCBTは、1970年代に米国の**ベック**がうつ病に対する精神療法として開発し、その後、不安障害やストレス関連障害、パーソナリティ障害、摂食障害（神経性大食症）、統合失調症などの精神疾患に対する治療効果と再発予防効果のエビデンスが多く報告されてきたことから、欧米を中心に世界的に広く使用されるようになった。日本でも2009（平成21）年にうつ病の認知療法・認知行動療法マニュアルが作成され、2010（平成22）年から診療報酬化されている。2015（平成27）年には強迫性障害（強迫症）、社交不安障害（社交不安症）、パニック障害（パニック症）、PTSD（心的外傷後ストレス障害）の認知行動療法マニュアルが作成され適応を広げている。欧米では統合失調症等を対象としたCBTの研究と実践が発展している[3]。

　CBTでは上述の定義にあるように、クライエントの問題を、相互に関係している認知、行動、感情、身体といった4側面から考える。そしてさ

まざまな状況でその時々に自動的に沸き起こってくる思考やイメージ（**自動思考**）やスキーマに焦点を当てて治療を進める。一回 30 分から 50 分での対面式の面接が中心で、週 1 回のペースで定期的に 3 ヵ月程度行う。その期間の中で**図 2-3-1** の様に、①クライエントが直面している問題点を洗い出して治療方針を立て、②自動思考に焦点を当て認知の歪みを修正する、③より心の奥底にあるスキーマに焦点を当てる、④治療終結となる[4]。場合によっては、延長やフォローアップ面接を行うこともある。CBT では、ホームワーク（宿題）として、面接で話し合ったことを実生活で検証しつつ認知の修正を図ることが必須の課題である[5]。

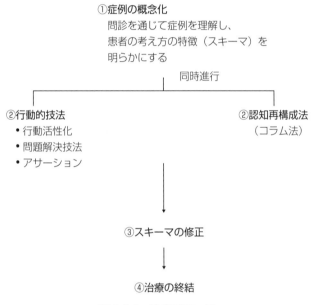

①症例の概念化
　問診を通じて症例を理解し、
　患者の考え方の特徴（スキーマ）を
　明らかにする

同時進行

②行動的技法
・行動活性化
・問題解決技法
・アサーション

②認知再構成法
（コラム法）

③スキーマの修正

④治療の終結

図 2-3-1　治療フロー図
出典）大野（2011），p.50. を参考に筆者作成.

[3] 第 3 世代の認知行動療法

　1990 年前後から、行動療法側からも認知療法側からも新たな展開が求められるようになり、後に第三世代と呼ばれるようになる**マインドフルネスやアクセプタンス**といった自然をありのままに受け入れ、ともに生きる東洋的な考え方が再評価され、認知行動療法の新たな流れが生まれてきている[1]。

D. 社会生活技能訓練（SST、社会生活スキルトレーニング）

[1] SST とは

　Social Skills Training（社会生活スキルトレーニング、以下 SST）とは、

スキーマ
個人の心の奥底にある信念のようなもの。

マインドフルネス
MBSR（マインドフルネスストレス低減法）という心理療法を開発することによって、心身医学や臨床心理学の領域に導入した J・カバットジンによれば、「瞬間瞬間立ち現れてくる体験に対して今の瞬間に、判断をしないで、意図的に注意を払うことによって実現される気づき」であるとされる[1]。

アクセプタンス＆コミットメント・セラピー ACT: Acceptance and Commitment Therapy
ヘイズ, S. C.、ストローサル, K. D.、ウィルソン, K. G. によって体系化された機能的文脈主義にもとづく心理療法。広い意味での認知・行動療法の 1 つで、行動分析学の実証研究をもとに開発された臨床行動分析に属する心理療法である。

SST の和語について
2020（令和 2）年より一般社団法人 SST 普及協会では、支援者と当事者の共同創造あるいは当事者の主体的な学びを表現するのに相応しい用語（和語）として「社会生活技能訓練」から「社会生活スキルトレーニング」に変更された[6]。

SST の定義
前田は「SST とは当事者が支援者のコーチを受けながら、対人状況に関わる自分の認知と行動のとり方を改善するために練習を繰り返して、学習していく方法のことである」と定義している[7]。

認知行動療法理論に基づく支援の方法である。SST では、精神障害をもつ人たちのみならず、社会生活を送るうえでさまざまな困難を抱える人たちを対象としている。対人関係を中心とする社会生活技能のほか、服薬や症状などの疾病の自己管理にかかわる日常生活技能などを高め、その人の自立を支援する方法であり、社会参加や「リカバリー」を促進することを目的としている[8]。

［2］ SST 普及の歴史

（1） SST の始まり

SST は引っ込み思案など、対人関係上の課題がある人を対象に実施されていた**主張訓練**から発展した。1970 年代に UCLA（カルフォルニア大学ロサンゼルス校）の**リバーマン**らが包括的な治療パッケージとして整備し、慢性精神障害へと適応を拡大したことで、欧米で急速に普及した。

（2） 日本における普及の歴史

日本では 1980（昭和 55）年前後に児童を対象とする SST が開始され、ほぼ同時期に精神障害をもつ人たちを対象とする SST も開始されていた。

1988（昭和 63）年のリバーマンの初来日を契機に、本格的な普及が始まり、1994（平成 6）年に「入院生活技能訓練療法」として精神科専門療法に組み入れられた。1995（平成 7）年には一般社団法人 SST 普及協会が発足し、精神領域での普及がより促進された。

現在 SST は、保健・医療・福祉・司法・産業・教育などのさまざまな領域で多様な内容をもって取り組まれるようになっている。

SST 普及協会では、従来の SST を **b-SST**（basic-SST）と呼び、リカバリーの視点、Co-Production（共同創造）、社会的認知やメタ認知へのアプローチ、地域生活支援のコア技術 4 つの視点から強化された SST を「**e-SST**（empowered-SST）」と呼ぶこととして、意識的に進化させている。

［3］ SST の練習の流れと技法

（1） SST の特徴

SST は、「こうなりたい」「こういうことができるようになりたい」という当事者の希望から出発すること（hope-orientated）が強調されてきた。そのため、参加者が主体的に SST に参加することを重視している。つまり参加者の希望をもとに、参加者と治療者が共同で目標設定して実施する（co-production）ことが特徴といえる[9]。

（2） SST の実施方法

SST の構造には大きく分けて支援者と 1 対 1 で行う**個人 SST** と、複数

の参加者の中で行う**グループ SST** がある。参加者の課題や目的に応じて使い分けられる。

（3）SST の主な技法

①行動リハーサル

　行動リハーサルとは、自分の目標達成に必要なコミュニケーションスキルを練習する SST で最もよく使われる方法で、**図 2-3-2**[(10)] の手順で主に**送信技能**に焦点を当て、行動の改善を目的とした練習を行う。

送信技能
SST を実施する際には、コミュニケーションを「受信－処理－送信」という 3 段階の技能プロセスとしてアセスメントする。

1. はじめの挨拶 2. 新しい参加者を紹介する 3. SST の目的と方法・ルールの確認 4. 参加者それぞれの練習を右の手順で行う 5. 終わりの挨拶	1. 宿題の報告を聞く 2. 練習することを決める 3. 場面を作って 1 回目の練習をする（ドライラン） 4. 良いところをほめる（正のフィードバック） 5. さらに良くする点を考える 6. 必要ならお手本を見る 7. 新しい行動リハーサル 8. 良いところをほめる（正のフィードバック） 9. チャレンジする課題を決める（宿題） 10. 実際の場面で練習してみる

図 2-3-2　SST セッションの進め方（基本訓練モデル）

出典）角谷慶子（2007）を参考に筆者作成.

表 2-3-4　SST 問題解決法の練習の手順

①何が問題でどのような結果を得たいのかを明らかにする ②それに対して，みんなで思いつく限りの解決策をあげてみる ③あげられた解決策の一つひとつについて，プラス面とマイナス面を考える ④自分にとってもっともよい（あるいはいくつかを組み合わせて）解決案を選ぶ ⑤解決策を実行するやり方を考える（必要に応じて行動リハーサルで練習する） ⑥実行する日時と場所を決める

出典）角谷慶子（2007）を参考に筆者作成.

②問題解決法

　問題解決法は、**表 2-3-4** のような手順で練習することによって、ものの考え方（**認知レパートリー**）の幅が広がり、状況に見合ったより適切な行動を考え出して、実行できるようになるために用いられる。

③認知再構成法

　ある出来事に対して、とっさに自分の心に浮かぶ考え（認知）を別の機能的な認知に変える認知再構成法は、自分の認知のパターンを意識して、別の認知に置き換える練習によって自分の気持ちを前向きにすることができるため、SST でよく用いられる技法である。

自立生活技能
SILS：Social and
Independent Living
Skills

自立生活技能（SILS）
プログラム
自立生活技能（SILS）
パッケージには、「服薬
自己管理」「症状自己管
理」「基本会話」の日本
語版が出版されている。

ベラック
Bellack, Allan S.

グランホルム
Granholm, Eric L.

④モジュール

　モジュールは、リバーマンが**自立生活技能（SILS）**プログラムとして、課題領域別学習パッケージとして開発したものである[11]。

⑤その他

　ステップ・バイ・ステップ式は、ベラックが重度の精神障害者に対してSSTを行う方法として開発した。基本スキルを細かいステップに構造化したスキルを、参加者の共通課題として練習していく方法を取る[12]。

　認知行動SSTは、**グランホルム**がSSTと認知行動療法、問題解決法の技法を統合して開発したリカバリー志向の支援方法である[13]。

注）

　　ネット検索によるデータの取得日は，いずれも2022年7月7日．

(1)　熊野宏昭「認知行動療法のルーツと歴史」『臨床精神医学』41（8），2012，pp.959–966.

(2)　坂野雄二『認知行動療法』日本評論社，1995.

(3)　石垣琢磨「統合失調症の認知行動療法」『精神医学』63（10），2021，pp.1499–1507.

(4)　大野裕『はじめての認知療法』講談社現代新書，2011.

(5)　厚生労働省ウェブサイト「うつ病の認知療法・認知行動療法治療者用マニュアル」2009.

(6)　一般社団法人SST普及協会ウェブサイト.

(7)　前田ケイ『私の体験的グループワーク論』金剛出版，2021.

(8)　丹羽真一「リカバリーの時代とSST（生活技能訓練）」『精神神経学雑誌』120，2018，pp.592–600.

(9)　天笠崇「社会生活スキルトレーニング（SST）」『精神医学』63（10），2021，pp.1483–1490.

(10)　角谷慶子「SST技法と理論、そして展開（3）SSTの技法（1）—基本訓練モデルとモジュール」『精神療法』33（3），2007.

(11)　リバーマン，R. P. 著／西園昌久総監修／池淵恵美監訳／SST普及協会訳『精神障害と回復—リバーマンのリハビリテーションマニュアル』星和書店，2011.

(12)　ベラック，A. S. 他著／熊谷直樹・天笠崇・岩田和彦監訳『改訂新版　わかりやすいSSTステップガイド—統合失調症をもつ人の援助に生かす（上巻）』星和書店，2007.

(13)　グランホルム，E. L.，マッケイド，J. R.，&ホールデン，J. L. 著／熊谷直樹・天笠崇・瀧本優子訳『認知行動SST-統合失調症者支援のための臨床実践ガイド（上巻）』星和書店，2019.

4. 脳刺激法

精神疾患の治療法を大まかに分けると、その神経化学的異常をターゲットとした薬物療法、主に言語によるやりとりを通じて機能不全の改善を目指す心理療法の他に、精神機能を制御する脳領域ネットワーク不全を物理的な刺激によって調節する**ニューロモデュレーション**がある。本稿では、本邦で保険適用となっている精神疾患に対するニューロモデュレーションとして、電気けいれん療法と反復経頭蓋磁気刺激について概説する。

A. 電気けいれん療法

電気けいれん療法（ECT）は、頭皮上電極から、短時間（数秒）の電気刺激を与え、脳に全般性の発作活動を起こすことにより精神疾患の改善を目指す治療法である。その作用機序は解明されていないが、ECTにより**海馬**や**扁桃体**の体積の変化や、**モノアミン神経伝達物質**の増加、デキサメタゾンに対する**コルチゾール反応**の正常化などが起きることが知られている。

麻酔科医による管理のもと、全身麻酔に加えて筋弛緩薬を使用した上で通電することで、全身性のけいれんを最小限にとどめ、より安全に電気刺激を行うことができる。また、より有効な電気刺激条件を設定するために、施行中に患者の脳波を測定し、けいれん発作の持続時間と質を評価する。一般的に、入院中の患者に対し、週に2〜3回、計6〜12回の通電を行う。

ECTは、国内外の治療ガイドラインで、**大うつ病**や**双極性うつ病**の治療における重要な選択肢として位置づけられているが、**緊張病、統合失調症、レビー小体型認知症**のうつ状態や**パーキンソニズム**に対しても行われる。

大うつ病に対する有効性は高く、約80％の患者に臨床的な改善をもたらすと考えられている。大うつ病の中でも、薬物療法や心理療法などの他の治療法が無効の場合、精神病症状や、自殺の危険、拒食があり迅速な改善が必要である場合がよい適応になる。また、その副作用の少なさから、高齢者や、欧米では妊娠中の大うつ病に対しても広く行われている。

絶対的禁忌はないが、脳占拠性病変による頭蓋内圧亢進のリスク、急性期の脳梗塞、重度の呼吸器疾患がある場合は、ECT施行に際して高度の危険性を伴う可能性があるため、適応を慎重に評価する必要がある。副作用は、全身麻酔に関連する有害事象の他に、けいれんに伴う有害事象とし

電気けいれん療法
ECT: Electroconvulsive therapy

海馬、扁桃体
大脳辺縁系の一部。海馬は記憶、特に意味記憶やエピソード記憶の獲得の過程で必須であり、扁桃体は情動反応に深く関与しており、扁桃体の機能異常と精神疾患との関連性が報告されている。

モノアミン神経伝達物質
脳・神経系において、神経細胞間の情報伝達に関与する化学物質で、ドパミン、ノルアドレナリン、アドレナリン、セロトニン、ヒスタミンなどの総称をモノアミンという。治療薬の薬理作用から精神疾患のメカニズムを推察する、モノアミン仮説として知られている。

コルチゾール反応
大うつ病では、視床下部―下垂体―副腎皮質系のホルモン異常が言われており、デキサメタゾン抑制試験で重症のうつ病ではコルチゾールが高値となる。

緊張病
昏迷・興奮といった対極する病像をもち、カタレプシー、蝋屈症、反響症状、常同症、拒絶症、無言などの特徴的な症状を示す症候群。統合失調症、うつ病、双極性障害と関連して出現することが多い。

パーキンソニズム
振戦、筋強剛、動作緩慢などパーキンソン病と似た運動症状で、脳の病気、脳損傷、または特定の薬剤や毒素によって引き起こされるものを言う。

たこつぼ型心筋症
身体的・精神的な強いスト
レスが誘因なって生じ
る、一過性の特徴的な心
機能障害。造影所見がた
こつぼに似ているため、
命名された。軽症では胸
痛・動悸などの自覚症状
のみであるが、重症では
心不全・ショックに至る。

逆行性健忘
それ以前の健全な時期を
遡って、数分から数時
間、稀に数日から数週間
に及ぶ記憶の脱落を言う。

反復経頭蓋磁気刺激療法
rTMS: repetitive
Transcranial magnetic
stimulation

て骨折や、歯や舌の損傷がある。**誤嚥性肺炎やたこつぼ型心筋症**とよばれる左心室の収縮不全を来すこともある。通電後に**せん妄、吐き気、頭痛、筋肉痛**がおきることは珍しくない。記憶障害、とくに**逆行性健忘**が問題になることがあり、ECT のコース中の出来事と、それ以前の数週間から数ヵ月間の期間に関する**エピソード記憶**が失われる。こうした記憶障害は ECT 終了後 2 ～ 3 ヵ月以内に改善されることが多い。ECT に関連した死亡はまれで、死亡率は通電 10 万回あたり 1 未満とされている。

B. 反復経頭蓋磁気刺激

反復経頭蓋磁気刺激療法（**rTMS**）は、磁場により精神症状を改善する治療法である。左前頭部に近接させた治療コイルから発生する磁場変動による過電流が**左背外側前頭前野**の神経細胞を刺激することで治療効果をもたらすと考えられている。覚醒下で、1 回 40 分、週 5 日、合計 20 回（4 週）から 30 回（6 週）の磁気刺激を行う。

国内においては、2019（令和元）年 6 月、保険診療化されており、1 剤以上の抗うつ薬によっても期待される治療効果がない中等症以上の成人（18 歳以上）の**大うつ病**が対象となる。自殺の危険や精神病症状、拒食があり、迅速な改善が必要な場合は、効果発現が早く効果がより確実な ECT が優先される。双極性障害や軽症の大うつ病に対する適応はない。刺激部位に近接する金属（人工内耳、深部脳刺激・迷走神経刺激などの刺激装置）、心臓ペースメーカーを有する場合は絶対禁忌となっている。

rTMS の大うつ病に対する治療効果は、抗うつ薬と同等で、ECT には劣る。rTMS に反応する患者は 30％程度で、寛解率は 15％程度である。複数の海外治療ガイドラインで治療抵抗性の大うつ病の治療の選択肢として位置づけられているものの、たとえば、英国の NICE ガイドラインでは、rTMS 以外にも治療の選択肢があること、rTMS が有益ではない場合があることについて患者の理解を得るよう推奨している。しかし、rTMS は、けいれんを誘発せず、筋弛緩薬の使用を必要としない。また、認知・記憶に関する副作用もない。ECT に比べて安全なニューロモデュレーションであり、外来で治療を行うこともできるという利点がある。

頻度の高い副作用は、刺激部位の頭皮の痛み（刺激痛）、顔面の不快感（それぞれ 30％前後）、頸部痛・肩こり（10％前後）、頭痛（10％未満）である。重篤な副作用としてけいれん発作の誘発が報告されているが、米国における調査では、その頻度は、磁気刺激 25 万回中 6 件と極めてまれである。

5. 作業療法

A. 作業療法とは

　精神科領域を含む広義の作業療法は、欧米で実践されていた Occupational Therapy（OT）のことである。日本では 1965（昭和 40）年**理学療法士及び作業療法士法**により導入され、2018（平成 30）年に日本作業療法士協会は「作業療法は、人々の健康と幸福を促進するために、医療、保健、福祉、教育、職業などの領域で行われる、作業に焦点を当てた治療、指導、援助である」とし、その「作業とは、対象となる人々にとって目的や価値を持つ生活行為を指す」とした[1]。現在、精神科領域に従事する作業療法士は有資格者の 1–2 割程度である[2]。

B. 精神科作業療法

[1] 精神科領域における作業療法

　作業療法は、薬物療法を補完する心理社会的治療であり精神科**リハビリテーション**である。薬物療法で一定の落ち着きを得た後、対象者が自ら"何かをすること（**作業遂行**）"を利用した治療法である。症状によってさまざまなことが「できなくなった」と感じている患者が、作業の体験によって「できる」という自信をもつことや、自分の状態を正しく理解できるようになる治療法である。対象者自身が作業を遂行する必要があるため、作業に対する対象者の同意や治療目標が欠かせない。

　かつては主に統合失調症のような重度障害をもつ入院患者が対象であったが、入院患者の疾患の多様化に伴い、うつ病をはじめさまざまな神経症性障害や発達障害、認知症などの器質性精神障害、といったように対象は拡大している。

[2] 作業療法の治療構造と治療形態—個別作業療法と集団作業療法

　作業療法の治療構造の基本は対象者と 1 対 1 である（**図2-5-1**）。これを**個別作業療法**または**個人作業療法**という。個別作業療法は、同じ場所で同時に数人に対して実施される形態もある。対象者がセラピストとの 1 対 1 の状態に対する緊張が高く他者がいたほうが落ち着く場合や、回復が進み

作業療法及び作業療法士の法律上の定義
作業療法：身体又は精神に障害のある者に対し、主にとしてその応用的動作能力又は社会的適応能力の回復を図るため、手芸、工芸その他の作業を行わせること。
作業療法士：厚生労働大臣の免許を受けて、作業療法士の名称を用いて、医師の指示の下に、作業療法を行うことを業とする者。

精神科作業療法実施のための施設基準
専従の作業療法士 1 名以上、50㎡以上の占有施設、作業療法室のプログラムや物品、診療録などの届け出が必要である。現在の診療報酬制度では、作業療法は 2 時間を標準とし、作業療法士 1 名当たり 1 日 50 人が上限である。

リハビリテーション
リハビリテーションは全人間的復権を理念とし、身体障害領域から徐々に普及した。対象者の障害種別や年齢によらず、リハビリテーションの共通言語は生活機能分類（ICF）であり、人が生きていくための機能全体である「生活機能」を向上させ、生活を再建することが目的である。作業療法の具体例としては、移動・食事・排泄・入浴等の日常生活活動に関する ADL 訓練、家事・外出等の手段的日常生活活動（IADL）訓練、作業耐久性の向上・作業手順の習得・就労環境への適応等の職業関連活動の訓練等がある。

作業遂行
occupational performance
作業遂行は、人・環境・作業の 3 要素が重なり合う部分を指す。作業療法では 3 要素について調整をすることにより作業遂行ができる（可能になる）ように支援する。

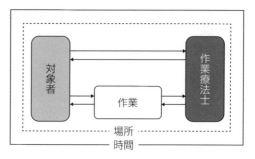

図 2-5-1　作業療法の構造
出典）文献[3]を著者が一部改変.

周囲への関心が出て自然な対象者同士の関係が期待される場合などである。この形態は**パラレル OT** とも表現され、対象者は同一空間でそれぞれ別の作業を行っているが、対象者間の交流が自然発生的に起こることが多い。

　また従来から精神科病院で多く見られる**集団作業療法**は、病棟や作業療法室で複数の対象者が、1 つの作業課題（たとえば、新聞作り、園芸作業、合唱など）を行う。集団の治療因子、たとえば対人スキルの模倣や受容体験を期待する場合に集団作業療法が計画される。

［3］作業療法のプロセス

　作業療法では対象者自身が作業するため、対象者が安静を必要とする時期に導入されることはほとんどない。亜急性期から、遅くとも回復期に入ると作業療法を開始し、退院時まで継続されることが多い。退院後に外来通院して作業療法を継続することもある（**外来作業療法**）。

　作業療法は、対象者一人ひとりに対して評価、目標設定、プログラム立案、作業療法実施、再評価の流れで構成される。評価では、一般的に**国際生活機能分類**（ICF）で全体像をとらえ、治療全体の目標に合わせて作業療法目標を設定し、目標達成のためのプログラムを立案する。対象者に目標と計画を説明したうえで合意を得てから実施する。治療意欲が乏しい等の理由により合意が得られない場合でも必要に応じて導入するが、合意ができる状態になればすぐに合意を得る。再評価は、計画時に想定した目標達成時期に行い、達成された場合は新たな目標を設定する。達成されない場合はその原因を検討し、再度目標設定を行う。このプロセスを繰り返し、作業遂行を改善し、生活機能全体の向上を図る。

［4］作業療法におけるプログラム

　作業療法で利用する「作業」は手工芸だけでなく、対象者にとって目的や価値をもつ、暮らしの中にある行為（**生活行為**）である。たとえば、衝

国際生活機能分類
ICF: International Classification of Functioning, Disability and Health
「健康状態」「生活機能」「背景因子」からなり、「生活機能」は「心身機能」、「活動」、「参加」、「背景因子」は「環境因子」、「個人因子」からなる。障害という否定的側面だけでなく肯定的側面を含み、各因子が双方向に関係することを示す。作業療法は主に活動・参加領域に働きかけることにより、生活機能全体の向上を目指す。

動の発散や、身体感覚、基礎体力の回復を目標とするストレッチや体操、生活管理能力の向上のための**社会生活技能訓練**（SST）や対人技能訓練、対象者の地域生活にあった余暇活動を見つけるための経験、パソコンやゲームを利用した認知リハビリテーション、**心理教育**なども作業療法で実施する。また、他職種と合同で実施するプログラムとして、**退院支援プログラム**（生活課題は作業療法士が、社会資源は精神保健福祉士が中心になる）、**服薬管理プログラム**（心理教育は公認心理師が中心で、生活の中での服薬管理方法の獲得は作業療法士、実施の習慣化は看護師が行う）なども作業療法として実施することもある。

　対象者一人ひとりのリハビリテーション・プログラムはその個人の目標に応じて策定され、担当の作業療法士とのみ行うのではなく作業療法室のプログラムを利用することも多い。作業療法室のプログラムはその施設全体で、曜日や実施時間によって、たとえば目的や作業種目、実施形態などにより組まれており、作業療法プログラムと呼ばれる。対象者一人ひとりの目標に向けたプログラムと混同しないようにしたい。

［5］現代の精神科作業療法の問題点

　歴史上、作業を健康のために利用することは自然と行われた。その中で欧米から輸入された**道徳療法**は形骸化し、精神病院での作業療法はレクリエーションと内職作業に変化した。「作業」という言葉が一般的過ぎて不明確なため「作業療法」は誤解を生み、精神病院の中で誤用され、いまだその影響は大きい。たとえば、前項で述べた診療報酬は、数十人の社会的入院を含む慢性長期入院患者が、広い部屋で内職作業を行う時代に設定され、その構造が今もなお維持されている。長時間の介入が適さない回復段階早期の対象者への短時間の作業療法や、対象者ごとの面接や評価を行うような個別作業療法は想定されていない。精神科医療保健福祉の施策や社会の変化、対象者の変化により作業療法の現状は変化しており、この集団作業療法を前提としている制度と本来の治療構造の不整合は大きな問題である。

注）

　　　ネット検索によるデータの取得日は，いずれも 2022 年 8 月 4 日.
(1)　日本作業療法士協会ウェブサイト「作業療法士の定義」.
(2)　日本作業療法士協会ウェブサイト「会員統計資料 2019 年度（PDF）」.
(3)　山根寛『精神障害と作業療法』三輪書店，2017，pp.36-39，41-52.
(4)　香山明美・小林正義・鶴見隆彦『精神障害作業療法（第 2 版）』医歯薬出版，2014，pp.31-35.
(5)　秋元波留夫・冨岡詔子『新・作業療法の源流』三輪書店，1991，pp.11-30.

社会生活技能訓練（SST）
➡ p.137
第 2 章 3 節 D.

道徳療法／人道療法
（moral treatment）
18 世紀末から 19 世紀の「鉄鎖からの解放」に象徴される人道的な理念に基づく活動の総称。当時の病者に対する鞭打ち・水責め・瀉血などの治療や身体拘束を廃し、行動の自由や手仕事・運動の機会を与え自律的でよい行いを指導するなど病者の人間性を尊重したかかわりを行った[3][5]。

6. 地域精神医療

A. 精神科診療所

[1] 増え続ける精神科診療所

　2014（平成26）年度の精神疾患患者数は392.4万人、入院患者数は31.3万人、外来患者数は361.1万人であったが、その外来患者の53.5％を精神科診療所がカバーしているとされている（2012〔平成24〕年630調査）。

　その後も通院患者数は右肩上がりで増えており、精神科診療所も増加の一途をたどっていることから、精神科診療所で診ている通院患者の比率もさらに高くなっていると推測される[1]。精神科診療所は、今後ますます地域の精神科医療の重要な担い手となっていくに違いないが、ここでは諸外国に類を見ない日本の精神科診療所について、地域精神科医療の展開とともに育ってきた経緯と現状、そして今後の課題について述べる。

[2] 病院精神科医療から地域の診療所精神科医療へ

　長く隔離収容施策の下にあった入院医療中心の精神科医療においては、治療の場は自宅からは遠く離れた病院・病棟であった。精神疾患に対する偏見も強かったため、町なかに精神科を標榜して診療所を開設することなど考えられない時代が続いた。1970年代になって、精神疾患を有する患者を診る診療所が現れたが、当時は精神科単科で入院施設を持たない診療所の開業は保険診療では想定もされておらず、経営も不可能であったため、たいていは内科などの診療をしながら精神疾患の患者を診たり、病院勤務のかたわら退院後の患者を自分の診療所で診ていたり、自費診療で神経症圏の患者を診ているに過ぎなかった。こうした状況下で、病院の中ではなく地域の生活の場で精神科医療を実践しようとする精神科医たちが現れはじめた。そうした診療所精神科医療の先駆者たちに学び、1980（昭和55）年以降、地域ケアを指向する精神科医たちが各地で開業するようになり、地域に根差した活動を展開していった。1988（昭和63）年に診療所でも運営可能な**小規模精神科デイケア**が制度化されたことで、診療所の規模は大きくなり、地域ケアの拠点としての存在が加速されていった。精神科医の診療報酬も徐々に上がり、精神科診療専門の診療所としての運営が可能となってきたため、1990年代に入るとテナントビルでのメンタルクリニ

精神科を標榜する診療所の増加
2011年5,739ヵ所、2020年7,223ヵ所と増加（厚労省「令和2（2020）年医療施設調査」）。ただし、実際に精神科診療を行っているのは4,000ヵ所程度と推測される。

診療所精神科医療の先駆者たち
たとえば、和迩秀浩1974（昭和49）年は倉敷市で開業、浜田晋も1974（昭和49）年東京都上野で開業、生村吾郎は1978（昭和53）年、兵庫県明石市で開業した。

ックの開業が相次ぐことになった。精神科診療所は自由開業医制度のもと、フリーアクセスが保障され、立地条件や地域ごとのニーズに対応して、各地で多様な展開をしている。

[3] 精神科診療所のさまざま

精神科診療所といっても開設者の理念、開設地域とそのニーズにより、その規模や診療内容は実にさまざまである。規模で最も多いのは医師と事務職員のみ常勤で、看護師等は非常勤という最小単位で運営されている診療所であり、全体の半数以上を占めている。そこでは診察室での医師による診療（**通院精神療法**）と投薬を用いた通院継続により、回復を目指している。しかし、来院者の多くはさまざまな生きづらさや生活上の諸問題を抱えており、医師の診療だけでは症状や生活の改善を期待できないものも少なくない。外来に**精神保健福祉士**（以下、**MHSW**）を配置し、来院者の困りごとの相談にのり、**ケアマネジメント**を行って、患者の希望、ニーズに沿った、必要な支援につなぐことが求められるが、対応できている診療所は残念ながら4分の1程度である[2]。

受診者や地域のニーズにこたえて地域ケアを担ってきた診療所では、看護師、MHSW や臨床心理士、作業療法士を配置して、**デイケア・ナイトケア・ショートケア**を併設し、また**訪問看護ステーション**を持つところもあるなど、多職種連携でチーム医療を行っており、そうした施設では従業員規模は50名を超える。これに加え、グループホーム、就労支援事業所など障害福祉サービス事業所を同法人内に持つところでは更に大規模となっている。

こうした診療所は**多機能型精神科診療所**と呼ばれているが、いずれの診療所も、地域で来院者のニーズに対応して、診療活動を行い、必要となったものを工夫し作ってきた産物である。

近年、来院患者が多様化する中で、特定の疾患や治療技法に特化した、より専門的な診療を行う診療所も増えている[3]。診療所の外来においては、来院者の様態も明らかに変化しており、発達障害やトラウマ関連の病態が増えてきている。そうした変化に対応して、臨床心理士との協働が求められたり、デイケア運営も、利用者それぞれのニーズに即した多様なプログラム運営が必要となるなど、多職種協働による診療のあり方が、今後の課題である。

[4] 精神科診療所のこれからと精神保健福祉士（MHSW）への期待

精神障害にも対応した地域包括ケアの構築に当たっては、**多職種協働**とともに**多機関連携**が欠かせないが、ここでは診療所における MHSW の役

ケアマネジメント
支援を必要としている人が抱えている課題やニーズに基づいて、それらを解決して希望を実現していくためのプロセスやシステムのこと。

割が極めて重要となってくる。

　これまで外来医療軽視の施策が続けられてきたため、精神科診療所において、必要なマンパワーを雇用して、チーム医療を行うことが困難であった。2022（令和4）年の診療報酬改定で、外来で常勤のMHSWがいて他機関との連絡調整など適切な支援を行った場合、条件を満たせば**療養生活継続支援加算**として通院者一人につき、月3,500円が診療報酬に加算されることになった。果たしている役割に見合った額ではないが、外来におけるMHSWの業務が評価されたことは画期的で、これにより、多くの精神科診療所でMHSWが常勤雇用で配置され、来院者に必要な支援を診療所内だけではなく、地域の支援者につないで連携を強化していくことになれば、地域の外来医療が様変わりすることは間違いない。

　これからの外来医療は、単に症状の改善、機能の回復を目的にする**臨床的リカバリー**だけではなく、来院者それぞれの生活や人生に注目して、地域でその人らしく、豊かな人生を歩んでいくことを目指す**パーソナルリカバリー**に貢献するべきであろう。診療所での丁寧で手厚い個別の支援とともに、地域の関係機関との顔の見える密な連携と協働が求められるが、そのためにもつなぎ役、調整役として精神科診療所におけるMHSWは欠かせない重要な存在である。

臨床的リカバリーとパーソナルリカバリー
臨床的リカバリーでは症状や機能の改善を目指すのに対し、パーソナルリカバリーでは、当事者の希望する人生の到達を目指す。

B. 訪問診療、往診

[1] 精神科医療における訪問診療、往診

訪問診療、往診
訪問診療は医師が通院困難なものに対して、定期的、計画的に自宅を訪問して診療を行うもの。往診は要請に応じ、医師が必要性を判断した場合に、予定外に患家に赴き診療するもの。
➡ p.204 第4章3節B.

　入院医療全盛期の精神科医療では、治療の場は病院・病棟であったため、病院からの往診は収容入院を目的とするものであった。多くは医師、看護師ら数名で患家を訪れ、拒否する患者であっても催眠・鎮静剤を投与して、傾眠状態にして病院に連れていくというのが常套手段で、こうした往診は「患者迎え」、「患者狩り」と称して広く行われてきた。やがて、こうした強制的な入院のための往診は、人権を無視した医療行為であるとして批判され減っていった。そうした経緯もあり、精神科医の中には患家に出向く往診についてタブー視する傾向もある。そのため、病院の医師は家族が往診を希望して相談に訪れても「連れてくれば診る」という姿勢を崩さず、ひきこもる人たちやその家族のもとに足を運ぼうとはしなかった。

　1970年代になって前項で紹介したように、病院を出て地域の生活の場に医療の場を求めて診療所を開業する**地域医療の先駆者**が登場してきた。彼らは本人や家族、また関係機関からの要請があれば、気軽に往診して患者・家族と丁寧にかかわり、必要があれば投薬や注射などの診療行為をし

て定期的な訪問診療を行いながら病状の安定化を図った。当時、一部の地域においては精神疾患での往診は保険請求をしても認めないこともあったが、タイムリーに対応して患者や家族の苦悩に寄り添い、入院を回避して地域で支えていくためには欠かせない医療行為であった。1980年代になると、こうした先達に学んで、地域ケアを指向して、往診・訪問診療を行う診療所が増え、積極的に患家を訪れて、生活の場を離れずに治療を継続することを本人、家族ともども学ぶ経験を積んでいくことになった。

[2] 訪問診療、往診の必要性

　入院医療中心から地域生活中心へという精神科医療の流れの中で、地域包括ケアが謳われ、地域での多職種による**アウトリーチ**活動の必要性が語られるようになった。そこでは主に長期入院者の退院・地域移行、地域定着支援の観点から訪問支援、訪問診療が語られてきたが、地域を拠点にして活動している診療所からすると、地域には医療的支援を必要としながらもさまざまな理由で受診できないでいる人たちが多数存在することも看過できない課題である。また、**8050問題**として社会問題化しているひきこもる人たちは110万以上ともいわれ、その8割以上が医療的ケアを必要とする人たちであるにもかかわらず、これまでの外来医療に従事する精神科医は積極的にかかわろうとせず、放置してきたのである。地域で取り残されている数多のひきこもりや苦悩する家族の存在は、病院医療に軸足を置いたまま、必要な外来医療を行ってこなかったこれまでの精神科医療の不作為の結果であり、今日、外来医療に携わるものが取り組むべき喫緊の課題である。

　地域に拠点を有する精神科診療所は増加の一途を辿っているものの、**日本精神神経科診療所協会**の調査では、会員診療所で訪問診療を行っている施設は14.1％にとどまっている。多くの診療所は来院患者が増え、診療や書類業務に追われており、往診や訪問の要請に応じられていないのが実情であるが、病院勤務の後に開業する多くの精神科医たちは、訪問診療、往診の経験がほとんどなく、トレーニングの機会もないことも、往診や訪問診療に消極的な理由となっている。

　2004（平成16）年に重度精神障害者の生活支援と医療的支援を多職種チームで24時間実施しようと京都市内で**ACT-K**が立ち上がり、訪問診療と多職種チームによる訪問支援がはじまったが、全国的にも若い医師たちが呼応してACTチームが活動を行っていった。最近は、精神科訪問診療を往診専門クリニックとして行うものも増えつつあり、訪問診療への関心は高まってきている。

アウトリーチ
手を伸ばすことを意味し、疾患や障害を持ち地域で暮らすものに対して、地域生活を維持するために医療的、福祉的サービスを届けること。

8050問題
80代の親が、長年ひきこもる50代の子どもの生活を支えていて、親子ともに社会的に孤立化し生活が立ち行かなくなって深刻な問題となっている。

（公社）日本精神神経科診療所協会
1974（昭和49）年12月、全国の開業精神科医が集まって日本精神神経科診療所協会を結成、結成当時の会員は150名、現在の会員数は1690名を数える。

包括型地域生活支援プログラム
ACT: Assertive Community Treatment
「アクト」と読む。重い精神障害を持った人であっても地域社会の中で自分らしい生活ができるように包括的な訪問型支援を提供するケアマネジメントモデルの1つ。
➡ p.155 本節 D. [3]

［3］往診・訪問診療の実際と精神保健福祉士（MHSW）の役割

　診療所では通院中断をした結果、再燃して家族が入院相談に来院したり、一人暮らしの患者で薬も切れたまま通院日に来院せず、安否も気遣われる状態であったり、また訪問看護ステーションから往診対応が必要と判断される場合であったり、市の生活保護課、障害福祉課、保健所、社会福祉協議会、若者サポートステーション等々からの急ぎの往診依頼が来たり、本人からSOSの依頼があったりする場合など、緊急的な対応が求められ、タイムリーに患家に出向き、チームでの対応が必要となることが少なくない。

　また、ひきこもる人たちへの対応を求められることも増えており、これらは地域の診療所が引き受けるべき課題である。ひきこもる人たちは、過去には統合失調症圏など精神病圏の人で、医療中断者、未治療・未受診の方たちが多かったが、最近は社交不安障害、うつ病、強迫性障害、PTSD、トラウマ等々さまざまで、発達障害を有する人も多い。本人と直接かかわれるようになってからも、その人らしさを取り戻して社会生活を送れるようになるまでには、長期の根気強い訪問支援が必要になる。

　それだけに精神科医の訪問診療だけでは、袋小路に陥って、燃え尽きたりすることもあるため、診療所内、外の多職種チームで協働して取り組む必要がある。この過程で、MHSW は、精神科医とともに当事者や家族に寄り添い、他の支援者、関係機関へのつなぎや連絡調整を担う重要な役割がある。ひきこもる人の家族の半数以上は医療機関を訪れている。門前払いすることなく、家族の労をねぎらい、ケアマネジメントしながら主治医につなぎ、チームで協働するためのつなぎ役を担うが、自院での取り組みが困難であれば、MHSW がしっかりと支援するチームにつないでいくことが求められる。今日、地域の課題として取り組むべきであるとして、地域のメンタルヘルスに責任を持つチーム、いわゆる**コミュニティメンタルヘルスチーム（CMHT）**を立ち上げていこうという提案もなされているが、この際にも精神科医とともに外来医療を担う MHSW が、この分野で活躍することが大いに期待される。

C. 訪問看護

［1］訪問看護とは

　訪問看護とは、看護師が在宅療養者等の生活の場に出向き、対象者とその家族に保険給付などを伴って提供する看護である。法的には医師の指示のもとに行うこととなっており、主に訪問看護ステーションや医療機関から提供される。

訪問看護の歴史は古く、慈善事業の一環からスタートしている。1970年代に入ると、高度経済成長と共に、日本は高齢化社会に突入し、一部の自治体から事業としても提供されるようになった。1980年代になると、急速な高齢化と共に老人医療費の増大が問題視され、高齢者の保健医療福祉の法整備が推し進められた。訪問看護は1982（昭和57）年「老人保健法」の制定により、初めて制度化された。続く1986（昭和61）年には健康保険診療報酬が改定され、「精神科訪問看護・指導料」が、1988（昭和63）年には「在宅患者訪問看護・指導料」が認められたことから、高齢者に限らず在宅で療養するすべての年代の人を対象に、医療機関から訪問看護を提供できるようになった[4]。

［2］訪問看護のしくみ

訪問看護は介護保険と医療保険で提供されるサービスである。**介護認定**を受けている者は**介護保険**の給付サービスとなる。要介護1～5の認定を受けた者は、居宅介護支援事業所のケアマネージャーが居宅サービス計画（ケアプラン）を作成し、要支援1,2の認定を受けた者は、地域包括支援センターが介護予防サービス計画（介護予防ケアプラン）を作成する。利用者は費用の1～3割を自己負担として支払う。

介護認定を受けていない場合の訪問看護は医療保険の利用となる。訪問看護は、介護保険の給付が医療保険の給付よりも優先される。

訪問看護を受ける際には、主治医が訪問看護の必要があると認めた者に対し、主治医が記載した「訪問看護指示書」の交付が必要となる。加えて介護保険の場合にはケアプランに組み込まれる必要がある。訪問看護は原則として週3回まで、1回の訪問時間は30分～1時間30分程度が標準となっている。ただし、厚生労働大臣が認める疾病等の利用者には週4回以上の訪問が可能である。また、病状の悪化等により主治医から「特別訪問看護指示書」が交付された場合は、月1回、最長14日間の訪問が可能になる[4]。

［3］精神科訪問看護

精神科訪問看護の制度に関しては、身体疾患とは別の枠組みが設けられている。精神疾患を有する療養者への訪問看護は精神科医療機関及び、訪問看護ステーションから提供されている。精神科訪問看護の訪問看護従事者は、精神疾患についての**相当の経験**を有する保健師、看護師、准看護師または作業療法士が行うことが条件となっており、高い専門性が求められている。そのため、訪問看護ステーションでも精神科訪問看護に従事する

介護認定を受けている場合の例外について
介護認定を受けていても、医療保険が適応される場合が以下である。
①厚生労働大臣が定める疾病等
②特別訪問看護指示書が発行された場合
③認知症以外の精神疾患（精神科訪問看護指示書に基づく訪問看護）

精神科訪問看護に従事するスタッフの条件
以下の①～④のいずれかに該当する場合のことをいう。
①精神科を標榜する保健医療機関において、精神病棟または精神科外来に勤務した経験を1年以上有する者、②精神疾患を有する者に対する訪問看護の経験を1年以上有する者、③精神保健福祉センターまたは保健所等における精神保健に関する業務の経験を1年以上有する者、④専門機関等が主催する精神科訪問看護に関する研修（3日間程度）を修了している者。

スタッフが確保できていないところもあることや、精神科に特化した訪問看護ステーション（**精神科訪問看護ステーション**）もあるため、利用の際には確認が必要である。

精神科訪問看護は医療保険の診療報酬の枠組みで提供される。精神科訪問看護は、「精神科を標榜する保健医療機関において精神科を担当する医師」からの「精神科訪問看護指示書」の交付が必要となるため、事実上、精神科医しか、精神科訪問看護の指示は出せないこととなっている。また、精神科訪問看護は通院と同様に、**自立支援医療制度**の対象となっている。

訪問看護の運営はそれぞれの事業所の方針で異なる。制度上、介護保険にも対応してくれる事業所、24時間体制で緊急時も対応してくれる事業所、土日祝日も訪問可能な事業所などがあるため、利用者のニーズに沿った事業所を探していくことが望ましい。

（1）精神科訪問看護の目的や役割

精神科訪問看護の対象者は「精神疾患を有する者とその家族等」と示されている。その解釈は幅広く、通院が困難で本人が介入を拒否しているケースから、リカバリーをめざしてさまざまな活動をしているケースにまで訪問看護を提供している。それは精神科訪問看護の目的が、利用者が望むこと、夢や希望が実現できるように必要なサポートを提供することにあるため、症状のみの安定に目標を置かず、本人中心のマネジメント支援を展

表2-6-1　精神科訪問看護のケア内容

1) **日常生活の維持／生活技能の獲得・拡大**
　食生活・活動・整容・安全確保、等のモニタリングおよび技能の維持向上のためのケア
2) **対人関係の維持・構築**
　コミュニケーション能力の維持向上の援助、他者との関係性への援助
3) **家族関係の調整**
　家族に対する援助、家族との関係性に関する援助
4) **精神症状の悪化や増悪を防ぐ**
　症状のモニタリング、症状安定・改善のためのケア、服薬・通院継続のための関わり
5) **身体症状の発症や進行を防ぐ**
　身体症状のモニタリング、生活習慣に関する助言・指導、自己管理能力を高める援助
6) **ケアの連携**
　施設内外の関連職種との連携・ネットワーキング
7) **社会資源の活用**
　社会資源に関する情報提供、利用のための援助
8) **対象者のエンパワーメント**
　自己効力感を高める、コントロール感を高める、肯定的フィードバック

※医療機関および訪問看護ステーションの訪問看護師（18名）を対象としたインタビュー調査の内容を分析

出典）厚生労働省ウェブサイト「平成21年4月23日　第15回今後の精神保健医療福祉のあり方等に関する検討会 資料2」、p.2.

開しているからである[5]。そのために、精神科訪問看護の目的を明確にし、継続的に訪問看護を行ったり、また、専門家が提供する多くの障害者サービス自体がリカバリーの障壁になっていることなどもきちんと吟味し、訪問看護の頻度を減らしたり卒業を設定することもある。

精神科訪問看護のケア内容を（**表2-6-1**）に示す。訪問看護では「生活の場（基本的に居宅）」に出向いて支援を行う。精神科訪問看護の利用者は、物理的に生活行動ができないというよりも、生活行動への意欲がわかなかったり、集中できなかったりすることが多い。したがって、話を伺いながら行動に移るためのモチベーションやエネルギーが溜まることを待つことや、一緒に行動しながら本人の特性や必要な配慮をアセスメントすることが重要になる。そのために必要な時間を定期的に共有する中で、本人が「ほんとうにかなえたい夢や生活の実現」を共に形創る支援を地域で展開することこそが、精神科訪問看護だといえる。

(2) 精神科訪問看護の対象者としての家族

精神科訪問看護の支援には本人の人生や生活だけでなく、親、きょうだい、配偶者、子供への支援も含まれている。訪問看護で出会う家族は、利用者ともども社会から理解されず、見捨てられ、社会からの傷つきを抱えていることが多い。本人に関われずとも、家族が望むのであれば、まずは家族の話を伺うために訪問看護を利用することもできる。また、本人に関わる前に家族が関わりを拒否したりするケースも多くみられる。そういった家族も支援の対象であり、家族が本人のケアをしない権利を保障しつつ、同時に本人をケアする。その場合は、本人も家族も自分らしい人生を送ることができるように、共に支援する必要がある。

(3) まとめ

超高齢化社会を迎える日本は、医療計画も地域で包括的に支える仕組みづくりにシフトしていっている。そのための法や制度設計はめまぐるしく変わってきており、医療・福祉が垣根を超えて柔軟に連携していくことが求められている。すなわち、まだ経験もスキルも十分ではなくとも、福祉と医療の「ダブルマネジメント」を駆使したリカバリー支援の実現が要請されているといえよう。

D. アウトリーチ

[1] アウトリーチとは

多くの精神障害者は、病を抱えつつも外来医療や**精神科デイケア**などの資源を活用しながら在宅での生活を維持することができている。

しかし、中には病識不良による服薬中断や医療支援の必要性を認識していない方、もしくは何らかの理由で援助提供機関に来ることができない方など、精神保健福祉サービス機関に辿り着けない方々が存在する。

アウトリーチとは、このような方々を対象に、支援者が自宅や職場など対象者が活動している場に出向き、そこで活動をともにしながら支援を展開する営みのことを指す。**医学モデル**にもとづく治療に価値を置き患者を受け入れる精神科病院とは異なり、利用者が生活している場へ支援者が出向くという点で関係性の構築の仕方は大きく異なる。地域という場における主役は地域で暮らす利用者であることを踏まえると、彼らに受け入れてもらえるような関係性を構築することができなければ、支援を開始することはできない。よって、アウトリーチに携わる精神保健福祉士には、精神医学が内包する知の権力[6]を自覚した上で、利用者の希望や価値を尊重し伴走していく力が求められる。

知の権力
医師は専門的知識を有しており、病や患者を熟知している立場にあることから非対称性の関係に陥りやすいこと。精神医学を科学的な知の体系として認識することで精神科医に与えられる権力は正当化されるといった精神医学の知が内包する力のことを指す。

[2] 日本におけるアウトリーチ

日本でも 2004（平成16）年の「**精神保健福祉改革のビジョン**」において精神保健医療福祉の見直しに係る具体的な方向性が示された。そして「入院医療中心から地域生活中心へ」という理念にもとづき「**精神障害者アウトリーチ推進支援事業**」をはじめとしたさまざまな事業が展開されるなど、入院という形に頼らない支援の構築を目指している。

「精神障害者アウトリーチ推進支援事業」とは、受療中断者や自らの意思では受診できない等の理由により、日常生活上の危機が生じている精神障害者に対し、一定期間、保健、医療および福祉の包括的な支援を行うことを目的として、2011（平成23）年度から2013（平成25）年度まで実施された事業である。地域生活の維持には、本人の意向に寄り添う医療と生活支援を両立させるため、精神科医・保健師・看護師等の保健医療スタッフと、精神保健福祉士等の福祉スタッフとが「**多職種チーム**」として、それぞれの技術および価値観から多面的な視野のもとに協働して支援を行った。

精神保健福祉法
正式名称は、「精神保健及び精神障害者福祉に関する法律」。

2014（平成26）年度からは改正精神保健福祉法の施行に合わせて診療報酬に精神科重症患者早期集中支援管理料が設けられ、入院医療中心からの脱却をより強力に推進すべく、2017（平成29）年度からは「**精神障害にも対応した地域包括ケアシステム**」という新たな政策理念を掲げ、精神障害者が地域の一員として自分らしい暮らしを送ることができるよう、障害保健福祉圏域ごとの包括ケアシステムの構築を進めている。

[3] ACT

アウトリーチ活動の一環として ACT（包括型地域生活支援プログラム）がある。

ACT とは、重い精神障害をもつ人たちを対象にしたケアマネジメントの類型であり、保健・医療・福祉にわたる包括的なケアを多職種のチームアプローチで集中的に提供する方法である。利用者との関係性を構築しながら、利用者の希望する生活を医師や看護師、作業療法士、精神保健福祉士といった多職種チームで 24 時間 365 日支えるサービスである。

ACT は、世界的な**脱施設化**の流れの中、1960 年代後半にアメリカのウィスコンシン州で誕生した。当時、メンドタ州立病院の研究チームが、重い精神障害を抱えた入院患者の多くが院内で長い時間をかけてリハビリテーションプログラムを身につけても、結局は再入院に至るという現状を疑問視し、退院後の地域生活支援の量的、質的な貧困さ、責任の所在の曖昧さを指摘した。そこで彼らは、地域精神保健サービスは、重症精神障害者のためのサービスを最重点項目にすべきだという信念のもと、地域生活を維持するために必要な治療やリハビリテーションは、地域生活の場において行われることが効果的であると考え、24 時間 365 日アクセス可能な多職種チームを組織し、**地域生活訓練**（以下、**TCL**）として支援プロジェクトを開始した。結果、TCL プログラムの支援を受けた利用者は、対照群と比較して入院期間が短縮され、QOL、社会生活機能、サービス満足度が高いことが明らかとなり、世界の精神保健関係者に注目されるようになった。この TCL が現在の ACT のモデルとなっている。ACT プログラムの特徴[7]を以下に記す。

①伝統的な精神保健・医療・福祉サービスの下では地域生活支援を続けることが困難であった、重い精神障害を抱えた人を対象としている。

②看護師、ソーシャルワーカー、作業療法士、職業カウンセラー、精神科医など、さまざまな職種の専門家から構成されるチーム（多職種チーム）によってサービスが提供される。

③集中的なサービスが提供できるように、10 人程度のスタッフから成るチームの場合、100 人程度に利用者数の上限を設定している。

④担当スタッフがいない時でも質の高いサービスを提供できるように、チームのスタッフ全員で 1 人の利用者のケアを共有し、支援していく。

⑤必要な保健・医療・福祉サービスのほとんどを、チームが責任をもって直接提供することで、サービスの統合性をはかっている。

⑥自宅や職場など、利用者が実際に暮らしている場所でより効果の上がる相談・支援が行われるように、積極的に訪問が行われる。

包括型地域生活支援プログラム
ACT: Assertive Community Treatment
「アクト」と読む。

地域生活訓練
TCL: Training in Communitity Living

第2章 ● 精神疾患の治療 ─ 6・地域精神医療

⑦原則としてサービスの提供に期限を定めず継続的なかかわりをしていく。

⑧1日24時間、365日体制で、危機介入にも対応する。

　実際、訪問先で提供される支援は、生活支援や余暇活動支援、家族支援や社会的な支援など幅広く、どの職種であっても対応できることが求められる。またACTは、個々の利用者に対して柔軟なサービスを提供することを原則としているが、スタッフの燃え尽きを回避しつつサービスの質を保ちながらこの原則を可能にするため、1チームの利用者の上限人数を100人程度と定めたり、利用者からの要請にすぐ応じることができるようキャッチメントエリアを設定するなど一定の基準を明確に定めている。こうした基準への適合性を確認するため、ACTチームは、ACTの標準モデルへの適合度評価尺度を用いた外部評価を受けている。

　日本では、2002（平成14）年度に国立精神・神経センター国府台病院において厚生労働科学研究費の助成を受けてACT-Japan（ACT-J）のパイロットプログラム事業が開始されたのを皮切りに、さまざまな団体がACTと称するチームを立ち上げ活動している。現在、一般社団法人コミュニティメンタルヘルスアウトリーチ協会（旧全国ACTネットワーク）[8]に登録している団体は22チームである。

　精神病床数の多さから世界的な脱施設化の流れに後れをとる日本において、ACTのような重度の精神疾患を抱えた利用者を精神科病院ではなく地域で支えるためには、利用者の**ストレングス**に着目し彼らの**リカバリー**を信じながら伴走できる力が求められている。

E. 精神科デイケア

　精神科デイケア（以下、デイケアと略す）は、通院患者に対する集団の力を用いた医療とリハビリテーションが融合した治療方法である（**図2-6-1**）。デイケアは、1974（昭和49）年、精神科デイ・ケア料（診療報酬では精神科デイ・ケア）として厚生省によって診療報酬として認可された（この頃の精神病床数は人口1万対24床程度）。当時、精神科デイ・ケアは、外来治療の新しい形態、社会復帰を目指した治療と位置付けられ、集団療法、グループ活動、レクリエーション療法などを絡めた治療方法と定義されていた。精神科デイ・ケア等は実施規模で小規模と大規模、実施時間によりショート・ケア、デイ・ケア、デイ・ナイト・ケアにそれぞれ分けられ、人員配置基準が決まっている。

　2018（平成30）年の630調査によると、精神科デイ・ケアに取り組んでいる施設数は精神科病院で1,095ヵ所（精神科病院数1,604ヵ所の68.3

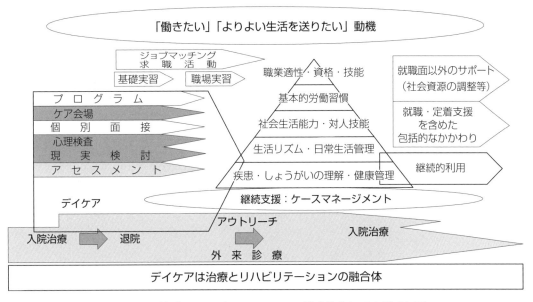

図2-6-1　治療とリハビリテーションの融合体としてのデイケア

出典）筆者作成.

%）、精神科診療所 427 ヵ所、精神保健福祉センター 15 ヵ所で、全国では
1,537 ヵ所であった。実施総数の 71.2％が精神科病院で、実利用者は 80,
208 人であった。疾患別では統合失調症で減少傾向にあり、気分障害圏や
発達障害での利用が増加傾向にある。時代の変化に合わせて、デイケアが
多様な精神疾患を対象にしたリハビリテーションに取り組んでいる表れで
ある。

[1] 精神科デイケアの意義と役割

　デイケアは、患者の日常生活場面での対人関係対処能力、生活力、状況
把握能力や問題への処理能力等を的確にとらえることが出来る場である。
デイケアでは、患者の状態を的確に把握し、多様な集団活動と個別支援を
組み合わせて、ニードに即した適切なプログラムを多職種によるチームア
プローチ（当事者スタッフを含め）を取って提供している。精神疾患や精
神障害への理解を促し、治療中断や再発を防止し、患者の希望に沿った生
活をサポートし QOL を改善する効果がある。また仲間を作る場でもあり、
お互いをサポートしあえる場でもある。家族教室や家族会では、家族への
疾病教育や障害の理解、家族が持つ悩みや患者へのサポートについて家族
同士の交流による意見の交換が行われる。精神疾患の治療とリハビリテー
ションにとって、疾病や障害について家族の理解は欠かせないものである。
　デイケアでは、言語的、非言語的集団療法、社会生活技能訓練（SST）

などの認知行動療法、認知療法、レクリエーション療法、作業療法、音楽療法、絵画療法、運動療法、園芸療法などの療技法が用いられている。デイケアのプログラムはこれらの技法の組み合わせから成り立っている。

[2] デイケアの実際とデイケアプログラムに求められること

　精神疾患のリハビリテーションにとって社会とのかかわりは欠かせない。

　デイケアの活動が、施設内活動にとどまっていては、リハビリテーションの効果は半減する。施設外での活動がプログラムに組み込まれている必要がある。プログラムは、各個人にとってリハビリテーションメニューともいえるもので、目標が明確になっていることや目標に向かって一歩一歩前進していることを実感できることが継続につながる。仲間同志での学習の機会や、何でも言える自由な雰囲気があることが大切である。

　デイケアの大きな目標は、①ストレスに対処できるようになる②ストレッサーに対処できるようになる③ストレス耐性をたかめられるようになることである。ストレスに対する脆弱性は精神疾患が再発する引き金になる。

(1) 健康管理、障害理解について

　デイケアでは、主に身体の健康管理や障害理解のプログラムを定期的に実施している。生活習慣や薬物療法による影響によって、身体的疾患を併発している方も多く、健康管理を適切に維持することが大切である。利用者の中には「就労を希望するが、障害理解は行おうとしない、または必要と気づいていない」という者も多く、障害・疾病理解や健康管理のプログラムを通じて病状のセルフコントロール、健康管理、自己の状態に応じた援助要請のスキルの獲得を目指している。

(2) 日常生活管理について

　金銭の管理や、身だしなみなどの日常生活管理は、生活の破綻が病状悪化につながる場合があるので、侵襲的にならないような配慮をし、重点的に行なう。考えや興味の幅を広げる、生活の管理方法を学び実践する他、社会資源の利用など、デイケアが開所していない日でも自立した生活が送れるようプログラムを組む。就労や就学、社会参加にとって、日常生活の安定は必須であり、そのために必要な生活スキルを学習できるように配慮する。

(3) 対人技能について

　コミュニケーションに課題を抱える利用者も多く、**社会生活技能訓練（SST）**等のプログラムで、就労しながらデイケアを併用している利用者は、職場での困った場面（昼休みの雑談等）をSSTで練習し実践している。また、プログラムに限らず、利用者の年齢層等の幅が広いため、日常

社会生活技能訓練
SST: Social Skills Training
SST普及協会では、「社会生活スキルトレーニング」の和語を用いることを提唱している。

158

デイケアの場に参加するだけで、利用者が自己の課題に気付くことも多い。█████████

　就労の面からみれば、自分で、適切な人を選び、相談して解決出来るスキルの獲得も重要となる。

　これらは①生活力②認知、集中力③健康力④交流力⑤病気への対応力の五つの課題にまとめられる。これらに取り組むことにより、利用者のQOLが向上する。

［3］ まとめにかえて

　デイケアでは、訪問診療や訪問看護などを含むアウトリーチ活動や障害者総合支援法での障害福祉サービスなどの活動やハローワーク、学校、会社など利用者を取り巻く諸機関との連携が重要である。デイケアが社会の諸関係から切り離された活動になるならリハビリテーションとしての効果は得られない。

　デイケアは治療と**リハビリテーションが融合した活動**であり、**利用者主体の活動**を軸に利用者の**強みと希望**を尊重し、多様な治療プログラム（多様性、個別性、集団性）を提供する。デイケアでは、疾病や障害への理解を促し、症状への対処を学び、対人関係、遂行機能を改善する。治療の中断や再発を防止し、利用者のQOLを改善する。

リハビリテーションが融合した活動
hand to hand

利用者主体の活動
user centered

強みと希望
strength and hope

注）

ネット検索によるデータの取得日は，いずれも2022年6月7日．

(1) 厚生労働省ウェブサイト「令和2（2020）年医療施設（静態・動態）調査（確定数）・病院報告の概況」．

(2) 精神科診療所から見た精神科医療のビジョンプロジェクト委員会編『精神科診療所から見た精神科医療のビジョンプロジェクト報告書2016』日本精神神経科診療所協会，2017．

(3) 原田誠一編『メンタルクリニックが切り開く新しい臨床』外来精神科診療シリーズ，中山書店，2015．

(4) 河野あゆみ編『在宅看護論』新体系看護学全集，メヂカルフレンド社，2016，pp.2-93．

(5) 一般社団法人全国訪問看護事業協会監修『精神科訪問看護テキスト―利用者と家族の地域生活を支えるために』中央法規出版，2020，pp.16-19．

(6) フーコー，M. 著／慎改康之訳『精神医学の権力』筑摩書房，2006．

(7) 西尾雅明『ACT入門―精神障害者のための包括型地域生活支援プログラム』金剛出版，2004，p.16．

(8) 一般社団法人コミュニティメンタルヘルスアウトリーチ協会ウェブサイト．

街中のクリニックから

まるいクリニック　MHSW　知名純子

　京都のビジネス街であり、三大祭の1つ「祇園祭」の山鉾が立つ地域に、当院は立地している。クライエントの層が幅広いため、必要に応じて提供するサービスを展開してきた。

　発達障害者の学習・交流会からはピア活動が生まれ、一階のロビー空間では月替わりでクライエントの作品展を開催している。市民向け講演会におけるメンバーの体験談発表は想像以上に好評だった。さまざまな活動からクライエントの可能性を実感する度に、回復のプロセスに寄り添う意義を実感してきた。

　とは言え、クライエントは精神科ユーザーであり、薬物治療を必要としていることが多い。あるメンバーは「デイケアで友達ができずに寂しい」と面接室で流涙し、すっかり塞ぎこんでいた。私は気持ちを受け止めつつ、でも、どこかで腑に落ちなかった。数年の付き合いがあり経過を知っていたからだろう。思い切って「いつもと様子が違うように感じるのだけど調子はどうですか」と尋ねてみた。「もしかしたら、うつかも知れません。3日前から眠りにくいし」とのこと。そこで面接を短時間で切り上げ、臨時で診察を受けてもらうことにした。抗うつ剤が増量された結果、3日後の来所時には「もうすっかり元気になりました。少ないけど友達も居るのにあんなに落ち込むなんて恥ずかしいです」と笑顔で話してくれた。薬物治療による回復の早さに驚くと同時に、もしあの面接で傾聴、受容、共感のみに徹していたら、その後の展開はどう違っただろう……と考え、MHSWの支援では、医学・医療の知識が不可欠なのだと実感した。

　医療機関でのクライエントの支援は多職種連携によって成り立っている。そのため、MHSWは自身がどのような専門職かを説明できるだけでなく、他職種の役割についても熟知しておくことが前提となる。ある日のクリニックにおける事例検討会では「共感」について職種ごとに意見が分かれた。支援には当然「共感」が欠かせないとする私の意に反して、公認心理師は「共感はできなくても、相手に満足してもらえる面接をプロとして提供すべき」とし、作業療法士は「完全な共感など存在しない。しかし専門職として相手の悩みを理解しなければならない」と述べた。また精神科医は「自傷他害の気持ちに共感はできないが、適切な治療で患者の苦痛を軽減するスキルがある」と語った。なるほど、どの説明にも一理ある。ふと、これまで大事にしてきた「共感」ではあるが、果たして私が用いてきた言葉は他職種に正しく伝わっていたのか、もしかしたらMHSW同士でさえも、伝わっているはずと過信していたのではないかと反省し、以後は一層丁寧に言葉を扱うようになった。

　現場実習に臨むとき、みなさんは緊張と不安でいっぱいだろう。でも実習は、クライエントやMHSWの先輩、他の専門職種から気づきをもらい、自己覚知を深める機会でもある。クライエントに寄り添い丁寧なコミュニケーションを心がけることで、互いに刺激し成長し合える関係であることを実感してほしい、と願っている。

■ 理解を深めるための参考文献

● 青木省三・塚本千秋編『心理療法における支持』日本評論社，2005.
さまざまな分野の専門家が精神療法における支持的対応について論じ、面接の実例を示している。

● 中村敬監修『よくわかる森田療法』主婦の友社，2018.
一般の読者向けの解説書。心の病気、森田療法の基本的観点、入院および外来森田療法の進め方などについて、イラストや図を用いてわかりやすく説明している。

● アーサー・フリーマン著／遊佐安一郎訳『認知療法入門』星和書店，1989.
米国認知療法センターの指導者が日本で初めて開催された認知療法セミナーのために書き下ろしたテキストの訳書。この療法の初学者のための入門書である。

● 村瀬孝雄編『内観法入門』誠信書房，1993.
内観法の考え方と実際について、一般向けに丁寧に解説されている。内観に関するQ&Aも理解の助けになる。

● 遊佐安一郎『家族療法入門─システムズ・アプローチの理論と実際』星和書店，1984.
家族療法において精神分析的視点や行動療法的視点の後に発展したシステム論的アプローチについて、要領よく解説されている。

● 近藤喬一・鈴木純一編『集団精神療法ハンドブック』金剛出版，2001.
集団精神療法の多岐にわたる実践と、普遍的な内容について学べ、集団精神療法を実践していくための基本的な内容について詳しく理解することができる。

● 日本精神神経学会 ECT・rTMS 等検討委員会編『ECT グッドプラクティス　安全で効果的な治療を目指して』新興医学出版社，2020.
実際の臨床場面を想定した電気けいれん療法の手技や注意点を学ぶことができる。

● 山根寛『精神障害と作業療法』三輪書店，2017.
精神の病と生きる精神障害をもつ人に貢献する作業療法とは何かについて、歴史の変遷、現在の精神科リハビリテーションにおける位置などと合わせて、作業療法の臨床実践方法を解説した本。作業療法の教科書の１つ。

● 原田誠一編『メンタルクリニックが切り開く新しい臨床』外来精神科診療シリーズ，中山書店，2015.
シリーズ全10冊のうちの１冊で、多様な実践という副題の示す通り、診療所という小さな拠点を舞台に繰り広げられる多種多様な、本気の診療活動、精神科医療の領域の広さと深さを知ることができる。

● 小瀬古伸幸『精神疾患を持つ人を、病院でない所で支援するときにまず読む本 " 横綱級 " 困難ケースにしないための技と型』医学書院，2019.
精神科訪問看護を始める看護師に向けての手ほどきを示した本。事例も豊富で具体的な対応が収められており、精神科訪問看護師の支援の内容も具体的に理解できるため訪問看護の仕組みや看護師が何を考えて関わっているのかを理解しやすい。

● モシャー，L. R. ＆ブルチ，L. 著／公衆衛生精神保健研究会訳『コミュニティメンタルヘルス　新しい地域精神保健活動の理論と実際』中央法規出版，1992.
地域精神保健を展開するうえで、リカバリー支援の基本中の基本となる本。精神保健福祉士を目指すのであればぜひとも読んでいてほしいテキスト。

● 高木俊介『ACT-K の挑戦─ ACT がひらく精神医療・福祉の未来』サイコ・クリティーク 5，批評社，2017.
京都で民間の ACT（ACT-K）を立ち上げた高木俊介医師が、ACT での活動を通して、日本の精神医療・福祉の現状に対する問題点を炙り出し検証した書である。

● 日本デイケア学会編『新・精神科デイケア Q & A』中央法規，2016.
精神科デイケアの実践を学べる書である。

● レーガン，M. 著／前田ケイ監訳『ビレッジから学ぶリカバリーへの道─精神の病から立ち直ることを支援する』金剛出版，2005.
精神疾患からの回復にとって大事な視点が実践を通して学べる書である。

●ラップ，C. A. & ゴスチャ，R. J. 著／田中英樹監訳『ストレングスモデル（第3版）—リカバリー志向の精神保健福祉サービス』金剛出版，2014.
リカバリーの視点から精神保健福祉サービスが陥りやすい問題点が明確にされ実践に役立つ書である。

第3章 精神医療の動向

精神医学と精神医療は異なる。精神医学的治療が行われるのが精神医療の現場であるが、精神医療の現場は治療のために最適の環境にあるかというと必ずしもそうは言えない。本章では、世界でも特異な展開をしている日本の精神医療の現実と現行の制度を学び、精神保健福祉士が担う課題を考える。

1

さまざまな統計のデータを基に患者数・年齢分布・診断名とともに、入院病床数・入院期間・退院転帰などを学び、日本の精神医療の現状について理解を深める。

2

医療制度改革が進む中で精神科が遅れている背景を学び、日本の精神医療を抜本的に改革していくためには何が必要なのかを考える。

3

診療報酬によって誘導されている病床の機能分化や地域医療連携が図られている現状を学び、精神保健福祉士が担う課題を理解する。

1. 精神疾患を有する患者の動向

A. 精神疾患を有する患者について

精神疾患を有する総患者数（知的障害は除き、てんかんは含まれる）は、2002（平成14）年に約258万人だったのが2017（平成29）年には約419万人まで増加した。これは主として**外来患者数**の増加を反映している。2002年に約224万人だった外来患者数は、2017年には約389万人へと、1.7倍までに増加した。一方、**入院患者数**（一般病床へ入院する精神疾患者を含む）は、約35万人から約30万人へと減少している（**図3-1-1**）[1]。

外来患者の年齢層別推移を見ると、どの年齢層も増えてはいるが、特に75歳以上は2002年に約29万人だったのが2017年には約93万人と、約3倍にまで増加している（**図3-1-2**）[1]。

外来患者の診断別推移では、**気分（感情）障害**は2002年の約69万人が2017年には約125万人に、また**神経症性障害**、**ストレス関連障害**、および**身体表現性障害**は、同じく約49万人が約83万人となり、この2つの疾患群で全体の約5割を占めるに至った。一方、**統合失調症**は、2002年の約53万人が2017年には約64万人へと増えてはいるが、構成比では24％から16％へと下がっている。**アルツハイマー型認知症**は2002年の約7万人が2017年には約51万人と、最も高い増加率を示した（**図3-1-3**）[1]。

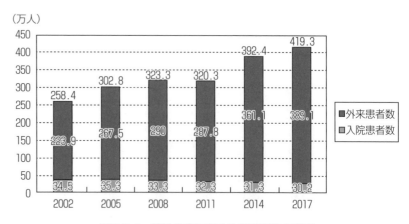

（万人）

図3-1-1　精神疾患を有する総患者数の推移
注）2011年の調査では宮城県の一部と福島県を除いている．
出典）厚生労働省「第1回精神障害にも対応した地域包括ケアシステムの構築に関わる検討会」（資料2）2020年3月18日．

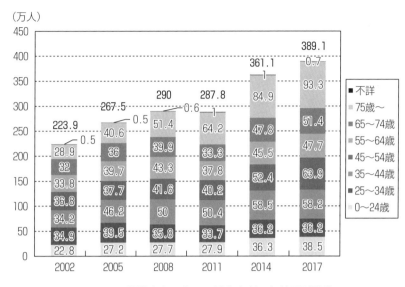

（万人）

図 3-1-2　精神疾患を有する外来患者の年齢層別推移

注）2011 年の調査では宮城県の一部と福島県を除いている.

出典）厚生労働省「第 1 回精神障害にも対応した地域包括ケアシステムの構築に関わる
　　　検討会」（資料 2）2020 年 3 月 18 日.

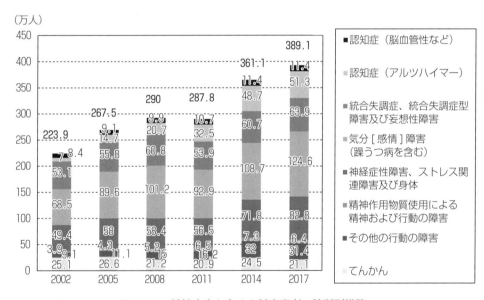

（万人）

図 3-1-3　精神疾患を有する外来患者の診断別推移

注）2011 年の調査では宮城県の一部と福島県を除いている.

出典）厚生労働省「第 1 回精神障害にも対応した地域包括ケアシステムの構築に関わる検討会」（資料 2）
　　　2020 年 3 月 18 日.

入院患者の年齢層別推移では、64歳以下のどの年齢層でも減少している。64歳以下の合計は、2002年の約20万人が2017年に約11万人となっている。一方で、65歳以上は約4万人増えており、その結果、65歳以上の割合が、2002年に43％だったのが2017年には62％と逆転した（**図3-1-4**）[1]。

入院患者の診断別推移は、**統合失調症**が2002年に約20万人で全体の約6割を占めていたのが、2017年には約15万人、全体の約5割まで減少している。**アルツハイマー型認知症**は2002年の約2万人が2017年には約5万人と高い増加率を示し、一方で気分（感情）障害は、2002年の約2.6万人が2017年には約3万人と微増に止まっている（**図3-1-5**）[1]。

外来と入院の比較では、65歳以上とアルツハイマー型認知症の増加は共通しているが、外来の年齢層35歳〜64歳の増加、気分（感情）障害の患者、神経症性障害、ストレス関連障害、および身体表現性障害の患者数の増加は、入院者にはみられていない。

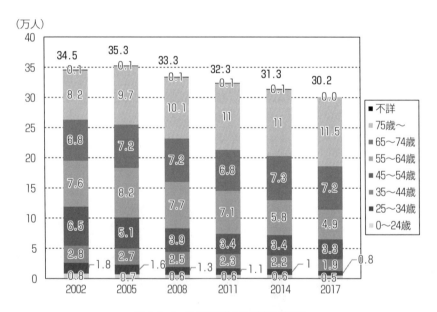

図3-1-4　入院患者の年齢層別推移

注）2011年の調査では宮城県の一部と福島県を除いている.

出典）厚生労働省「第1回精神障害にも対応した地域包括ケアシステムの構築に関わる検討会」（資料2）2020年3月18日.

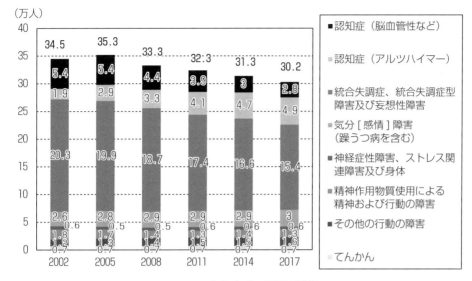

（万人）

図 3-1-5　入院患者の診断別推移

注）2011年の調査では宮城県の一部と福島県を除いている.

出典）厚生労働省「第1回精神障害にも対応した地域包括ケアシステムの構築に関わる検討会」（資料2）2020年3月18日.

B. 精神病床について

　精神病床を有する病院の数は、2002（平成14）年に 1,664 あったのが 2017（平成29）年には 1,610 と、54 病院減少した（**図3-1-6**）[2]。
精神病床数は、2002年の約 36 万床が 2017年には約 33 万床にまで減少し、同様に入院者数も約 33 万人から約 28 万人へと減少した（**図3-1-7**）[2]。

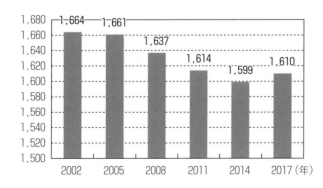

図 3-1-6　精神病床を有する病院数の推移

出典）厚生労働省「医療施設調査・病院報告（結果の概要）」のデータを著者集計.

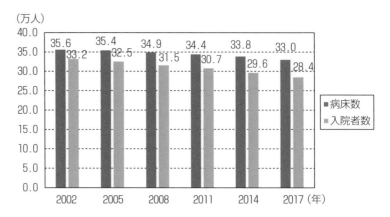

（万人）

図 3-1-7　精神病床の推移と入院患者数の推移（病院報告）
出典）厚生労働省「医療施設調査・病院報告（結果の概要）」のデータを著者集計.

C. 精神病床に入院している患者の在院期間と退院先

　精神病床に入院している患者の在院期間を 2000（平成 12）年、2008
（平成 20）年および 2016（平成 28）年の 3 ヵ年の 6 月 30 日に在院して
いた患者で、同様に退院先は、同じ 3 ヵ年の 6 月中に退院した患者の退院
先で比較してみる。

　総じて、3 ヵ月未満の入院者が約 1 万人増え、それ以外の在院期間は減
っている。特に 10 年以上在院者は 2000 年に約 10 万人いたのが、2016 年
には約 6 万人と、約 4 万人も減っている。一方、1 年以上在院者は 2000

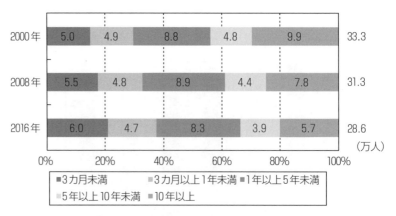

図 3-1-8　精神病床入院者の在院期間の推移
注）2011 年調査では宮城県の一部と福島県を除いている.
出典）厚生労働省「精神保健福祉資料」のデータを著者集計.

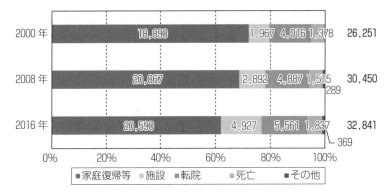

図3-1-9　精神病床入院者の退院先推移

注1) 2011年調査では宮城県の一部と福島県を除いている.

注2) 2007年から統計上にその他の項目が追加されている. また、2007年から統計上
　　 の施設をグループホーム・ケアホーム、社会復帰施設と高齢者施設に分けている
　　 がここでは合計して取り扱っている.

出典) 厚生労働省「精神保健福祉資料」のデータを著者集計.

年の70%が2016年は63%と、僅かな減少に止まる（**図3-1-8**）[3]。

　6月中に精神病床を退院した患者の総数は、この16年間で約6600人増
えている。退院先は、家庭等への退院が2000年に約1.9万人が2017（平
成29）年に約2.1万人へと増えているが、全体の構成比では71%から62
%に減っている。施設（障害者施設・高齢者施設の合計）への退院は、
2002（平成14）年に約2千人が2016年に約5千人へと増加が顕著で、構
成比も7%から15%と倍増している。家庭等と施設で退院者全体の約8割
弱を占めている傾向は、この16年間大きな変化はない（**図3-1-9**）[3][4]。

注)

　　 ネット検索によるデータの取得日は，いずれも2022年8月26日.

(1) 厚生労働省ウェブサイト，社会・援護局障害保健福祉部「患者調査」「第1回精
　　 神障害にも対応した地域包括ケアシステムの構築に関わる検討会」（資料2），
　　 2020年3月18日.

(2) 厚生労働省ウェブサイト「医療施設調査・病院報告（結果の概要）」平成14～平
　　 成29年のデータを著者集計.

(3) 厚生労働省社会・援護局障害保健福祉部精神・障害保健課「精神保健福祉資料」
　　 国立精神・神経医療研究センターH28までの630調査ウェブサイト. H12・20・
　　 28のデータを著者集計.

2. 医療制度改革と精神医療

A. 医療法

　医療法は 1948（昭和 23）年に荒廃した医療施設を整備することを目的に病院と診療所の区分、病院における医療従事者や設備等の基準を定める法律として制定された[1]。

　医療法の目的は、1 条で「医療を受ける者の利益の保護及び良質かつ適切な医療を効率的に提供する体制の確保を図り、もって国民の健康の保持に寄与す」としている。1 条の 2 第 2 項では、保健医療の場を「病院、診療所、介護老人保健施設、介護医療院、調剤を実施する薬局その他の医療を提供する施設、医療を受ける者の居宅等」と規定している。医療施設の類型は「19 床以下を診療所」「20 床以上を病院」とし、また病床は「精神疾患を有する者を入院させる精神病床」「感染病床」「結核病床」「療養病床」「一般病床」に区分している。

　医療法の改正は、1985（昭和 60）年の第 1 次改正から 2018（平成 30）年までに計 8 回行われた。

医療計画制度
医療資源の地域的偏在の是正と医療施設の連携を促進するために導入された。
都道府県は 6 年ごとに、二次医療圏ごとの病床数の設定、病院整備の目標等を厚生労働大臣に提出する。

　1985 年の第 1 次改正では、**医療計画制度**の導入・病院病床数の総量規制・医療資源の効率的活用・医療機関の機能分担と連携の促進・医療圏内必要病床数の制限が定められた。

　1992（平成 4）年の第 2 次改正では、**特定機能病院**および**療養型病床群**を制度化し、看護と介護を明確にして在宅医療を推進した。これを契機に、従来からある診療報酬上の出来高支払い方式に加え、包括支払い制度が始まった。

　1997（平成 9）年の第 3 次改正では、**地域医療支援病院制度**が創設され、**インフォームドコンセント**が法制化された。

　2000（平成 12）年の第 4 次改正では、**一般病床**と**療養病床**の区分化（精神病床、感染症病床および結核病床以外の病床で、主として長期にわたり療養を必要とする患者を入院させるものを療養病床とし、それ以外を一般病床とした）、医療計画制度の見直し、人員配置や患者 1 床あたり面積等の施設要件の変更が行われた。

　2006（平成 18）年の第 5 次改正では、医療機能の分化、地域医療の連携体制の構築、4 疾病（癌、急性心筋梗塞、脳梗塞、糖尿病）および 5 事

業（小児、周産期、僻地、災害、救急）を位置づけ、その後、2011（平成 23）年（実施は 2013〔平成 25〕年）には精神疾患を加え 5 疾病 5 事業となり、精神疾患についても、予防、アクセス、治療～回復、回復～社会復帰、という 4 つの医療機能の目標を定めた。

2014（平成 26）年の第 6 次改正では、**地域医療構想**の策定と**医療事故調査制度**創設が行われた。

2015（平成 27）年の第 7 次改正では、医療計画全体において、地域医療構想を策定することになった。これは、定められた医療圏域において、高度急性期、急性期、回復期、慢性期の各病期を定め、一般病床数と療養病床数を量的にコントロールすることを目的とするが、精神病床は対象外となった。

医療法関連で精神医療のあり方に最も大きな影響を与え続けているのが、**1958（昭和 33）年 10 月 2 日の通達（厚生事務次官通達〔発医第 132 号〕）**である。それによれば、精神疾患および結核を治療する病床の医師数は、一般病床の 1/3、看護師・准看護師数は 3/4 でよい、とされた。さらにその 4 日後の同月 6 日には、事務局長通知により「精神病院は特に医師の確保が困難な場合は、特例基準によらないでよい」ともされた。これが「**精神科特例**」と呼ばれるもので、一般病床では入院患者 16 人に対して最低 1 人の医師を要するのに対し、精神病床ではその 3 倍の入院患者 48 人に対して医師 1 人の配置でも許容される、という基準である。これが診療報酬（一般科に比べ精神科の単価は低い）にも影響を与え、精神医療の枠組みを決定的に決めたといえる。

第 2 次医療法改正の影響により、診療報酬の**包括支払い制度**の導入が精神病床に導入されたのは、1994（平成 6）年の**精神療養病棟入院料**（以下、療養病棟）および**特殊疾病病棟入院料**からである。その後 1996（平成 8）年には精神科急性期治療病棟入院料（以下、急性期病棟）、認知症治療病棟入院料（以下、認知症病棟）、2002（平成 14）年には精神科救急入院料（以下、救急病棟）、2008（平成 20）年には精神科救急・合併症病棟入院料（以下、救急合併症病棟）、2012（平成 24）年には児童・思春期精神科入院医療管理料（以下、児童・思春期病棟）、2016（平成 28）年には地域移行機能強化病棟（以下、地域移行病棟）が、次々に導入されていった。

日本では民間精神科病院が圧倒的に多いなかで、1994 年に新設された**療養病棟**の影響は大きかった。なぜなら、療養病棟においては看護職員の配置基準が比較的少ない割に診療報酬が高かったからである。ただし、施設基準には、定床以上の入院者を入院させる**オーバーベッド**、窓の鉄格子、大きな畳部屋（多くは 8 人～12 人部屋）を認めず、患者 1 人あたりの面

地域医療構想
2025 年に向け、病床の機能分化・連携を進めるために、医療機能ごとに 2025 年の医療需要と病床の必要量を推計し定めるもの。
2015 年の「医療介護総合確保推進法」により 2015 年 4 月より都道府県が二次医療圏単位で「地域医療構想」を策定することになった。

積も広いなど、従来の精神科病院の常識を壊したともいえる。これにより、民間精神科病院の老朽化した狭い建物の改修や、病院の建て替えが促進された。同時に、より人手が手厚い精神科入院基本料15：1への変更や、急性期機能（救急・急性期病棟）にスタッフを振り分けることが可能となった。

　2001（平成13）年の第4次医療法改定においては、精神病床を有しかつ内科・外科・産婦人科等を有する100床以上の病院および大学病院は、一般病床と同じ人員配置基準となった。つまり、一般科病院の中にある精神病床は、医師の人数が今までより3倍必要となったのである。これは、部分的に精神科特例が外れたことを意味し、方向性としてはよかったが、診療報酬上の評価が全くないため、精神病床を有する一般病院が減る原因になった。

　2002年には一般科の中で精神病床を有する病院が272あったのが、2007（平成19）年には248施設[2]と、わずか5年間で急速に減っている。2008年の診療報酬改定以降、国も対策を講じてはいるが、一般科内の精神病床は今も増えてはいない。

B. 診療報酬について

　診療報酬は、公的医療保険が適用される医療行為（診察、治療、処方など）の値段で、厚生労働大臣が定めた点数（1点×10円）を元に医療機関に支払われる費用である。

　診療報酬の改定は2年毎に行われ、改定率は内閣が予算編成過程を通じて決め、具体的な点数や算定条件等の議論は、厚生労働大臣の諮問機関である医療保険部会・社会保険医療協議会で行われる。

　診療報酬の支払い制度は、出来高払い制度と包括支払い制度に分かれる。日本では出来高払い制度が長年続いていたが、医療法第2次改定以降は包括支払い制度が増えていった。**出来高払い制度**は、看護職員の人数等（入院基本料）によって一定点数が決められ、それに加え、さまざまな医療行為にそれぞれ点数が決められているものを合計する。一方、**包括支払い制度**（俗に言う「まるめ」）は、施設基準（在院期間・退院先・人員・設備等）によって1日の総点数が決められている。

　精神病床の病棟が診療報酬上の枠組みでどのように変化しているのか、2007（平成19）年と2020（令和2）年を比較してみた。急性期の病状に対応する病棟として位置づけられているのは、出来高支払い制度では精神病棟入院基本料10：1および13：1、包括医療支払い制度では救急病棟、

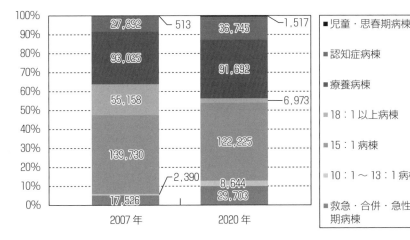

2007年の児童・思春期病棟
「小児入院医療管理料3」という「出来高支払い制度」の病床数である。

10：1〜13：1病棟
精神科看護入院基本料10：1、精神科看護入院基本料13：1の合計である。

18：1以上病棟
精神科看護入院基本料18：1、精神科看護入院基本料20：1、特別入院料の合計である。

図3-2-1　診療報酬上の病床の推移

注）医療観察法病棟・その他・不明は除いている.
出典）厚生労働省「精神保健福祉資料」のデータを筆者集計.

救急・合併症病棟、および急性期病棟である。

　これらの病棟は、精神科の中では医師・看護等のスタッフ配置基準が手厚く、その分診療報酬上の単価（収入）も高く設定されている。これらの病床数は2007年には全体の構成比中5.8％だったのが、2020年には12.5％と2倍強にまで増えている。認知症病棟には、急性期の患者と慢性期の患者が混在していると思われるが、同じく8.1％から12％へと増えている（**図3-2-1**）[3]。

C. 診療報酬の一般科と精神科の比較

　病院の収入となる診療報酬が一般科と精神科でどのように違うのか、2012（平成24）年に厚生労働省で開かれた検討会の資料によって検討する[4]。病院全体の収入中、入院と外来の割合を見てみると、一般科では入院が49.6％に対し、入院外が50.4％であった。一方、精神科では入院が74.2％に対し、入院外が25.8％であった。精神科の収益構造が入院に大きく依存していることがわかる。入院者1人の1日あたりの平均単価については、一般科が38,114円であるのに対し、精神科は12,019円であり、3.2倍にも及ぶ。入院外については一般科が12,757円なのに対し、精神科は8,948円と、これも1.4倍の開きがある。

　精神科特例により、精神科の医師は一般科の3倍もの入院者を診ることが制度上は許容されているが、一方で収入は1/3に抑えられているという構造である。このように、当然のことながら医療法と診療報酬とは連動し

ている。

D. 近年の保健医療政策

2004（平成16）年9月に精神保健福祉施策対策本部（本部長は厚生労働大臣）が「**精神保健福祉の改革ビジョン**」を発表し、今後の精神保健施策の方向性を「入院中心から地域生活中心へ」とし、①国民の理解の進化、②精神医療改革、③地域生活支援の強化、を推進し「今後10年で受け入れ条件が整えば退院可能な者約7万人の解消を図る」とした[5]。

2009（平成21）年9月には、「今後の精神保健福祉のあり方等に関する検討」により、「精神保健福祉のさらなる改革に向けて」と題し、「多くの統合失調症による長期入院者は入院中心の施策の結果であることを行政も含め関係者が反省」し、「精神保健医療体系の再構築として人員の充実等による医療の質の向上」、という理念を掲げた[6]。

さらに2012（平成24）年6月には「精神医療の機能分化と質の向上等に関する検討会」において、「今後の方向性に関する意見の整理」とし、3ヵ月未満の急性期は医師・看護職員は一般科と同等、4ヵ月〜1年未満は看護職員を基本として一定割合のコメディカルで3：1の人員配置、そして現在の長期在院者は医師の配置を少なくし多職種で3：1の配置とした。そして精神科の入院患者は「**重度かつ慢性**」を除き1年で退院させるとした[7]。

その後もさまざまな検討が開かれ、2017（平成29）年2月には「これからの精神保健医療福祉のあり方に関する検討会」において、「新たな地域精神保健医療体制のあり方について」と題し、「関係者の重層的な連携による支援体制の構築」、「精神障害にも対応した地域包括ケアシステムの構築」、そして「長期入院精神患者のうち、地域の受け皿を整備することにより地域移行が可能な人が一定数いるとの認識で2020（令和2）年の第5期**障害福祉計画**、精神病床の入院需要（患者数）及び地域移行に伴う基盤整備量（利用者数）の目標を明確にした上で、計画的に基盤整備を推すことが適当」と結論した[8]。

2021（令和3）年3月の「精神障害にも対応した地域包括ケアシステムの構築に係る検討会」では、「精神障害の有無にかかわらず、誰もが安心して自分らしく暮らすことができるよう、日常生活圏域の市区町村などを基盤として精神保健福祉センター及び保健所との協同による重層的な連携による支援体制」を準備し、「障害福祉計画や2024年からの次期医療計画への反映及び必要な財政的な方策等も含め関係省庁及び省内関係部局と連携を図りつつ具体的な取り組みについて検討を行い、実現を図るべき」と

重度かつ慢性
精神症状と行動障害か生活障害の評価で判断する。この判断基準を使って、1年以上在院者（認知症除く）5,000人の調査を行い6割が重度かつ慢性と判断された。

障害福祉計画
障害者総合支援法によって位置づけられており、厚生労働大臣の基本指針に即して都道府県・市区町村が3年ごとに策定を義務づけられている。

した[(9)]。

　2004年から2012年までの検討会では、精神科病院の長期在院者の地域移行と精神病床の機能分化を中心に検討会が開かれた。そして、急性期・回復期・慢性期の機能やそれに伴う人員配置について具体的に示し、「精神科の入院は原則的に1年以内」とかなり踏み込んだ内容であった。しかし、残念ながら「重度かつ慢性を除く」という一文、そして認知症を除く1年以上在院者の6割が重度かつ慢性に該当するような判定基準により、結果としては入院継続にお墨付きを与えることとなった。2012年以降の検討会では、他制度や他の計画を視野に入れて、社会資源の整備や連携システムの構築を進めるといった内容が多く、歴史的に作られてきた精神科病院の構造的問題が温存され、それに伴う多くの長期在院者の存在が隅に追いやられたように見える。

E. 精神科病院は変わったのか

　精神病床と長期在院患者の減少が、ゆるやかではあるにせよ起こったのは、これまで見たような医療制度の変更、診療報酬上の変化、そして数々の検討会が功を奏した結果であろうか。長期在院者の退院先と新たに入院してきた患者の動向によって振り返る。

　減少が顕著な10年以上在院者の退院先を、毎年6月に退院した患者についてみると、家庭に退院した患者は2000（平成12）年に134名いたのが、2016（平成28）年には40名と、大幅に減っている。

　転院は、2000年に444名だったのが、2017（平成29）年には291名と、153名減っているが、それでも全体の半分を占めている。転院は、身体的な入院治療が必要ですみやかに一般科への転院が必要な場合（身体的な治療が終わると元の精神科病院に戻ることが多い）と、多くの場合、病院の自己都合による精神科から精神科への転院に分かれる。

　死亡は、2000年に156名（18.6％）だったのが、2016年は167名（29％）に増えている。退院者総数については、2000年と2016年を比較すると、260名減っているが、死亡退院だけは増えている。あくまで推計ではあるが、この16年間に10年以上在院者の約3万人が、5年以上在院者の約6万人が死亡した計算となる。団塊の世代を中心として、長期在院者が高齢化し、精神科病院でその多くが死亡していることが推測される。

　10年以上在院者の退院先は、転院と死亡を合計すると、2000年に71％だったのが、2016年には79％にまで上がり、全体の約8割をも占めている。このように見ると、10年以上在院者の減少が、家庭や施設への退院

によるとは考えにくい。さらに、転院による在院期間のリセットが、実質を見えにくくしている（**図3-2-2**）[3]。

1年後残存率
新たに入院した人が1年以上の入院期間になる率である。たとえば100人入院し、10人が1年以上の入院期間になったとすると、1年後残存率は10％となる。

新しく精神病床に入院者した患者について、**1年後残存率**を使って見てみる（2016年は、統計の公表の仕方が変わり入手できないため、2015年までの数字を使う）。2000年6月に入院した全患者の1年後残存率は、14％であった。それが、2015（平成27）年には12.4％と1.6％下がっている。新たな入院者のうち、人数者全体の4割弱を占めている統合失調症患者の1年後残存率を年齢層別でみてみると、どの年齢層も2000年と2015年を比較すると残存率は下がっている。しかし、総じて40歳をすぎると残存率は高くなり、65歳以上では、2015年には26％に及び、入院者全体の1/4が1年以上在院していることになる（**図3-2-3**）[3]。

このように、10年以上在院者の退院先は転院と死亡が7〜8割を占め、

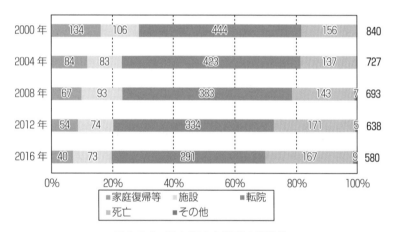

図3-2-2　10年以上在院者の退院先
出典）厚生労働省「精神保健福祉資料」のデータを著者集計.

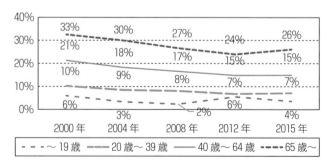

図3-2-3　統合失調症患者の1年後残存率
出典）厚生労働省「精神保健福祉資料」のデータを著者集計.

新たな入院者においても推計では、毎年5万人前後の患者が1年以上の入院になっており、未だに精神科病院や精神病床の課題は多くある。

注）
ネット検索によるデータの取得日は，いずれも 2022 年 8 月 1 日.

(1) 国立社会保障・人口問題研究所ウェブサイト「日本社会保障資料Ⅳ（1980–2000)」解題目次「5. 医療法の改正」.

(2) 厚生労働省ウェブサイト「中央社会保険医療協議会総会（第 190 回）資料（総-4-2)」2011 年 5 月 18 日.

(3) 厚生労働省社会・援護局障害保健福祉部精神・障害保健課「精神保健福祉資料」国立精神・神経医療研究センターH28 までの 630 調査ウェブサイトおよび精神保健医療福祉に関する資料 630 調査ウェブサイトのデータを著者集計.

(4) 厚生労働省ウェブサイト「第1回精神科医療の機能分化と質の向上等に関する検討会（資料 3)」2012 年 3 月 23 日.

(5) 厚生労働省ウェブサイト「精神保健医療福祉の改革ビジョン」精神保健福祉対策本部 2004 年 9 月.

(6) 厚生労働省ウェブサイト「今後の精神保健医療福祉のあり方等に関する検討会 精神保健福祉の更なる改革にむけて」2009 年 9 月 24 日.

(7) 厚生労働省ウェブサイト「精神医療の機能分化と質の向上等に関する検討会 今後の方向性に関する意見の整理」2012 年 6 月 28 日.

(8) 厚生労働省ウェブサイト「これからの精神保健福祉のあり方に関する検討会報告書」2017 年 2 月 8 日.

(9) 厚生労働省ウェブサイト「精神障害にも対応した地域包括ケアの構築に係る検討会報告書」2021 年 3 月 18 日.

精神科病院と診療報酬を巡って

医療法人社団翠会　本部副本部長　熊谷彰人

　2年ごとにやってくる「診療報酬改定」。病院経営陣は、もう1月あたりからそわそわドキドキし始める。2月になると段々中央社会保険医療協議会（以下、中医協）の手の内が見えてきて、3月上旬に全てがオープンとなる。最後の最後に厚労省が手品を披露し、その種明かしをして、医療者を喜ばせたり、落胆させたりする。電卓やPCなどを総動員して、自身の病院が＋かーかを見定める。そして新しい年度の経営方針を明確化していく。

　思えば不思議な図式だ。自分たちで提供する医療サービスの値付けは、国や中医協で決められる。提供するサービスの公定価格に対して医療機関が文句は言えない。医療機関同士のダンピング合戦はあり得ないが、自費での室料差額代によるアメニティの向上は自由競争だ。

　一方で、人権や行動制限に関する診療報酬上の配慮、開放病棟と閉鎖病棟の違いによる経営的インセンティブはあるだろうか。いずれもない（もっとも、隔離室管理加算は月に7日間以内に限って220点を算定できる）。

　精神科に関わる診療報酬で最も不可解なのが、精神科通院精神療法（30分未満、週に1度の範囲）で330点なのに対し、入院精神療法はたとえば入院が6ヵ月を超えた場合には80点と大きな違いがある。なぜ4倍も違うのか。

　もともと外来通院精神療法は入院精神療法と大差はなかったが、国が地域精神医療を展開するために、精神科クリニックの量的拡大を図ろうとしたことによる。1980年代から精神科クリニックは著しく全国的に広まった。

　外来を中心にすることで、新たな入院患者を増やさないようにするためであったが、事態は変わらず年間入院者数は増え続けてきた。クリニックの増加は潜在的ニーズを掘り起こしていった。その結果、外来通院精神療法は一時360点まで上がったが、その後一物一価として、病院とクリニックの診療報酬は同一になった。しかし入院精神療法とのそれは依然として大きな開きを持ったままである。

　そんなこんなで頻繁に軸足が変わる厚労省も、何が重要なのか否かの判断が迷走しつつあるのではないか。ともあれ診療報酬の改定という事柄には実に沢山の関係者が要望をまとめ、厚労省に働きかける。一方支払い側からは、保険料のストックが少しでも目減りしないよう、基本的には抑制的なスタンスである。

　一方厚労省には、財務省から総額ベースで〇％という改定率が示され、その範囲の中でいろいろと工夫された改定案が示される。薬価の有無を言わせぬマイナス改定により浮いた財源も加味して、最終的な「診療報酬改定」の細部までに至る。

　それを踏まえて各病院は、自院への影響はどの程度なのかをシミュレーションしてその対策について考えるわけである。

　厚労省は、2004年度の「精神保健医療福祉の改革ビジョン」以降、精神科病院の救急や急性期病棟に厚めの点数を配分することで「改革」への方向性を示唆している。

3. 医療機関の医療機能の明確化

A. 病床機能分化

　国は 2002（平成 14）年に「入院医療中心から地域生活中心へ」という
スローガンを掲げ精神保健福祉医療改革に着手し、国民の理解の深化・精
神医療の改革・地域生活支援の強化を取り組み課題と設定した。この議論
では、精神医療の質向上や新たな精神保健医療体制の構築といったテーマ
が挙げられていた。一連の議論の中では**精神科特例**による人員の不足、長
期入院を招く要因となっている療養病床の再編および機能の見直しといっ
た基本的方策の実現を掲げていた。この流れの中で目標としていた 2012
（平成 24）年度には**「精神科医療の機能分化と質の向上等に関する検討
会」**が開催され、精神科医療へのニーズの高まりに対応できるよう、精神
科入院医療の質の向上のため、「精神疾患患者の状態像や特性に応じた精
神病床の機能分化を進める」という基本方針が定められた。この方針は**ア
ウトリーチ**や外来医療の充実も同時に掲げ、その中には精神科医療の人
材・財源を効率的に配分し地域移行を進めるということも含まれていた。
この検討会では新規の精神科入院患者のうち約 9 割が 1 年未満で退院して
いること、早期退院には精神保健福祉士や作業療法士などの配置が効果的
であるということ、**「重度かつ慢性の患者」**に対しては質の高い医療の提
供が必要とされることなどが項目として挙げられていた。この流れの中で
精神病床では救急・急性期に対して手厚い人員配置を行うことでより高い
診療報酬が算定可能となる仕組みを作り、長期入院者の退院と精神病床削
減をかなえるための新しい**包括型入院料（地域移行機能強化病棟）**を新設
することとなった。一方で長期入院の要因となることが挙げられていた慢
性期を対象とする精神療養病棟の廃止・改善については手を付けることは
なかった。この検討会では**精神科特例**の改善も議論されたものの結局抜本
的な改革は棚上げされ、救急・急性期に対して一般病床水準の人員配置が
なされることのみが賛同を得ており、精神病床の大半を占める精神一般病
床および精神療養病棟については抜本的な改善措置は施されなかった。

　現在精神科病棟は**「救急・急性期」「慢性期療養」「地域移行」**の 3 種類
が主な機能となっており、専門病床として**「認知症」「児童思春期」**など
の機能が存在している。

精神科特例
医療法施行令（1948〔昭
和 23〕年）と厚生省事
務次官通知（1958〔昭和
33〕年）において定めら
れた人員配置基準とし
て、医師は一般医療の
1/3、看護師は 2/3 として
運営をして構わないと
いう基準。

アウトリーチ
→ p.153 第 2 章 6 節 D.

「重度かつ慢性の患者」
精神科病院長期入院者の
なかで、精神症状や行動
障害はある程度落ち着い
ており医療の必要性は高
くないが、生活機能障害
が重い等により、必要な
サービス支援や適切な退
院先が地域にないなどの
ためこれまで退院できな
かった患者と 2012 年検
討会の中では規定されて
いる。

包括型入院料
病棟運営の診療報酬には
大別して「一般・基本入
院料（通称：出来高）」
という診療行為・投薬料
などが累算されていくも
のと、「包括（通称：ま
るめ）」という様々な診
療行為の料金がすべて含
まれているものの2つに
分類できる。一般的に出
来高の基本料は低く、ま
るめは高く設定されてい
る。

179

「救急・急性期」で代表的なものとしては2002年に新設された通称「スーパー救急」と呼ばれる「精神科救急入院料」が挙げられる。16：1の医師配置、10：1の看護師配置、精神保健福祉士2名以上という手厚い人員配置、措置入院や時間外受診・入院などの受け入れ件数要件、算定可能な期間が比較的短期に限られるなどの基準を満たすことによって、これまでの精神科入院料よりもはるかに高い報酬を担保されている。同入院料は年々複数の救急病棟を保持する病院が発生するなどして算定可能な施設数を伸ばしていたが、2018（平成30）年度の診療報酬改定時には、将来的な保持可能病床数の制限が提示された。その後同病棟を保持する病院が参画する関連団体の働きかけや、「精神障害にも対応した地域包括ケアシステムの構築に係る検討会」で精神科救急の拡充などが訴えられたことから、制限の発動する2022（令和4）年度に改めて「精神科救急急性期入院料」に名称変更が行われた。病床制限に関する規定については緩和されたものの、さまざまな施設基準の設定により報酬自体は実質引き下げに近い措置をとられている。同入院料の存在は精神科領域での手厚い人員配置などこれまで求められてきた項目がようやく評価されている一方で、年間の入院数のうち6割が非自発的入院でなければならないなどの基準が設定されているなど、**精神保健福祉法**で重視される任意入院の人数を抑制しなければならないなどの弊害も生じている。

救急・急性期医療については「**精神科急性期治療病棟**」も存在しており、こちらでは精神科救急急性期病棟ほどではないが、看護配置はこれまでより手厚く配置（主に13：1）することを求めており、医師配置を16：1とすることで「**医師配置加算**」をつけるなどの報酬上の評価が行われている。

長期入院者の退院支援と精神病床削減を促進するという目的達成のために新設されたのが「**地域移行機能強化病棟入院料**」である。これは看護師・精神保健福祉士・作業療法士の配置を必須とし、なおかつ精神保健福祉士は2名以上40床以上の場合は3名以上というコメディカルスタッフを手厚く配置することが施設基準とされた病棟である。施設基準の中には1年以上の長期入院者の退院数（1年以上の長期入院患者が当該病棟から退院した数が、月平均で当該病棟の届出病床数の1.5％に相当する数以上であること）や、病院全体の病床削減（当該保険医療機関全体で、1年当たり、当該病棟の届出病床数の5分の1に相当する数の精神病床を減らしていること）が盛り込まれていることが大きな特徴である。しかし算定可能な施設基準に病院全体の稼働率が90％以上であることや、前述のように精神一般及び精神療養病棟への改善措置がなされなかった影響などから、病床削減は結局損をするという理由から導入に踏み切る医療機関は当初想

定した程には増加していない。

　国が診療報酬による誘導を行っている事実はあるが、民間精神科病院への配慮・忖度のように受け取られかねない病床機能分化にとどまっている印象が強く、有効度の高い機能分化には程遠い現状がみられる。

B. クリティカルパス

　精神科病院での入院治療は、いつ終わるとも知れない長い入院期間を強いられる印象が一般的には強いのではないであろうか。また治療に関しての説明、いわゆる**インフォームドコンセント**について一般科医療に比べて不足しているとの指摘は現在に至るまで続いている。2000 年代に入ってからは、こうした状況の改善のために海外での高いアウトカムを持つ実践として紹介されていた「**精神科クリティカルパス（クリニカルパス）**」の導入に精神科医療機関が取り組む例がみられるようになっている。病名や病状にそってチーム医療を構成する各職種による治療・課題解決目標の設定を時期的な期限や目安を定めつつ、退院後の生活を想定した継続性のある計画をたてることによって早期退院と再発・再入院の防止を図っている。このクリニカルパスを念頭に置いて現在利用されているのが、精神科病院への入院時に治療計画・必要な治療期間を明示した**入院診療計画書**である。精神科病院は入院時にこの計画書を作成し、患者本人から同意を取ることが原則となっている。さらに入院長期化につながりやすいという医療保護入院をした際に、入院診療計画書に定められた期間を超える場合には、管理者によって選任された**退院後生活環境相談員**が調整を行い、「医療保護入院者退院支援委員会」を開催、早期退院に向けた実質的な取り組みについて話し合いの場を持つことなどが、改正された精神保健福祉法によって定められている。

入院診療計画書
国内屈指の規模と治療実績を誇る東京都立松沢病院が、「青年期入院診療計画書」をウェブサイトにて公開している。都立松沢病院ウェブサイト「クリニカルパスについて　青年期精神科入院パス」を参照。

C. 地域医療連携（地域完結型医療）

　地域生活へ早期に戻っていくことを目的とした現在の精神科医療は、その機関のみで治療を完結することは稀になりつつある。特に気軽に受診が可能な精神科診療所の増加や、経営的な観点から精神病床の削減・廃止を進めている総合病院精神科は、地域医療連携なしには質を担保することは困難である。地域医療連携は大まかにいえば自院機能では充足されないニーズ（入院治療・依存症などの専門治療など）について、他院へ紹介を行うことになる。さらに自院での治療終了後地域生活に戻っていく患者に対

181

して必要な医療サービスへ適切につないでいくことも含まれる。代表的なのは入院機能を持たない診療所と病院間で行われる「**病診連携**」が挙げられる。精神科病院側の観点でいえば、紹介されたケースが自院で対応可能なことを判断するための材料、精神保健福祉法上の入院形態を成立させるための要件、医療費負担の可否や入院後のケースワーク課題の抽出と焦点化などについてその場で聴き取りを行うことになる。一般科救急に搬送された自殺企図患者や、認知症による BPSD への対応困難などを理由に精神科へ紹介されるケースは年々増加している。逆に、精神疾患を持つ人が身体科治療を必要とした際に受け入れを敬遠されるケースは多い。こうしたときに日常から医療機関同士の連携を図ることで、身体科治療の必要な自院患者を可能な限り在住地域に近い医療機関へ円滑に紹介できるという効果も期待される。実際に見られる例として、合併症に対応した医療機関への搬送依頼をかけた際に、受け入れ病院が見つからず在住地域よりかなりの遠方、場合によっては他県などに搬送されることもある。近年では精神科病院は救急・急性期対応をすることが社会的ニーズとして高まっており、早期の患者受け入れと治療終了後の社会復帰を円滑にする積極的なケースワークの実践などは、精神科医療機関が地域医療充実のために担うべき役割となっている。

日常的な連携活動を促進することを目的として、2022（令和 4）年度に新設された報酬項目が「**こころの連携指導料**」である。この報酬については施設基準に精神保健福祉士の配置が条件となっており、連携活動を担う存在として認知されていることが確認できる。一方で精神科病院の地域医療連携は病床稼働率を上げるためのいわゆる「営業活動」が推奨され、その役割を精神保健福祉士に担わせている医療機関も少なくはない。こうした現状は、本来の地域医療連携の必要性や本質がおざなりにされてしまうことにつながりかねない。精神保健福祉士は自身の所属する機関が求める業務を遂行する責任を持つが、その業務がクライエント・地域に対してどのような利益をもたらすのかについて常に考察を深める責任も同時に持つことを意識しなくてはならないであろう。

行動・心理症状
BPSD: Behavioral and Psychological Symptoms of Dementia
認知症中核症状（物忘れ・見当識障害など）から生じる、身体・環境・心理要因によって引き起こされる二次的症状。幻覚妄想や暴力行為、異食行動などが代表的な症状。

▌理解を深めるための参考文献

●ダイクス，P. C. 編／末安民生・伊藤弘人・三原晴美訳『精神科クリニカルパス』医学書院，2000.
海外精神科医療でのクリニカルパスの有用性、実践内容などを紹介している。

column

総合病院での精神科医療

岐阜県立多治見病院　精神科部長　髙田知二

　総合病院精神科は、精神科病院に比べて規模、人員ともに限られている。精神病床を有する総合病院の精神科医数は４人程度である。病床を有しない無床総合病院の多くは１名の精神科医しかおらず、精神保健福祉士や公認心理師が配置されていないことも多い。

　その一方で、総合病院における精神科の診療や活動の領域は幅広い。外来では、内科や外科といった院内外他科から多くの患者が紹介される。最近は、新型コロナ感染症のため日常生活が制限され、心身共に不調をきたした人たちが他科を訪れ、精神的な問題が大きいと判断されると紹介されることも多い。それ以外にも職場や学校、家庭で堪え難いストレスに曝され、多くの人が受診する。さらに、発達の問題を抱える児童から認知症が疑われる高齢者まで、外来患者の年齢層は幅広い。こういった人たちのフォローアップには地域との連携が欠かせない。

　総合病院の重要な役割に救急医療がある。精神科も例外ではなく、自殺企図後の患者、幻覚妄想状態や精神運動興奮状態を呈した救急患者に対して、有床総合病院は勿論のこと、無床総合病院でもその対応に追われる。

　有床総合病院では、救急対応を必要とした急性期の統合失調症や気分障害等々の精神疾患患者に加え、精神と身体を共に患った身体合併症の患者の入院治療を行うことも使命となっている。当然、他科との連携は不可欠である。

　一般病棟でも、認知症やせん妄をきたした患者、癌など重篤な身体疾患の治療中にうつ状態を呈する患者に対して精神科治療が求められる。現在、精神科医、看護師、薬剤師、作業療法士、精神保健福祉士、公認心理師らがリエゾンチームを組んで対応に当たる病院が増えている。また、緩和ケアにおいても、精神科医や公認心理師がチームの一員になって、患者やその家族のフォローに当たることも広く行われている。

　さらに、大きな災害が起こると総合病院からもDPAT（Disaster Psychiatric Assistance Team 災害派遣精神医療チーム）が出動し、DMAT（Disaster Medical Assistance Team 災害派遣医療チーム）等と連携を取りながら被災者支援に当たる。新型コロナ感染症や重篤な疾患の治療に追われる病院スタッフに対して、保健師らと共に行うメンタルサポートも大切な仕事である。また、裁判所等の司法機関からの精神鑑定依頼も多く、公認心理師らと共にそれに従事している。

　総合病院精神科の限られた人員で、どのようにしてこれだけのことを行なっているのか。それは、他科や他（多）職種とのチーム医療、地域との連携に支えられて初めて可能になっているのである。つまり、精神科だけでは完結できないために、他と繋がり、その繋がり先を求めていくことに総合病院精神科の活動の源泉があるといえる。そして、「精神障害にも対応した地域包括ケアシステム」の構築が進められている現在、総合病院の精神保健福祉士には院内や地域との連携の要としての役割が期待されているのである。

第4章 精神科医療機関における治療

精神保健福祉士が対象とする精神障害者は精神疾患を有する人びとであり、その治療が支援過程で欠かせない。本章では精神科医療機関における入院・外来治療や、法律に基づく制度の運用と課題を学ぶことを通して精神保健福祉士が果たすべき役割を理解する。

1

専門分化しつつある精神科の入院病棟について、それぞれの施設基準と診療報酬から位置づけを理解する。

2

精神保健福祉法による入院形態、退院促進、行動制限、精神保健指定医、精神医療審査会、移送制度等の仕組みを理解する。

3

入院治療中心から外来治療中心に移りつつある現状の中で、外来治療、訪問診療、訪問看護等の概要を理解する。

4

医療観察法の制度に基づく鑑定入院、入院処遇、通院処遇等の流れを学び、精神保健福祉士が取り組む課題を理解する。

5

精神科の医療機関で精神保健福祉士が果たすべき相談援助、人権擁護、入退院時のかかわり、家族への支援等を理解する。

6

精神科の医療機関で精神保健福祉士がチームを組む多職種の役割と特性を学び、チーム連携の実際を理解する。

1. 入院治療

　精神科医療における**専門病棟**は、治療の質向上を主たる目的にその必要性がかねてから叫ばれている。疾患・年代など治療対象を絞ることで効果を高めることが期待できる反面、専門医や看護師、精神保健福祉士など手厚い人員配置を必要とすること、病棟を利用できる層が限られてしまうことから患者数が確保しづらくなり、多くの入院患者を確保しなくては経営が安定しにくいという精神科特有の要素も影響し、先駆的な取組みに対して消極的となっている医療機関は多い。現在運営が確認されている代表的な専門病棟としては、**認知症・依存症・児童思春期**があげられる。こうした専門病棟のうち、認知症と児童思春期については「**認知症治療病棟入院料**」「**児童思春期精神科入院医療管理料**」としてそれぞれ特定入院料の対象となっており、いくつかの医療機関は施設基準を満たしたうえで専門治療を提供し、精神一般病棟と比して高い診療報酬を受けている。一方で特定入院料にこだわらず精神一般病棟で運営を行っている医療機関も存在する。以下に参考としてそれぞれの施設基準と診療報酬を示す（表4-1-1）。

認知症
➡ p.65 第1章6節B.

　認知症は高齢化社会を迎えた日本では増加傾向であり、身近な疾患として国民全体に浸透しており早期発見や初期介入などが行われ、軽度なものに関しては外来治療のみでとどまるケースが増えてきている。しかし徘徊や暴力などを伴う激しい周辺症状を呈しているケースについて、やむを得ず精神科病院での入院治療を行うことが多い。急性期治療を主とした専門病棟では、薬物療法以外に疾患特性に配慮した構造をいかしたケアを提供し、見当識の維持改善などを主たる目的としたリハビリテーションプログラムの実施、精神保健福祉士による介護サービスの導入などを中心とした環境調整を行い早期の地域生活を目指している。一方で家族側の介護力や経済力などの問題、併発する身体疾患の影響、介護サービスの地域格差などから地域生活へ戻っていくことができず、やむなく長期療養を送らざるを得ないケースの場合、長期療養を目的とした他医療機関の「専門病棟」へ転院などを余儀なくされることがある。同じように「認知症専門病棟」と銘打たれていても、主たる目的が全く違うものが混在しているのが日本の現実である。

　児童思春期の精神疾患については近年の未成年者自殺件数の増加や、広く社会に知られるようになった発達障害とそれに伴う二次的障害への対応

表 4-1-1　施設基準と診断基準

令和 4 年 4 月

	医師配置	看護職員等の配置	構造設備など	その他要件	算定対象患者	診療報酬点数
認知症治療病棟入院料 1	病院常勤 1 名 医師 48：1	看護 20：1 看護補助者 25：1 OT1 名	・病棟 18 m^2／床以上を標準 ・デイルーム等 ・生活機能回復訓練室	病院に精神保健福祉士または公認心理師等が常勤している	精神症状及び行動異常が特に著しい重度の認知症患者	イ 30 日以内の期間 1,811 点 ロ 31 日以上 60 日以内の期間 1,503 点 ハ 61 日以上の期間 1,204 点
認知症治療病棟入院料 2		看護 30：1 看護補助者 25：1 OT または経験看護師 1 名	・病棟 18 m^2／床以上を標準 ・生活機能回復訓練室			イ 30 日以内の期間 1,318 点 ロ 31 日以上 60 日以内の期間 1,112 点 ハ 61 日以上の期間 988 点
児童思春期精神科入院医療管理料	小児医療及び児童・思春期の経験を有する常勤 2 名以上（うち精神保健指定医 1 名以上）	看護 10：1 精神保健福祉士及び公認心理師等それぞれ 1 名以上	デイルーム・浴室・学習室等の設置	20 歳未満の精神疾患を有する患者を概ね 8 割以上入院させる病棟又は病室	20 歳未満の精神疾患を有する患者	2,995 点

出典）平成 24 年度厚生労働省検討会議資料をもとに筆者作成.

などから専門医療機関受診のニーズが高まっている。また、強制的な導入によって引き起こされる、時として避けがたい精神科治療によるトラウマを防ぎつつ、未成年ならではのライフステージに配慮した治療の提供が可能となる入院治療の場についても同様に求める声は多い。児童思春期専門病棟では精神療法・集団療法を主に、愛着の再形成や表現力の向上、一人ひとりの特性に配慮したケアや複雑な家庭環境への介入、将来に向けた生活・対人スキルの獲得など一個人としての成長を促すことと併行しながらの治療が提供されている。なお、特定入院料を算定している場合、病床数は精神科としては少なめに設定されていることが多く、濃密なケアの提供を可能にしている。家族以外に児童福祉機関（児童相談所・市町村子ども家庭支援部門・児童養護施設など）からの入院依頼については、一時保護などの処遇時にハード面・ソフト面を要因とした対応困難から依頼に至るケースが多く、治療以外に社会的養護を精神科病院に求めるという構造も生じている。

　依存症の専門病棟を有している医療機関では、入院治療は離脱症状への治療など「**解毒**」と呼ばれるものから始まり、自身のこれまでについて語

依存症
➡ p.71 第 1 章 6 節 D.

SMARPP: Serigaya Methamphetamine Relapse Prevention Program

「スマープ」と読む。旧神奈川県立せりがや病院（現神奈川県立精神医療センター）で開発された薬物再使用防止プログラム。ワークブックを利用して薬物の危険性や再使用の引き金などを過去の経験を振り返りながら学ぶプログラム。

AA: Alcoholics Anonymous

直訳では「無名のアルコール依存症者たち」。アメリカで生まれた断酒を目的としたグループ。12ステップと呼ばれる回復のプログラムをミーティングと呼ばれるグループ内での語り合いを通じて取り組む。詳細は AA 日本ゼネラルサービスウェブサイトなどを参照されたい。

➡ p.73
第 1 章 6 節 D.[1]（4）

NA: Narcotics Anonymous

前述の AA から派生的に生まれた薬物依存者の集まり。「ホワイトブックレット」と呼ばれる草創期からのパンフレットには「定期的に集まってお互いがクリーンでいられるよう手助けし合っている」と活動を標記している。AA 同様にグループでのミーティングを中心としたプログラムを行っている。詳細はナルコティクス　アノニマス日本ウェブサイトを参照されたい。

り合う「ミーティング」形式の集団療法、断酒および断薬を目標にした疾患教育を重視した専門プログラム（SMARPP など）を導入していることが多い。治療の柱として AA や NA など自助グループの参加を重視しており、院外へ参加するだけではなく地域の AA メンバーなどが「先行く仲間」として院内でのミーティングに参加することもある。また、同じ疾患を持つ者同士が生活を共にする中で生じる「仲間意識」など集団力動を活用していることも特徴の 1 つである。依存症に関しては対象となる特定入院料はなく、「依存症入院医療管理加算」が設定されているのみである。この加算はアルコール・薬物（薬物は 2022〔令和 4〕年度から）のみを対象としており、近年増加しているギャンブルやインターネット・ゲーム依存は対象外である。なお医療機関によっては「精神一般病棟」以外に「精神科急性期治療病棟」「精神科療養病棟」などの特定入院料算定可能な病棟で専門治療の提供をしている。依存症の入院治療は任意性が重視されており、提供しているプログラムの終了を退院目途にしていることが多く、比較的長期化するケースが少ない。

　上記以外にも、摂食障害をはじめ専門病棟による焦点化された治療提供の必要性が高い精神疾患は他にも存在している。さらなる精神科医療充実のためには専門病棟のあり方について、これまでの病床機能分化とは違った視点で議論される必要性は高まっている。

2. 入院治療と人権擁護

精神科の治療は外来や入院で行われており、心身の変調を来したときに自らの意思で受診し、医師の助言を受けながら適切な治療を選択できることが本来の姿である。しかし、精神疾患では、幻覚、妄想など知覚や思考の障害により正しく精神症状を認識できない場合もあり、社会生活や生命に甚大な影響がある場合は、本人の意思に基づかない入院も行われている。現行法である精神保健福祉法に至るまでの変遷を人権擁護の見地から振り返り、現在の精神医療の入院制度や退院支援制度などについてみていく。

A. 精神科入院制度の変遷

[1] 精神衛生法時代

国は 1950（昭和 25）年に**精神衛生法**を公布し、措置入院や保護義務者の同意入院、仮入院などを設け、精神科の入院制度を創設した。精神病床は飛躍的に増加したが、本人の意思に基づく入院規定はなく、入院患者はたびたび非人道的な処遇を受けて社会問題となった。1984（昭和 59）年に患者虐待死で元入院患者から告発された**宇都宮病院事件**を契機に、国内外から精神障害者の人権侵害について厳しく批判を受け、精神保健医療制度の改革を迫られた。1985（昭和 60）年には国連の有力な NGO（非政府組織）である国際法律家委員会、国際医療職専門委員会の合同調査団が来日し、入院患者に対する法的保護や地域医療、リハビリテーションの欠如などが指摘され、強制入院に対する独立した司法機関（審査機関）や処遇改善申立ての受理機関の設置、人権擁護の明文化の必要性など、さまざまな改善勧告を受けた。政府はこれらを基に法改正に着手し、1987（昭和 62）年の**精神保健法**の公布に繋げた。

[2] 精神保健法から精神保健福祉法の時代

精神保健法では、入院時の権利告知義務などの権利擁護を図り、社会復帰対策などが強化された。入院形態では、任意入院や身元不明者の救急に対応する応急入院が創設され、同意入院は医療保護入院に改称された。人権を尊重する精神科医療の提供では、**精神保健指定医制度**を設け、指定医には措置入院や医療保護入院の判定、行動制限の権限を付与するとともに、

宇都宮病院事件
常勤医師は 3 名しかおらず、組織的な暴力、虐待を繰り返していた。患者は外界との接触を遮断され、死亡者は 1981（昭和 56）年からの 3 年間で 220 名を超えた。

精神保健指定医（精神保健福祉法 18 条）
5 年以上の診断又は治療に従事した経験、及び 3 年以上の精神障害者の診断又は治療に従事した経験を有する医師で、厚生労働大臣が定める程度の従事経験や登録があり、指定の研修課程を終了した者。5 年度毎に指定研修を受ける更新制（19 条）で、取り消しの規定（19 条の 2）もある。

189

5年度毎の更新制とし、人権に配慮した医療が行えるよう指定研修を義務化した。人権擁護の機関では、都道府県に**精神医療審査会**を設け、精神科病院に非自発的入院の届け出や定期病状報告の提出を課した。入院や処遇の妥当性を審査するとともに、退院請求（処遇改善）の申し立てによる審査を行い、都道府県知事に対して、処遇改善の勧告を行う仕組みを設けた。

1995（平成 7）年には、精神保健法を一部改正して**精神保健福祉法**を公布し、その後精神医療審査会の強化や移送制度が新設され、医療保護入院の基準の明確化など、人権を尊重した入院制度の改定が行われてきた。**医療保護入院**は、判断力が低下した本人に代わって、家族が保護者として入院に同意する仕組みだが、保護者は精神障害者に治療を受けさせ、自傷他害を起こさないように監督する義務、受療に当たっては医師の指示に従う義務、措置入院者の引き取り義務などを負ってきた。これらは長年家族の過重な負担になってきたことから、1999（平成 11）年に保護者の「自傷他害防止監督義務」が削除され、2013（平成 25）年には、保護者規定そのものが撤廃され、制度の刷新が図られた。また**退院支援**については、医療保護入院者に対して**退院後生活環境相談員**による退院促進の仕組みが設けられた。また措置入院については、退院後の支援体制が不十分であったとして、2018（平成 30）年に「**地方公共団体による精神障害者の退院後支援に関するガイドライン**」が示され、法改正に盛り込む検討がなされている。

B. 精神保健福祉法による入院形態

［1］任意入院

精神保健福祉法では、自由意思で入院する「**任意入院**」を最も基本的な入院形態とし、精神科病院の管理者は、精神障害者を入院させる場合は、「本人の同意に基づいて入院が行われるように努めなければならない」（20 条）とし、入院における本人の意思の尊重が謳われている。

（1）任意入院における処遇

任意入院は、自由に外出ができる開放的な病棟環境への入院で、退院の申し出があれば、「その者を退院させなければならない」と規定されている（21 条 2 項）。ただし病状によっては期限付きで行動制限を行うことが可能で、指定医の診察で「医療及び保護のため入院を継続する必要があると認めたとき」は、72 時間に限って退院を制限でき、「特定医師」の場合は 12 時間に限ってその権限が認められている（21 条 3 項・4 項）。

（2）任意入院における告知義務

　入院に際しては、本人に任意入院にかかる規定などを書面で告知し、同意を得ることが義務付けられ（21条1項）、入院時の診察や入院手続きで、書面告知と同意書の授受が必ず行われている。任意入院で告知する内容は、①本人の同意に基づく入院であること、②36条に規定する行動の制限、③処遇に関する事項などで、特に④知事に対して退院の請求や処遇の改善を請求できることを含む内容としている。

［2］措置入院

（1）措置入院

　措置入院（29条）は、「医療及び保護のために入院させなければその精神障害のために自身を傷つけ又は他人に害を及ぼすおそれ」（**自傷他害のおそれ**）がある精神障害者に対して、都道府県知事（以下知事）が採る強制入院である。措置入院は本人の意思に基づかない入院であり、「医療及び保護に欠くことのできない限度」内で隔離や拘束などの行動制限を行う場合もある。ただし、手紙のやりとりや弁護士などとの面会は制限することができない規定となっている。

　措置入院の「診察及び保護の申請」は、精神障害またはその疑いがあれば、誰でも行うことができる。警察官と検察官、矯正施設の長は、自傷他害のおそれがある精神障害者を発見したときは、知事への「通報」が義務付けられている。また精神科病院の管理者は、自傷他害のおそれのある者から退院の申し出があった場合は、「届出」を提出しなければならない。

　知事はこれらの「申請」「通報」「届出」を受けて、措置入院の判定の必要性を調査した上で、2名以上の精神保健指定医に命じて判定を行ない、「自傷他害のおそれがある」と判定が一致した場合に、措置入院とすることができる。診察は、家族等にあらかじめ日時と場所が通知され、診察に立ち会うことができる規定である（28条）。通知をせず、または立ち合いを許さない措置入院は違法行為とみなされ、措置入院の判定は、権利擁護の点からも、公正に行われる仕組みとなっている。入院後は知事に対して一定期間（6ヵ月）ごとに病状報告を提出し、入院しなくても自傷他害のおそれがなくなった場合は、直ちに届出を提出しなければならない。また行動制限は必要最小限度とし、できるだけ通常の入院形態に戻すことが求められている。措置入院中の費用は、健康保険等の保険優先で、自己負担分が全額公費で賄（まかな）われ、自己負担はない。措置入院を解除し任意入院や医療保護入院に変更した場合は、通常の保険診療などの扱いとなる。

　措置解除後は、退院や他の入院形態での調整が考えられるが、支援調整

自傷他害のおそれ（判定の基準）
判定基準は、28条の2に基づき、告示で定められており、統合失調症や躁うつ病などをはじめ各疾患で、起こりうる自傷他害のおそれの状態像が示されている。「厚生労働大臣の定める基準」昭和63年4月8日厚生省告示第125号（平成18年改正）。

家族等への診察の通知
通知の対象は、後見人又は保佐人、親権を行う者、配偶者などの家族等で、現に本人の保護の任に当たっている者。

が不十分のまま退院し、治療中断や病状悪化、再入院に至る場合もあり、退院後支援は課題となっている。2018（平成30）年に「地方公共団体による精神障害者の退院後支援に関するガイドライン」が示され、本人の了解を得られた対象者に、ガイドラインに基づく退院後支援が行われている。

（2）緊急措置入院

緊急措置入院（29条の2）は、急を要し、自傷他害のおそれが著しい場合の一時的な入院形態で、知事が派遣する2名以上の指定医の診察や職員の同席、家族等への通知などの手続きができない場合に、指定医1名の診察で、緊急に入院させる入院形態である。入院期間は72時間以内に限られ、知事はその後すみやかに29条の規定による入院措置をとるかどうかを決定しなければならない。

［3］医療保護入院

医療保護入院（33条）は、指定医の診察の結果、精神障害であり医療および保護のために入院が必要と判定された場合、本人の同意がなくても家族等の同意によって入院させることができる入院形態である。本人の同意が得られなくとも、「入院医療の必要性を十分に説明し、可能な限り任意入院となるように努めなければならない」ことを前提とし、入院に際しては、精神科病院の管理者は本人に書面で告知することや、都道府県知事に入院および退院の届出を行うことが義務付けられている。

家族等の同意
「家族等」とは配偶者や親権を行う者、扶養義務者及び後見人又は保佐人で、入院は「家族等のうちいずれかの者の同意」を要件としている。

家族等の同意は、適切な入院医療へのアクセスの確保、精神障害者の家族等に対する十分な説明と合意の確保、精神障害者の権利擁護を図ることを趣旨としている。家族等がいないか家族等の全員が意思表示できない場合は、市町村長がその役割を負う。家族等の同意は、入院時の一時的な判断行為で、精神保健福祉法の責務は生じない仕組みとなっている。

［4］応急入院

応急入院（33条の7）は、「指定医の診察の結果、精神障害者であり、かつ、直ちに入院させなければその者の医療および保護を図る上で著しく支障がある」と判断され、急を要し、任意入院が行われる状態になく、保護者の同意を得ることが困難な場合に、72時間に限り**指定病院**に入院させることができる入院形態である。保護者が不明の場合の救急対応のために設けられた制度で、72時間を超える場合は他の入院形態に変更するか、退院させなければならない。また特定医師の場合は12時間を限りに応急入院の権限が付与されている（33条の7第2項）。

指定病院
厚生労働大臣の定める基準、または圏域の救急医療を担う応急入院指定病院の指定を受けている病院。

C. 医療保護入院における退院促進

[1] 医療保護入院をめぐる状況

　入院形態は、任意入院や措置入院が減少する一方、医療保護入院は増加している。国は 2004（平成 16）年に条件が整えば退院可能な 7 万人の社会的入院者の解消を目指して、**退院促進、地域移行**を進めてきた。精神病床は 34 万床から 28 万床に減少し、新規入院者は 1 年以内に 9 割が退院するなど、一定の成果もみられたが、新規入院者のうち 1 割は 1 年以上入院し、**新たな長期入院**も生じている。退院困難の理由は病状が 6 割を占め、居住先や支援がないなど社会的要因も 3 割あり、病状回復とともに環境調整の必要性が指摘されている（**図 4-2-1**）。また入院の長期化は、社会生活の自信や意欲を低下させ、医療保護入院者は非自発的な入院での困難性も抱えており、入院の長期化防止や退院促進を図ることが求められている。

[2] 退院後生活環境相談員による退院支援（33 条の 4 ～ 33 条の 6）

　2013（平成 25）年法改正で、医療保護入院者の退院促進の規定が設けられ、病院の管理者に①**退院後生活環境相談員**（以下、相談員）を選任する義務、②**地域援助事業者**を紹介する努力義務、③退院促進に必要な体制整備（**医療保護入院者退院支援委員会の設置**）が義務づけられた。

　相談員は、精神保健福祉士等から医療保護入院後 7 日以内に選任され、

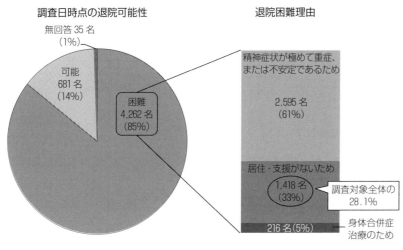

図 4-2-1　精神病床を有する医療機関における 1 年半以上の長期入院患者（認知症を除く）の退院可能性、退院困難理由

出典）安西信雄「新しい精神科地域医療体制とその評価のあり方に関する研究」平成24 年度厚生労働科学研究費補助金／障害者対策総合研究事業「精神障害にも対応した地域包括ケアシステム構築のための手引き 2020」p.10, 図表 12.

新たな長期入院
ニューロングステイとも呼ばれ、歴史的な長期入院者の問題と区別し、新たな長期入院の課題として解消が求められている。

地域援助事業者（施行規則 15 条の 5）
相談支援専門員を配置する障害者総合支援法の相談支援事業者、介護支援専門員を配置する介護保険法の居宅介護支援事業者、介護老人福祉施設などの介護サービス事業者の総称。

医療保護入院者退院支援委員会（施行規則 15 条の 6 ～ 15 条の 8）
退院促進に必要な措置として、厚生労働省令で定められた委員会。医療保護入院者の入院期間や退院に向けた取組み内容を審議する委員会。開催の調整は退院後生活環境相談員が行う。

退院後生活環境相談員
（33 条の 4）
精神保健福祉士その他厚生労働省の定める資格（保健師、看護師、准看護師、作業療法士、社会福祉士）を有する業務経験者、又は 3 年以上退院後生活環境相談員が行う業務に従事する者で、厚生労働大臣が定める研修を修了した者。医療保護入院者に対し入院後 7 日以内に選任。相談員の担当は概ね一人 50 人以内。退院支援に当たっては、医師の指導を受けつつ、多職種との連携や行政、支援機関と調整を図り、①入院時の退院促進措置の説明、②退院に向けた相談支援、③地域援助事業者等の紹介、④医療保護入院者退院支援員委員会の開催、⑤退院調整、⑥その他の業務を行うことが示されている。

医療保護入院者が可能な限り早期に退院できるよう退院促進の中心的な役割を負う。入院時は本人および家族に、相談員の選任や退院支援について説明するとともに入院の経緯や生活環境等を聴取し、対象者との関係形成を図ることが重要である。入院後は治療過程に沿って、本人や家族の希望を訊き、地域援助事業者を紹介したり、退院支援委員会で方針を検討し、退院後の生活環境調整を図り、退院を支援する。退院支援に当たっては、医師の指導を受けつつ、**多職種連携**や関係機関との調整を行うこと、本人の意向や個人情報保護にも十分留意し、相談員自身の**資質向上**を図ることも求められている。また任意入院に移行した場合でも、退院を視野に退院促進のための取組みを継続することが、業務として示されている。

［3］医療保護入院者退院支援委員会

退院支援員委員会は、医療保護入院者の入院の必要性を審議し、入院期間や退院支援の取組を明らかにし、その推進を狙いとしている。対象者は主に入院から1年未満の医療保護入院者で、診療計画の推定入院期間を経過するものや、委員会で設定した入院期間を経過するもので、1年以上の入院者は「病院の管理者が委員会で審議が必要と認めるもの」としている。

出席者は、①**主治医**、②**看護職員**、③**生活環境相談員**、④**病院の管理者が出席を求めた職員**、⑤**本人**（本人希望の場合）、⑥**家族**（本人希望の場合）、⑦**地域援助事業者やその他の退院後の生活環境に関わる者**で、退院後の生活環境を見据えた審議ができるよう、相談員に出席者の調整や委員会の円滑な運営を図ることが期待されている。審議の結果は、本人や委員会の出席者に速やかに通知され、入院の必要性を認めなければ退院の手続きを取ることとし、定期病状報告書には直近の審議記録の添付が義務付けられている。

以上述べてきた医療保護入院者の退院支援は、従来から精神科病院の精神保健福祉士が地域の支援者と取り組んできたことであるが、法定化によって、精神科医療の中に本人が望む暮らしに向けて必要な支援・調整を図るソーシャルワークが制度的に位置付けられ、他職種の理解や協力を得やすくなり、退院促進に繋がっている側面もある。日本精神保健福祉士協会の相談員の業務等の実態に関する調査[1]では、1年以内の新規入院者の退院が促進されていることが示され、多職種チームの目標の共有化や連携にも評価が得られている。課題として入院中の地域援助事業者の協力が得にくいこと、1年以上の長期入院者は退院支援委員会の開催が少なく、医療保護以外の入院者も退院促進には繋がっていないことなどが挙げられている。

退院後生活環境相談員の業務評価
管理者（相談員）の6〜7割が「新規入院者のうちで入院期間が1年を超える者の割合が減った」「多職種が共同して支援に取り組む機会が増えた」、担当者（相談員）では6〜7割が「早期に退院促進に取り組めるようになった」と回答し、多職種チームの目標の共有化や連携も評価されている。

D. 精神科医療とインフォームドコンセント

　治療は、患者が診断や病状、治療内容、リスクなどについて十分な説明を受け、理解と同意を得る**インフォームドコンセント**（以下、「IC」と記す）」による提供を原則としている。医療法では、複雑化、高度化した医療における患者の権利擁護などを踏まえて、2007（平成19）年に「医療の担い手は、医療を提供するに当たり、適切な説明を行い、医療を受ける者の理解を得るよう努めなければならない」とするICの努力義務が明文化された。精神科医療では、精神保健福祉法41条に基づく「良質かつ適切な精神障害者に対する医療の提供を確保するための指針」で、「①精神医療においても、インフォームドコンセントの理念に基づき、精神障害者本位の医療を実現していくことが重要であり、…（中略）…精神障害者の人権に最大限配慮した医療を提供すること」などを基本的な考え方としている。

　精神医療では非自発的な入院治療も行われており、患者の権利侵害の問題も度々生じてきた。国連では、精神障害者が権利制限を受けやすく保護を必要とする状況にあるとして、1991（平成3）年に「**精神病者の保護及び精神保健ケアの改善のための原則**」を採択し、精神疾患の判定やケアの基準、治療の同意を含む25の原則を示している。「原則11：治療の同意」では、治療は患者のICなしには行われないこと、ICは、おどしや不適当な誘導を行うことなく、患者が理解しうる書式と言葉を用い、適切かつ了解し得る情報を正しく説明した上で自由意思により得られる承諾のこととしている。また「精神保健ケアに関する法：基本10原則」の「原則5：**自己決定**」では「いかなる形態の介入であれ、事前に本人の同意を求めることが要請される」としている。日本では1988（昭和63）年の精神保健法で「入院患者に対する処遇の基準」を示し、1999（平成11）年には任意入院者の開放処遇を盛り込み、基本理念として「入院患者の処遇は、患者の個人としての尊厳を尊重し、その人権に配慮しつつ、適切な精神医療の確保及び社会復帰の促進に資するものでなければならない」としている。精神保健サービスを提供する場合は、たとえ強制入院や行動制限を行う場合であっても、対等な利用者として、内容、目的、理由を説明し、同意や意見を求めるICが求められ、また本来の自己決定能力の回復を目指し、その力を引き出す**エンパワメント**の視点も不可欠である。

注)
(1)　厚生労働省令和3年度障害者総合福祉推進事業「退院後生活環境相談員の業務と退院支援委員会の開催等の実態に関する全国調査」報告書，日本精神保健福祉士協会，令和4（2022）年3月．

インフォームドコンセント
IC: Informed Consent
主として医療提供者がその医療提供に当たって、十分な説明を行い、患者の理解と同意（コンセンサス）を得ること。

医療法におけるインフォームドコンセント規定
医療法1条の4第2項では、「医師、歯科医師、薬剤師、看護師その他の医療の担い手は、医療を提供するに当たり、適切な説明を行い、医療を受ける者の理解を得るよう努めなければならない」と規定されている。

41条に基づく、医療提供の指針
2014（平成26）年3月「良質かつ適切な精神障害者に対する医療の提供を確保するための指針」（厚生労働省告示65号）が告示され、インフォームドコンセントの理念に基づく医療提供の重要性が示されている。根拠は精神保健福祉法41条「厚生労働大臣は、精神障害者の障害特性その他の心身の状態に応じた良質かつ適切な精神障害者に対する医療の提供を確保するための指針を定めなければならない」とする規定（平成25年改正法）。

エンパワメント
empowerment
本来その人が持っている力を引き出し、自己の意思を表明したり、自己をコントロールする力の回復を図ること。

E. 精神科病院における処遇（隔離、身体拘束）、行動制限の最小化

　　精神科病院の管理者は、入院中の者につき、その医療又は保護に欠くことのできない限度において、その行動について必要な制限を行うことができる。

精神保健福祉法　第36条

精神保健福祉法
正式名称は、「精神保健及び精神障害者福祉に関する法律」。

　　患者の身体的拘束又は非自発的な隔離は、精神保健施設に関して公的に認められた手続きに従い、かつ、それが患者若しくは他の人に対する即時の又は切迫した危害を防ぐために唯一の可能な手段である場合を除いては、行ってはならない。これは、その目的のために厳密に必要とされる期間を超えて行われてはならない。

精神疾患を有する者の保護及びメンタルヘルスケアの
改善のための諸原則（国連原則）原則11

　　日本で英語教師として働いていた私の息子、ケリー・サベジが神奈川県の精神科病院で入院中に心肺停止で見つかり、その後亡くなりました。10日あまり精神科病棟で入院していたところの、突然の出来事でした。

　　…（中略）…日本で英語教師になるため資格を取り、鹿児島の小中学校で2年ほど子供たちに英語を教えてきました。…（中略）…そんな中うつ病が再発し、日本の病院で入院しましたが、2週間経たないうちに心肺停止で発見されました。入院直後から足、腰、手首を拘束されてベッドに寝かされていたようです。

　　実は日本の精神科医療の現場では、他国に比べて身体拘束の時間が著しく長いことが調査でわかっています。日本での身体拘束の平均実施日数は、11病院の689人の患者を対象に行った調査によると96日でした。一方、諸外国の実施時間はせいぜい数時間から数十時間です。

　　精神科に入院する人は一握りだと思われるかもしれませんが、実は日本の精神科医療で身体拘束を受ける人の数は増加を続けています。厚生労働省の調査によれば、身体拘束を受ける患者は2014年度に1万人を超え、過去最高を更新しています。ここ10年で2倍のペースです。

　　…（中略）…せめて、ケリーに起きたことをもとに、こういったことが繰り返されないようにと願っています。

ケリー・サベジさんご家族と専門家による記者会見
（日本外国特派員協会）2017年7月19日

個人の行動制限は、憲法で保障された人身の自由を制限する例外的行為である。したがって、「人手不足でやむを得ない」などの治療体制不備により正当化・常態化されるべきではない。患者の**隔離**は、本人または周囲に危険性が及ぶ可能性が高く、隔離以外の方法ではその危険性を回避することが著しく困難である場合において、必要最小限の範囲内で行われなければならない。また、**身体拘束**は、代替方法が見出されるまでの間のやむを得ない処置として、できる限り早期に他の方法に切り替えられなければならない。行動制限にあたって、患者に説明の上、行動制限の方法および理由等を診療録に記載しなければならない[(1)]。

　「患者の隔離」と「身体的拘束」という行動制限は、**精神保健指定医**のみに認められている。なお、患者に対してどのような場合でも行うことができない制限は、告示により以下のように定められている。

---

①信書の発受の制限
②都道府県及び地方法務局その他の人権擁護に関する行政機関の職員並びに患者の代理人である弁護士との電話の制限
③都道府県及び地方法務局その他の人権擁護に関する行政機関の職員並びに患者の代理人である弁護士及び患者又は保護者の依頼により患者の代理人となろうとする弁護士との面会の制限

　1998（平成10）年5月、国立療養所犀潟病院で拘束中の入院患者が誤嚥によって死亡する事件が起きた。「看護師の手が回らない」という理由で、精神保健指定医の診察・指示のないまま看護師の判断で実施された違法拘束であった。この事件をきっかけにして、**行動制限最小化委員会**が診療報酬制度の中に規定された。しかし、身体的拘束件数は減少せず近年増加傾向にある。2003（平成15）年度の拘束患者数は5,109人であったが、拘束患者数は増加を続け、2016（平成28）年度には10,933人となり、13年間でほぼ倍増している[(2)]。

　2017（平成29）年5月、ニュージーランド人男性（先述のケリー・サベジ氏）が神奈川県内の精神科病院で身体拘束中に心肺停止となり、救急搬送先で亡くなるという事案が発生するなど、身体的拘束に起因する死亡事故は後を絶たない。これらの死亡事故は国会でも取り上げられ、身体的拘束の是非や廃止に向けた市民運動も展開されている。

　身体的拘束を経験した生活者からは、「人間性を否定された」との声もあり、治療の一貫としてなされる行為が人生に与える影響を精神保健福祉士は斟酌する必要がある。現行法令の遵守のみならず、身体的拘束に頼らない精神科医療のあり方が、医療を必要とする生活者から期待されている。

F. 精神保健指定医制度

　1987（昭和62）年施行の法改正により精神衛生法が精神保健法に刷新され、国家資格として精神保健指定医が制度化された。精神衛生法までは精神衛生鑑定医が措置入院の要否の判定を主に行っていたが、精神保健法により非自発的入院や行動制限の法的基準が規定され、医療保護入院や応急入院の入院時の判定、入院患者の行動制限の判定など、旧法の精神衛生鑑定医の職務を拡大し、その指定要件を明確化して精神保健指定医資格が規定された。2020（令和2）年には、その数も約1万5千人まで増加している。

　精神保健指定医の専権事項は、みなし公務員として行う**措置入院**の要否の判定、措置入院患者の措置症状（いわゆる自傷・他害のおそれ）消退の判定、**医療保護入院・応急入院**を行う判定、任意入院患者の退院制限を行う判定、入院患者の**行動制限**（身体的拘束および12時間を超える隔離）を行う判定、医療保護入院のための移送の判定、**精神医療審査会**による診察と審問、精神科病院に対する立ち入り検査などである。特に行動制限の判定は、精神保健指定医でない者が行えば逮捕監禁罪に問われる重大な判断であり、生命に関わる明確な根拠に基づいて身体的拘束を行うという、極めて例外的な権限を国家から負託されていると言える[3]。

　なお、精神保健指定医としての職務を行った医師は、所定事項を遅滞なく診療録に記載することが義務づけられている。また、入院患者の処遇が不適切と判断した場合は、精神科病院の管理者に対して報告等を行うことが努力義務となっている。

　資格取得の要件は、計5年以上の臨床経験（うち3年以上は精神科）、指定された精神疾患に関する5分野5症例の自験例（レポート）の提出、厚生労働省令で定めるところにより行う研修の受講であり、5年ごとに更新のための研修受講が義務づけられている。また、精神保健福祉法に著しく違反する重大な不祥事件などにおいて、精神保健指定医がその職務を適正に遂行していないと認められた場合、指定取消や職務停止の処分が行われる[4]。2016（平成28）年、資格申請に必要な症例報告を複数の医師が複写して使い回し、指導医もそれを黙認していたという、聖マリアンナ医大での精神保健指定医資格不正取得問題が発覚した。以降、全国各地の病院や大学医局で類似の事案が判明し、新規資格取得医師と指導医を合わせて100名近くが資格の取り消し処分を受ける事態となった。

　精神保健指定医制度は、ミクロの視点では患者と医師、また医師と医師の権力構造の問題、マクロの視点では専門職と国家意思の関係という権力

構造の問題を内包しており、慎重な制度運用が求められている⁽³⁾。

G. 退院および処遇改善請求、精神医療審査会

> **精神保健福祉法**
> **第38条の4** 精神科病院に入院中の者又はその家族等（その家族等がない場合又は
> その家族等の全員がその意思を表示することができない場合にあっては、その者の
> 居住地を管轄する市町村長）は、厚生労働省令で定めるところにより、都道府県知
> 事に対し、当該入院中の者を退院させ、又は精神科病院の管理者に対し、その者を
> 退院させることを命じ、若しくはその者の処遇の改善のために必要な措置を採るこ
> とを命じることを求めることができる。

　精神科病院での入院に際して、入院患者・家族等・代理人となる弁護士
には、**退院請求および処遇改善請求**が保障されており、医療機関は入院患
者らにその権利を説明しなければならない。これは入院患者に保障された
重要な権利であり、精神保健福祉士は入院中の人権を保障する限られた制
度の1つとして理解し、患者に説明する必要がある。

　退院請求および処遇改善請求、精神医療審査会は、1984（昭和59）年
栃木県内の精神科病院で起こった無資格者の診療やリンチ殺傷事件（**宇都
宮病院事件**）を機に、1987（昭和62）年の精神保健法成立時に創設され
た制度である。

　精神医療審査会の業務は大きく2つあり、第1は非自発的入院患者の入
院届・定期病状報告の書面審査、第2は退院請求および処遇改善請求の審
査である。後者では、入院処遇等の適否について、入院患者や家族等から
意見聴取が現地調査により実施される。医療委員（精神保健指定医）2名
以上、法律家委員（弁護士や裁判官などの法曹資格を有する者）1名以上、
有識者委員（精神保健福祉士など精神障害者福祉に学識経験を有する者）
1名以上の委員5名で構成される合議体により審査が実施される。2006
（平成18）年には、医療中心に行われてきた審査の在り方を見直すため、
法律家委員や有識者委員など非医療委員の構成比率が見直され、2016（平
成28）年には、精神障害者福祉に関する学識を有する委員が必置となった。
事務局は都道府県（政令指定都市）の精神保健福祉センターに置かれてい
る。

　精神医療審査会は、全国各地における審査体制や運用面（処理日数の迅
速性など）での地域間格差が大きいことをはじめ、下記の様な課題が指摘
されている^{(5) (6)}。

- 退院等請求審査では、意見聴取に赴く委員の日程調整があり、処理期間がかかり過ぎると、請求の受理から審査・審査結果の通知までに日数がかかり過ぎる。その際、審査結果を待たずに請求取り下げや退院となる、いわゆる「不審査案件」が生じる
- 書面審査会議1回あたりの審査件数が膨大で、多くの労力が費やされるため、退院等請求審査に十分な労力をかけられていない。
- 処遇改善請求として取り上げるべきことの範囲が明確でない。
- 合議体構成員の過半数（3名）を精神保健指定医が占め、合議体の長も精神保健指定医であることが多いため、審査が医療側の事情に甘くなる傾向が否めない。したがって、現状の入院形態や処遇を妥当と認める審査結果が圧倒的に多い。
- 身体的拘束について、精神医療審査会がほとんど関われていない。

H. 移送制度

　移送制度は1999（平成11）年の精神保健福祉法改正で創設された。緊急に入院を必要とする状態にある患者が、その必要性を理解できないまま入院の拒否などにより治療が遅れ、病状や社会的ダメージが深刻化する事態に鑑み、知事の責任で病院に搬送できるようにした制度である。それまでも、在宅患者を病院や保健所が病院に強制搬送することがあったが、法的な根拠に基づいたものではなかった。移送制度には、同法29条の2の2による措置入院と緊急措置入院のための移送、同法34条による医療保護入院と応急入院のための移送があり、いずれも精神保健指定医による診察結果を踏まえて保健所が搬送するが、同法29条移送では**措置入院指定病床**を持つ医療機関へ、同法34条移送では**応急入院指定医療機関**へ搬送する[7]。

　制度創設の背景として、家族等の依頼により民間警備会社等が強制的な移送を行うなど、人権上の観点から問題視される事案が生じていたことが挙げられる。しかし、移送制度は運用判断の難しさなどが指摘されており、実施地域に偏りも見られ、法施行以降の移送件数は減少傾向にある。

　強制搬送を伴う移送制度の慎重な運用には、それが必要となる緊急事態を回避させる、日常的なアプローチの質と量の拡充が欠かせない。日々の時間をかけた関係構築に根ざした受診援助、アウトリーチ支援等の積み重ねによる、強制力の発動を最小化させた関与が期待される。他方で、民間警備会社等による移送の現実が消失したわけではなく、本人・家族・地域社会が直面している困難を社会課題として位置づけ、その解決に向けた方策が求められている[8]。

注）

(1) 浦田泰成「行動制限」一般社団法人日本精神保健福祉学会編『精神保健福祉学の重要な概念・用語の表記のあり方に関する調査研究平成 29 年度報告書』2018，pp.86-87.

(2) 太田順一郎「行動制限」精神医療編集員会編『精神医療 100 号　精神医療改革事典』2020，p.33.

(3) 岡崎伸郎「精神保健指定医」精神医療編集員会編『精神医療 100 号　精神医療改革事典』2020，pp.64-65.

(4) 白石弘巳「精神保健指定医」一般社団法人日本精神保健福祉学会編『精神保健福祉学の重要な概念・用語の表記のあり方に関する調査研究平成 29 年度報告書』2018，p.142.

(5) 四方田清「精神医療審査会」一般社団法人日本精神保健福祉学会編『精神保健福祉学の重要な概念・用語の表記のあり方に関する調査研究平成 29 年度報告書』2018，p.135.

(6) 岡崎伸郎「精神医療審査会」精神医療編集員会編『精精神医療 100 号　精神医療改革事典』2020，pp.52-53.

(7) 伊藤哲寛「移送制度」精神医療編集員会編『精神医療 100 号　精神医療改革事典』2020，p.16.

(8) 大塚淳子「移送制度」一般社団法人日本精神保健福祉学会編『精神保健福祉学の重要な概念・用語の表記のあり方に関する調査研究平成 29 年度報告書』2018，p.50.

精神医療─これまでとこれから─

十勝障がい者支援センター　門屋充郎

　私は精神保健領域のソーシャルワーカーとして五十数年間働いてきた。私の役割を一言で言えば「精神疾患を抱えながらも、その人らしく生きられる環境の整備と開発、そして環境の変革」である。ここで言う環境には人と社会のあらゆるものが含まれているが、治療・支援環境が一義的関心となっている。

　さて人は皆、その人なりの心と身体をもって生涯を過ごす。精神医療はその心を癒す役割を持つゆえ、全ての人にとってなくてはならぬ医療であるが、身体医療のようには利用しやすくない。故に私は、精神医療を必要とする全ての人が利用しやすく傷つかない精神医療を求め続けてきた。そんな私は精神医療のこれまでとこれからについて熟思してみたい。

　日本の「これまでの精神医療」は本当におかしい。世界に類を見ない病床数・長期入院・強制入院・閉鎖病床入院・隔離拘束・行動制限・家族負担等々が余りにも多く、本人と家族を苦しめている。そして精神科医・看護師等の担当患者の多さは、会話による心を癒す業務を少なくしている。これらは病院中心精神医療を続けているからで、日本は数十年も世界から遅れ、世界ではことごとく地域精神医療に転換されている。

　これまでの精神医療は３つの歴史的役割を担ってきた。１つは当然ながら「医療役割」、１つは「保護」という生活福祉役割、１つは、明治以来不幸にして精神医療が担わされた「社会治安」役割である。このままだと多くの国民に誤解と偏見を抱かせ続け、安心して信頼し心癒す場としての利用をしづらくさせ続けることになる。利用する人々と家族などの権利を侵害し、尊厳も損ない続ける。病床利用率は益々低下し経営さえ困難となり、精神医療の崩壊も危惧されることから、早急に医療役割だけの抜本改革をする必要がある。

　それでは「これからの精神医療」はどうあるべきか。それは世界ですでに実証されている地域精神保健体制である。いくつものモデルがあり、多くの精神医療関係者は視察し学び、一部実践もされている。しかし、日本の法制度と現場は病院中心を続けていて、地域中心の精神医療への転換も移行もこのままだと極めて困難と考えている。

　そこで５疾患５事業を根拠として「精神疾患対策基本法」を作り、「これからの精神医療」のグランドデザインを描き道筋を示す。次に精神保健福祉法の抜本改正に取り組み、これまでのおかしな精神医療の現状を改革する。病床の大幅削減と強制入院・隔離拘束・行動制限の廃止などと併せ、二次医療圏域ごとに地域精神保健医療センターを新設し、実情に合わせて地域中心精神医療体系を構築し、基本に利用者のリカバリー支援を含む地域包括生活支援の体制を同時に創りだす。

　利用者本人が望む「病を抱えながらも地域で人々と共に普通に暮らしたい」「病のつらさを少しでも癒したい」を叶えるために「これからの精神医療」を創る必要がある。

3. 外来治療、在宅医療

A. 外来

　かつて入院治療中心であった精神科医療は、現在では**外来治療**が当たり前となっている。本人または家族が変調を感じてはいても精神疾患に対する偏見から、そのことを誰かに相談することはおろか、口にすることさえためらっているうちに事態は悪化し、結果として強制的な治療導入へ至ることが過去には大半であった。そのような過去の経過があるなか、自身で心の変調を感じ取る、あるいは家族や職場の同僚・上司から気軽に勧められて医療機関を訪れることができる人々が近年増えているのは、実際に回復をしていく人々の姿を目の当たりにする機会が増えたことや、精神疾患に対する偏見解消を目指したさまざまな啓発活動の成果であるといえよう。気軽な精神科受診が可能となった要因には、年々増加している交通アクセスが良く仕事帰りにも受診できるという精神科を標榜した診療所・クリニックの存在がある。さらに「精神科治療＝薬物療法≒薬漬け」というイメージが、**認知行動療法**をはじめとしたさまざまな新しい治療方法の開発・普及、心理社会的アプローチの浸透と向上によって変化していることも大きく影響している。薬物療法についても、従前のような強い薬を多く飲まされるというものから、「副作用の少ない薬を、可能な限り少ない種類で、強いられるのではなく、主治医から説明を受け、必要を感じた自らが判断して飲む」という**アドヒアランス**や、治療方法を本人・主治医が話し合って共同決定を行う**シェアードディシジョンメイキング（SDM）**という概念の導入によって着実に変化をしている。

　バリエーションが豊富となった外来治療は、以前であれば入院治療でしか対応は難しいとされてきた重い精神障害者にとっても大きな支援効果を生んでいる。さらに年々拡充してきた精神障害者の生活を支える福祉サービスを併用することによって、可能な限り入院に頼らない治療を実践していくことが可能となりつつある。また、外来治療にはリハビリテーションが含まれており**精神科デイケア**がその機能を担っていることが多く、診療報酬上の施設基準には精神保健福祉士の専従配置が定められている。精神科デイケアはリハビリテーションとしての機能および社会的役割の回復以外に生活を支える役割も担っていることがある。生活支援では精神保健福

認知行動療法
➡ p.136
第2章3節 C.

シェアードディシジョンメイキング
SDM: Shared Decision Making

精神科デイケア
➡ p.156
第2章6節 E.

祉士の専門性が発揮される機会が多く、プログラム運営にとどまらない活動が求められている。近年では診療所が多職種を配置して精神科デイケアや訪問看護、併設での障害福祉事業などさまざまなサービスを展開している例が増えてきており、こうした事業展開を行っている診療所は一部で**多機能型精神科診療所**と呼ばれている。

このような外来機能の変化のなかで、精神保健福祉士が担うべき役割は確実に増え続けている。代表的な業務としては、受診受療相談というインテークおよび初期アセスメントや、医療費負担軽減や所得保障などの経済問題、復職・離転職を含めた就労相談、自立支援医療や精神障害者保健福祉手帳などに代表される社会資源の紹介などが主に挙げられる。また、療養生活上多岐にわたる課題を解決し、生活を支えていくことを目的に多職種・多機関での支援を提供する際には積極的にケースマネジメントの技法を活用することが求められている。この治療・支援チームにおいては精神保健福祉士もチームの一員として直接支援を担うこととなる。このような活動は診療報酬でも評価され、精神保健福祉士の配置を後押ししている。国の「精神障害にも対応した地域包括ケアシステムの構築に係る検討会」および「地域で安心して暮らせる精神保健医療福祉体制の実現に向けた検討会」において必要性が言及された、**インテンシブケースマネジメント**（ICM）の実践および普及を目的として近年新設された「**療養生活継続支援加算**」や、アウトリーチチームの構築を前提とした「**精神科在宅患者支援管理料**（旧名称：精神科重症患者早期集中支援加算料）」などは精神保健福祉士の配置が必須となっている。報酬単価が妥当かは別として、精神保健福祉士の存在と専門性が精神科外来治療の中で評価されていることは自覚しなくてはならないことである。

B. 訪問診療、往診

前節で示したように、精神科治療の入り口は外来通院が当たり前のものとなっている一方で、精神疾患特有の特徴である病識の持ちづらさ、強制的な導入がなされたことでの医療不信、症状悪化に伴う外出の困難や高齢化に伴う ADL 低下などを要因に自発的な外来通院が難しいケースが発生している。また精神障害者の家族会などを対象としたアンケートなどでは、「初発時に専門家や医療機関に訪問をしてもらいたかった」という声が多く寄せられている。こうしたケースについて対応すべく、本人・家族からの求めに臨時的に対応をする**往診**や、治療方針や支援計画を策定したうえで定期的に行う**訪問診療**を行っている精神科医療機関は病院・診療所共に

インテンシブケースマネジメント
ICM: Intensive Case Management
重度精神疾患者を支えるために、通常のケースマネジメントより集中的に行えるよう担当ケース数を少なくし密にサービスを提供できるようにしたもの。ケースマネージャーはサービスの紹介やつなぎだけではなく、直接的支援も担う。

訪問診療、往診
➡ p.148　第2章6節 B.

士、精神保健福祉士も配置され、濃厚な治療が行われるとされる。

　入院処遇には期間の定めはない。ガイドライン⁽⁴⁾では1年半が標準とされているが、実際にはそれよりも長期化しており、2016（平成28）年7月15日までの全入院対象者の平均入院処遇期間は951日となっている⁽⁵⁾。

　治療は、上述の各種専門職から構成される**多職種チーム（MDT）**で進めるとされており、定期的にチームによる「**MDT会議**」が開かれる。これに対象者本人、社会復帰調整官、地域の関係機関の職員などが集まって「**CPA会議**」が開かれ、方針が検討される。治療が進み、今後の方向性などが固まってくると、職員同伴のもとで外出や外泊が行われる。

　退院には裁判所の決定を要する。一番多いのは軽快し環境調整も進んで指定入院医療機関から退院の申立てがなされ、それが裁判所に認められて退院、通院処遇の決定がなされてそれに移行するものであるが、対象者の有する精神障害について治療可能性がないとして処遇終了の申立てがなされることもあり、それを裁判所が認めることも認めないこともある。

　この時期に精神保健福祉士として関わる可能性のあるのは、社会復帰調整官、および指定入院医療機関の精神保健福祉士である。

　社会復帰調整官は、この段階からは処遇全体のコーディネーターとされる。指定入院医療機関のスタッフとともに、治療の進展状況の確認をし、地域で生活していく上での課題、支援体制について協議し調整する。最終的には処遇実施計画書を作成して通院処遇の準備をしていく。また、CPA会議で、**クライシスプラン**を含めた緊急時の対応についても作成する。

　指定入院医療機関の精神保健福祉士は、本人歴や家族歴、生活環境等の情報収集、対象者や関係者との関係調整、権利擁護手続き等の説明と援助、福祉制度の利用や社会生活の中断に伴う諸問題の解決のサポート、外部との連絡調整、外出・外泊プログラムの作成と調整などを行う。一般的な入院の場合と基本的にやることは同じであるが、入院が長期にわたるので、それに配慮した対応が必要であり、社会復帰調整官との役割分担も意識しなければならない。たとえば自動車運転免許の更新が適切に対処されず後の対象者の社会復帰に支障を来すことがある。

[3] 通院処遇

　通院処遇となった対象者は、指定通院医療機関で治療を受ける。指定通院医療機関とは、病院、診療所で（薬局もあるが省略）、基準に適合するとして厚生労働大臣から指定されたもので、2021（令和3）年4月現在、589病院、87診療所がある（薬局、訪問看護もあるが省略）⁽⁶⁾。いわゆる民間病院も多い。ここでも多職種による医療の提供が求められている。デ

多職種チーム
MDT: Multidisciplinary Team

CPA会議
CPA: Care Program Approach
ケア会議と呼ばれることもある。

精神保健福祉法
正式名称は、「精神保健
及び精神障害者福祉に関
する法律」。

イケア、作業療法、訪問看護なども、必要に応じて提供される。必要な場合には、医療観察法上の通院処遇の最中に、**精神保健福祉法**上の入院医療が行われることもある。都道府県や市町村、社会復帰などに携わる地域資源による援助が行われることもある。

　通院処遇の期間は3年以内、延長しても最高5年までとなっており、3年経つ前に裁判所の決定を経て終了となる場合もある。

　この時期に精神保健福祉士として関わる可能性のあるのは、社会復帰調整官、指定通院医療機関の精神保健福祉士、事業所などのサービスを提供するスタッフとしての精神保健福祉士である。社会復帰調整官は、入院処遇中と同様、全体のコーディネーターとされる。通院処遇中もケア会議が1～3ヵ月に1度の頻度で行われるので、その中心的な役割を担う。治療およびサポートは、作成された**処遇実施計画書**に基づいて行われ、また同計画書は必要に応じケア会議の議論を経て社会復帰調整官が修正する。

　指定通院医療機関の精神保健福祉士がやることも一般的な医療の場合とほぼ同じであるが、連携が必要な関係機関として社会復帰調整官が加わること、および1ヵ月ごとに**治療評価シート**を作成することが異なる。入院処遇を経て通院となった対象者に対しても、必要なサポート等が充分調整・施行されていないことがまれではないので、配慮を怠らないようにする必要がある。指定通院医療機関は対象者が通院しなければならない医療機関として明示されているため、急変時などの対応が通常医療の場合より期待されているということも言える。上述したように通院処遇中に精神保健福祉法上の入院となることもあり、退院に向けての調整に配慮が必要となる。

　サービスを提供する事業者等のスタッフとしてのかかわり[7]も、基本的には一般的な利用者と変わるところはないが、サービスに加算が付く場合など特別に提出する書類があればそれを作成することがある。

［4］処遇終了後

　処遇終了後は通常は一般的な医療が継続する。通院処遇が3年で終了し、あるいは途中で通院処遇が不要とされて処遇終了となった事例では、通常は支援体制が確立しているので、それを継続することが中心となる。社会復帰調整官が抜けているので、その役割が大きかった場合には穴埋めへの配慮が必要である。処遇終了で通院の強制性がなくなり、途端に医療中断となるような事例もあり、判断や対応を強いられることもある。

　また、上述したように、入院処遇中に治療可能性がないとされて処遇終了となる事例もある。その後も治療継続が必要なことは多く、「治療可能

性がない者の治療継続」という難しい課題を抱えることとなり、その事例ごとに、何を目標としていくのかを考える必要がある。

D. 医療観察法の評価

　医療観察法は、**池田小学校児童殺傷事件**を契機に国会に提出され、強い批判があったが、2003（平成 15）年に強行採決の末成立したもので、施行後 10 年以上を経てもなお多くの問題点が残っている[8][9]。上述のように入院処遇は長期間に及んでおり、健常者であった場合に想定される拘禁期間より長くなる場合も珍しくなく、これは差別ではないか。不服申立等の手続きは限られており、また付添人（弁護士）が就くのもごく一部の時期に限られており、人権の保障の観点からどうなのか。退院となっても医療観察法の対象者であるがゆえに医療機関や社会復帰施設等から断られる事例も多く、資源が限られ、治療や生活に支障を来している。指定入院医療機関の豊富な人的資源に比し、指定通院医療機関はほとんど経済的保障もなく、極端な入院偏重の制度となっている。真に濃厚な治療を必要とする人を対象とした制度になっているのかどうか。真に重篤な人に対応し得ているか。チーム医療が逆に相互の役割を不明確にしている場合もある。保護観察所が医療の意義を理解していないと思われることもしばしばある。

　評価はいろいろあり得る。医療観察制度に関わるにせよ関わらないにせよ、目の前の支援を必要としている人に対し、できるかぎりサポートするのは当然である。精神保健福祉士が力を発揮すべき場面はまだまだある。

池田小学校児童殺傷事件
2001（平成 13）年 6 月、37 歳の男性が、大阪教育大学附属池田小学校に侵入し、所持していた包丁で児童や教員に切りつけ、8 名の児童を死亡させ、15 名の児童および教員を傷つけた事件。この男性に措置入院を含む精神科受診歴があったことから、「触法精神障害者への対応が必要」という口実とされた。

注）

　ネット検索によるデータの取得日は，いずれも 2022 年 8 月 10 日．

(1)　厚生労働省ウェブサイト「医療観察法の地方裁判所の審判の終局処理の状況」．
(2)　厚生労働省ウェブサイト「心神喪失者等医療観察法の医療機関等の状況」．
(3)　厚生労働省ウェブサイト「指定入院医療機関の整備状況」．
(4)　厚生労働省 政策についてウェブサイト「3. 入院処遇ガイドライン」．
(5)　厚生労働省ウェブサイト「医療観察法医療の現状について―平均入院処遇期間」．
(6)　厚生労働省ウェブサイト「指定通院医療機関の指定状況」．
(7)　日本精神保健福祉士協会ウェブサイト「医療観察法対象者を受け入れて支援をするための手引書」．
(8)　樋澤吉彦『保安処分構想と医療観察法体制―日本精神保健福祉士協会の関わりをめぐって』生活書院，2017．
(9)　中島直・岡崎伸郎・精神医療編集委員会編『精神医療（96）特集 医療観察法～改めて中身を問う』批評社，2019．

5. 精神科医療機関における精神保健福祉士の役割

A. 相談援助

精神保健福祉士は、精神保健福祉領域のソーシャルワーク専門職である。ソーシャルワーカーの国家資格には、社会福祉士と精神保健福祉士がある。医療機関では両資格を取得して働くソーシャルワーカーは多い。社会福祉士及び介護福祉士法成立から10年後の1997（平成9）年、精神保健福祉士法が制定された。精神保健福祉士の定義は**精神保健福祉士法2条**で、相談援助を業とする者としている。精神保健福祉士は医療職ではなく、医師の指示により業務を行うのではないが、医師その他の医療関係者・地域関係者との連携を保ち、主治医がいればその指導を受けなければならない。

ソーシャルワークの歴史は1900年前後の欧米に遡る。日本のソーシャルワーカーの誕生は、1919（大正8）年泉橋慈善病院（現在、三井記念病院）「病院相談所」等で、患者家族の生活相談、退院援助、家庭訪問等を行っていた。本格的には1929（昭和4）年聖路加国際病院社会事業部発足へと続く。戦後は大量の失業者、貧困者、結核などの病者、障害者の救済目的でアメリカ **GHQ** 関与の下、1947（昭和22）年に保健所法に医療社会事業が規定された[1]。精神科領域に特化すると、1936（昭和11）年に東大医学部附属脳研究室の発案で児童研究部に「social worker」が配置、本格的な導入は1948（昭和23）年に国府台病院精神科に医療社会事業部が設置され、「社会事業婦」が配置された[2]。

医療機関には患者の未解決の生活課題が持ち込まれることが多く、その課題は非常に複雑で錯綜している。保健医療領域におけるソーシャルワーカーの役割について、1989（平成元）年**医療ソーシャルワーカー業務指針**が制定され、社会福祉の立場から、療養中の心理社会的支援、退院・社会復帰支援、受診受療支援、経済的問題解決、地域活動を行うこととされた。ソーシャルワーカーは国家資格化以前から、狭義の医療では収まりきらない治療や社会復帰に必要な相談支援を行ってきた。意思決定支援、入院に必要な手続き支援に始まり、医療費や必要物品の調達の相談、家族支援、日常生活技能訓練、退院に向けての就労支援・住居確保、通院継続支援、地域における居場所づくりなど、あらゆることを実践してきた。利用できる資源が医療機関以外にほとんどなかった時代から、地域格差は大きいが、

精神保健福祉士法2条
「精神保健福祉士の名称を用いて、精神障害者の保健及び福祉に関する専門的知識及び技術をもって、精神科病院その他の医療施設において精神障害者の医療を受け、又は精神障害者の社会復帰の促進を図ることを目的とする施設を利用している者の地域相談支援（障害者の日常生活及び社会生活を総合的に支援するための法律（平成17年法律第123号）第5条第18項に規定する地域相談支援をいう。第41条第1項において同じ。）の利用に関する相談その他の社会復帰に関する相談に応じ、助言、指導、日常生活への適応のために必要な訓練その他の援助を行うこと（以下「相談援助」という。）を業とする者をいう」。

GHQ: General Head Quarters
連合国最高司令官総司令部。太平洋戦争後の日本を占領・管理するための最高司令部として1945年東京に設置。

医療ソーシャルワーカー業務指針
厚生労働省通知。保健医療分野（精神科領域を含む）のソーシャルワーカーの多様な業務の標準化、質の向上を目的に示された。2002（平成14）年改正。

以前に比べクライエントの状態や事情に応じた選択肢が増えた。精神科医療機関が本来の外来・入院治療を速やかに行うことにより、あたりまえのこととして地域包括ケアへ移行、精神科医療機関と地域サービスとの切れ目の無い連携を実践する。

日本精神保健福祉士協会は、国家資格化以前から積み上げてきた歴史的経緯を踏まえつつ、資格化後に広がりを見せる活動領域を盛り込んだ**精神保健福祉士業務指針**を作成した。

日本ソーシャルワーカー連盟のソーシャルワーク倫理綱領は、国際ソーシャルワーク連盟と国際ソーシャルワーク教育学校連盟が採択した**ソーシャルワーク専門職のグローバル定義**を、実践の拠り所としている。国際ソーシャルワーカー連盟（IFSW）が示したこの定義は、社会や国家を超えて、普遍的な規範・原理・原則のもとに、個人のエンパワメントや社会の様々な構造に働きかけるソーシャルワーク実践の統一的基準である。ソーシャルワークとは、人々がそれぞれの人の強みを活かしながら地域における社会生活を円滑に営めるように、また制度や施策、人々との関係などを用いながら支援するとともに、より幸せな社会の仕組みを作ることを目指して活動することである[3]。

医療機関における相談援助は国家資格化以前から診療報酬や施設基準の対象になっているものが存在したが、現在、**精神保健福祉士が関係する診療報酬、施設基準等**は増えている。

B. 人権擁護

人権とは、国家にも侵すことができない普遍的なものとしてのすべて、人類に固有とされる尊厳や平等のことである。同じ権利を表す言葉でも、権利とは、基本的には個人と個人の関係のなかで規定されるもので、法律・条約・条例などに定められている権利を指すことが多いとされている[3]。

医療は古くから恩恵としてさずけられてきた歴史があり、とても権利として主張できるものではなかった。しかし医療現場が多忙となり、医療スタッフと患者の関係の希薄化、医療事故紛争の多発、現代の深刻な病気のほとんどが慢性疾患であり困難な選択が増加していることなどから[4]、日本では1980年代に患者の権利運動が登場した。医療スタッフは患者に対してわかり易く説明を行い、患者が病名や病状を知り納得した上で治療方法等を選択する、患者の同意がなければ実施するべきではないという**インフォームドコンセント**は、日本では1990年代に**医療法**に明記された。

精神疾患は2013（平成25）年度の第6次**医療計画**で**5疾病**に加わった。

日本精神保健福祉士協会
精神保健福祉士の職能団体。前身は1964（昭和39）年に設立された日本精神医学ソーシャルワーカー協会。1999（平成11）年名称変更。

精神保健福祉士業務指針
価値と理念を具現化した業務指針で、第1版2010（平成22）年公表、最新版は第3版（2019〔令和元〕年）。

日本ソーシャルワーカー連盟
JFSW: Japanese Federation of Social Workers
会員団体は、日本医療ソーシャルワーカー協会、日本ソーシャルワーカー協会、日本精神保健福祉士協会、日本社会福祉士会（設立順）の4団体。

ソーシャルワーク専門職のグローバル定義（2014〔平成26〕年7月採択）
ソーシャルワークは、社会改革と社会開発、社会的結束、および人々のエンパワメントと解放を促進する、実践に基づいた専門職であり学問である。社会正義、人権、集団的責任、および多様性尊重の諸原理は、ソーシャルワークの中核をなす。ソーシャルワークの理論、社会科学、人文学、および地域・民族固有の知を基盤として、ソーシャルワークは、生活課題に取り組みウェルビーイングを高めるよう、人々やさまざまな構造に働きかける。

精神保健福祉士が関係する診療報酬、施設基準等
精神科退院時共同指導料、療養生活環境整備指導加算、地域移行機能強化病棟等。

5疾病
がん・脳卒中・急性心筋梗塞・糖尿病・精神疾患。

第5次医療計画の4疾病で最も患者数が多い糖尿病を上回り、精神疾患は特別な病気ではなく身近な病気である。患者は医師の助言を受けながら、適切な治療方法や医療機関を選択できることが本来の姿である。

精神疾患の医療については、治療より治安が優先されてきた歴史がある。1950（昭和25）年に精神衛生法で**私宅監置**が禁止され、都道府県に公的な精神科医療機関をつくろうとしたものの財源不足などから進まず、民間に委ねることになった。その後精神科医療機関が急増、精神科医等が不足したため、病院を作りやすいように**精神科特例**がつくられた。患者側に治療環境の選択肢はほとんど無かった。

精神疾患だけでなく、ハンセン病は治療法が確立され患者隔離の必要性が無くなったにもかかわらず、退所規定がない「**らい予防法**」が廃止されるまで隔離収容政策が継続され、人々の間に「怖い病気」として定着してしまった[(5)]。法律や制度そのものが人間の意識や認識に影響を与え、人権侵害を助長する場合があるので、制定後の継続的点検が求められる。

精神疾患の症状が悪化して病気の認識が十分に持てない場合があり、社会生活や生命に甚大な影響を及ぼすことがあるため、本人の意思に基づかない非自発的な入院が成立することがある。精神科医療機関には開放病棟と閉鎖病棟がある。閉鎖病棟では出入り口に鍵がかかり自由に出入りができず、行動の制限がある。さらに内側から開けられない病室に一人で入室する「隔離」や拘束用具を用いた「拘束」など運動の制限を行うこともある。隔離をする保護室には、通常療養に必要な備品などが全くない。これらは精神疾患の症状悪化時に「医療又は保護に欠くことのできない限度」内で緊急避難的にやむを得ず取る対応として法律上規定されている。プライバシーが守られていない環境での排泄介助や着脱介助、マンパワー不足から職員の都合を優先した環境で日常的に行われる行為には、敏感でなければならない。物理的制約、閉鎖的な体質の下で、明らかに人格を傷つけるような声掛けや身体的虐待などが起こりやすく、深刻な事件に繋がりやすい。任意入院や開放病棟でも、金銭管理能力があるにもかかわらず、病院管理の一律のルールが課せられたり、管理料が請求されることもある。また医療機関近くにポストが無いため郵便物を職員に託さざるを得ないことも、点検が必要な慣行である。任意入院は原則開放病棟で対応するが、病棟の物理的環境等が追い付かず、やむを得ず閉鎖病棟で過ごさざるを得ないこともある。入院等の必要性が無くなった場合にも、入院の継続を余儀なくされること等は権利侵害にあたる。

誰もがかかりたい、納得のいく病院選びには、目安となる情報が必要である。**病院機能評価事業**を受審した精神科医療機関の評価情報がある。厚

生労働省が毎年6月30日時点の精神保健医療福祉の実態を把握するものとして精神保健福祉資料630調査を公開している（一部非開示あり）。自治体でも取組みが進み、たとえば千葉県では「**千葉県精神障害者地域移行・地域定着協力病院**[(6)]」認定情報をホームページで公開している。

精神保健福祉士は、直接入院の判断を下す、隔離・拘束に関わる医療職ではないということを理由に傍観者的な立場に立つことなく、現場に関わる立場を自覚する必要がある。ソーシャルワークではクライエントの**自己決定**は基本原則の1つである。入院時にインフォームドコンセントが実現できなかったとしても、入院後も医療チームによる説明の機会が必要である。一時的あるいは持続的に判断力や理解力の低下を伴う場合、対等な立場で意思を示し契約を結ぶことが難しかったり、自分の置かれている状況を外部に発信する力も弱く、虐待や搾取の対象になりやすいことを踏まえて、療養環境のあり方を医療チームで検討したり、クライエントへのかかわり方を工夫していく必要がある。以前から国際的に日本の精神科入院については人権侵害の批判があり、「**地域で安心して暮らせる精神保健医療福祉体制の実現に向けた検討会**」が2021（令和3）年10月から2022（令和4）年6月まで行われた。検討会では、医療保護入院について「将来的な廃止」も検討されたが、その後徐々に後退し、報告書の文言は「将来的な見直しについて検討」となった。

C. 入院・退院時のかかわり

人間にとって病気になることも、初めて医療機関にかかることも、退院後の治療継続も、それまでの日常の連続性が途切れ危機となりうる局面である。入院から退院は一連続である。ソーシャルワーカーは医師・看護師・リハビリテーションスタッフ等との連携・協働が不可欠である。入院早期から診療計画に配慮しつつ、患者・家族の経済、家族関係、住まいの問題、退院先を含め、生活課題の見極めと支援が必要である。生活課題の深刻化による診療への影響を最小限に抑え、退院を阻害する課題を解消していく。

医療機関では診療申込書の記入、保険証や受給者証の提示、さまざまな治療や入院の同意書への署名等が求められる。本人・家族にとっては慣れない手続きの連続である。疾患の特性として、人とのコミュニケーションの取り方に課題がある場合が多い。そもそも本人や家族は、精神疾患がどういう病気なのか、精神科医療機関の治療方法やシステムについて十分な知識があるわけではない。本人が不調を自覚し納得した上での受診や入院

千葉県精神障害者地域移行・地域定着協力病院認定要件
①病院内に入院患者の地域移行を推進するための会議を設置していること、②病院の職員が、千葉県精神障害にも対応した地域包括ケアシステム構築推進事業における障害保健福祉圏域ごとの協議の場に参加していること、③障害者総合支援法に基づく地域移行・地域定着サービス事業者等と連携した支援体制を行う体制があること、④千葉県精神障害にも対応した地域包括ケアシステム構築推進事業により実施される事業への協力をする予定があること。

自己決定
バイステック（Biestek, F. P.）の「ケースワークの原則」、7原則の1つ。

地域で安心して暮らせる精神保健医療福祉体制の実現に向けた検討会
2021（令和3）年3月の「精神障害にも対応した地域包括ケアシステムの構築に係る検討会」報告書を踏まえ、令和3年10月からスタートさせた。

であっても、医療費、病気や治療について、退院後の生活の見通し等の不安を抱えている。希望して来院する患者ばかりではなく、関係機関から紹介され家族のみで来院する場合や、関係機関職員に伴われて来院することもある。初期対応する事務職員、看護師等と連携し、社会的な支えが必要な患者についてソーシャルワーカーに連絡が入る仕組みを作り、早期にかかわりが始められることが望ましい。

　患者が地域生活を送りながら治療をする外来治療が主流だが、入院治療が必要になることもある。非自発的な入院の経験から、家族を含め関係者への本人の不信感が生まれ、家族との関係性が破綻するなど、治療により病状は改善しても患者の治療に対する辛さが後々まで尾を引くこともある。入院時期やその処遇が医療的に適切であるか否かの判断は、精神保健福祉法に基づき精神保健指定医が本人の人権に十分配慮した上で行い、「入院に際してのお知らせ」を書面で説明し手渡す。主治医が患者や家族に治療方針やおよその入院見込み期間などを説明するが、医療機関によっては精神保健福祉士が、診察前に**インテーク面接**を実施したり、診察への同席、病院機能・入院生活の説明、処遇改善請求・退院請求等の説明業務や、本人や家族の了解を得て、来院前にかかわりがあった医療機関や支援者への情報収集を担当する。医療機関職員の役割として一連の流れで行う業務を、機械的ではなくソーシャルワークの視点で行うことが肝要である。入院後も折に触れて説明や相談の機会を持つと良い。入院中の本人、家族の心情や生活の変化を話し合いながら、必要な軌道修正をしつつ支援する。

　退院が近づくと患者によっては、さまざまな理由から、自信の無さを口にしたり、言葉にできなくても再び具合が悪くなる等、退院に消極的になることがある。一方家族は、何かのきっかけで本人の病状が再燃し辛い思いをするのではないか、人に迷惑をかけるのではないか等の不安を抱えている。退院後に予想される課題を本人、家族を交えて各職種で話し合い、必要に応じて外出や外泊を試みる、退院後の支援事業者等関係者と入院中に顔合わせや引継ぎを行う等、計画的段階的に準備を進めていく。

D. 退院支援、退院後生活環境相談員

　近年精神科医療機関の入院期間は1年未満が9割を占め、精神病床の平均在院日数は2019（令和元）年は265.8日である[7]。長期入院患者は20万人いるとされ、病状が安定しており、住居や支援者などの受け入れ条件が整えば退院可能な人がいることがわかっている。患者のさまざまな事情に応じ精神科医療機関が行っていた、退院に向けての相談や関係機関と連

携しての退院のための準備、地域生活の支援計画作成支援等が制度化され、「精神障害者退院促進支援事業」が生まれた。

精神保健福祉法改正において、社会的・長期入院者の退院に向けた役割を担う**退院後生活環境相談員**が創設された。退院後生活環境相談員は、医療保護入院の場合、①入院時から本人や家族の相談に応じ、医師・看護師・リハビリテーションスタッフ等各職種と連携協働し具体的な退院支援計画を作成する、②地域援助事業者の担当者を紹介し、地域資源情報を把握・収集・整理し、退院後の生活環境または療養環境等の調整を行う。また医療保護入院者退院支援委員会の設置が義務付けられ、入院継続の必要性の有無とその理由、入院が必要な場合の推定入院期間、退院に向けた取組み等を審議する体制が設けられた。これらは精神科医療機関において、従来からソーシャルワーカーが医療スタッフと協働で実践していた退院支援、退院支援カンファレンスと大きく変わらない。日本精神保健福祉士協会は「**精神保健福祉士のための退院後生活環境相談員ガイドライン**」を策定した。「**退院後生活環境相談員の業務と退院支援委員会の開催等の実態に関する全国調査**」の結果によると、退院後生活環境相談員の約8割は精神保健福祉士が担っている。また改正法施行が長期入院者に対して必ずしも有効に機能していないことがわかり、対象者を法施行前からの医療保護入院者や1年以上の医療保護入院者、任意入院者等に拡大すること等を提言している。なお措置入院については、厚生労働省が2018（平成30）年4月に出した「**地方公共団体による精神障害者の退院後支援について**」を受けて、「**地方公共団体による精神障害者の退院後支援に関するガイドライン**」が出された。

E. 多職種カンファレンス

医療機関には、医師・看護師・リハビリテーションスタッフ・公認心理士・管理栄養士・事務職など多職種が働き、患者、家族にかかわっている。ソーシャルワーカーの実践は常に**多職種多機関連携協働**を念頭に置く。**チームアプローチ**での各職種間の力関係は、無条件に、各職種対等であるとは限らない。職員同士が顔見知りであるためになれ合いの関係になり、患者の訴えが受け止められずに見落とされ、チーム全体が患者の変化に気づかないということも起こりうる。特定の職員の力量に過大な期待があるために、パターナリズムが回避されないこともあり、なじみのメンバー間であるゆえの思わぬ落とし穴があることを忘れてはならない。意見相違や、対立もときに恐れず葛藤に向き合おうとする誠実な姿勢や調整過程そのも

精神障害者退院促進支援事業
2000（平成12）年度から2002（平成14）年度の、大阪府の「自立支援促進会議・退院促進事業」がきっかけ。国の事業。2006（平成18）年度から障害者自立支援法の事業に位置付けられた。2008（平成20）年度から精神障害者地域移行支援特別対策事業に名称変更、2010（平成22）年度から精神障害者地域移行・地域定着事業と名称、事業内容変更。

退院後生活環境相談員
精神保健福祉法2014（平成26）年4月改正。入院早期（7日以内）に、入院患者1日あたり1名選任する。退院後生活環境相談員1人当たりの担当患者は、おおむね50名以下。

精神保健福祉士のための退院後生活環境相談員ガイドライン
2016（平成28）年発行、2019（平成31）年改定。

退院後生活環境相談員の業務と退院支援委員会の開催等の実態に関する全国調査
日本精神保健福祉士協会が2021（令和3）年度実施した、精神病床を有する病院を対象とした全国調査。

地方公共団体による精神障害者の退院後支援について
医療の役割を明確化。犯罪防止は直接的にはその役割ではないとした。

地方公共団体による精神障害者の退院後支援に関するガイドライン
地方自治法（昭和22年法律第67号）245条の4第1項の規定に基づく技術的な助言とされている。

のが、患者本位の支援を実践するために必要と考えられる。

　チームアプローチの方法は色々だが、代表的なものはカンファレンスである。カンファレンスには個別支援カンファレンス、退院前カンファレンス、制度上規定されている医療保護入院者退院支援委員会、行動制限最小化委員会、組織運営のための各種委員会等がある。カンファレンスの目的に応じ、参加者には患者・家族、病院外の地域関係者も含まれる。患者の直接参加はまだまだ不十分であり、コロナ禍では、感染対策のため家族や病院外の地域関係者の直接参加の機会が制限され最小限の開催となった。カンファレンス開催は、効果的なチーム医療推進の手段ではあるが目的ではない。現場は交替勤務体制を採用している部署があり、各部署とも多忙な業務をやりくりしているので、カンファレンスの企画調整や参加の際は、開催目的を十分に理解の上、できる限り形式的ではなく実質的な実りのある議事運営を心掛けたい。カンファレンスの運営事務局や司会者が、必ずしもチーム医療のリーダーシップを担う医師とは限らず、他職種が担当することがある。司会者には、立場の違う参加者にできるだけ自由な発言を促し保証していく重要な役割がある。

多職種多機関連携協働
医療・保健・介護・福祉・教育・雇用・司法等の多様な分野の各職種が目標を共有し、ともに力を合わせて活動すること。

チームアプローチ
医師・保健師・看護師、ソーシャルワーカー、リハビリテーションスタッフ、公認心理士など患者を取り囲むすべてのスタッフが患者を中心としてチームを作り、医療を行う方法。

F. 家族への助言、指導

　家族とは「夫婦・親子・きょうだいなど少人数の近親者を主要な成員とし、成員相互の深い感情的かかわりあいで結ばれた、幸福追求の集団である」[8]。民法730条では、直系血族及び同居の親族は、互いに扶け合わなければならないとされている。日本は家族主義、家族責任論がまだまだ根強い。しかし家族もまた自らの人生を生きている。

　精神障害者の家族は**精神病者監護法**制定以来、本人の治療・入院等に関する責任を背負ってきた歴史があり、家族の義務規定は長い歴史的経過がある。精神衛生法の「保護義務者」制度を経て、2013（平成25）に「保護者」制度は廃止となった。医療保護入院で入院を最終的に決定するのは精神保健指定医であるが、「家族等」の同意が求められる条項が残った。

　全国精神保健福祉会連合会の調査では、ほとんどの家族は精神疾患についての正しい知識を得る機会が無かったと回答している[9]。また本人やその家族も、精神疾患や精神障害に対して間違った理解や特別視してしまうような意識（偏見）を持つことは例外的ではない。予想もせずに身近な家族の精神疾患に直面し、病状から起こるさまざまな体験を重ねることで偏見は強まり、病気や障害のことを隠したい思いを抱え込み、地域から孤立してしまう家族がたくさんいる。このような閉鎖的な環境では、家族が一

民法
日本における、私法の一般法について定めた法律。

精神病者監護法
1900（明治33）年制定。近代における最初の精神病者に関する法律。

公益社団法人全国精神保健福祉会連合会（みんなねっと）
精神障害者の家族の全国組織。歴史は50年近くになるが、いったん解散、2007（平成19）年再スタートした。全国には現在1,200ヵ所ほどの家族会があり、約3万人の会員が活動している。

生懸命になるほど本人との良好な関係が壊れて、家族間での激しい暴言や暴力に至ることがある[9]。家族自身が正しい情報を得るのは診療の場だが、医療機関・保健所・精神保健福祉センターで開催される家族教室等もある。また、さまざまな家族の体験談を聴いたり自分自身の体験を話すことができる**セルフヘルプグループ**としての**家族会**がある。他の家族との出会いで仲間がいることに気づき、冷静さを取り戻す契機となる。気持ちにゆとりを得て初めて「内なる偏見への気づき」が生まれ[9]、理解が難しい精神疾患・精神障害がある人を受け入れ、応援する心境に至る[9]。

クライエントと向き合う過程で、ソーシャルワーカー自身の価値観・家族観が問われ、「内なる偏見」に思いがけず気づかされる場合がある。**自己覚知**が大切である。家族は本人の身近にいて、現状や将来に悲観的になっていることが少なくない。家族の思いやこれまでの経験等に耳を傾けることが先決である。本人と家族が良好な関係と適切な距離を持てるよう支え、新たな関係性や地域支援体制を整えていく中で無理なく家族であることを支えることが、**社会的包摂**の実践である。

G. 制度の説明・提案・相談

制度とは、社会における人間の行動や関係を規制するために確立されているさまざまなきまりである。社会保障制度の目的は国民生活の安定や国民の健康の確保であり、時代に従い改正されていく。普段私たちは、生活を下支えする法律や制度等の仕組みや、生活や意識への影響を考えることなく暮らしているが、何か壁にぶつかり、それらの意味や重要性あるいは課題に気づかされることも多い。健康を損なっているとき誰かに相談することに思い至らず、相談そのものを控えることもある。社会から孤立している場合はなおさら、外の世界に目を向ける余裕がある人はまれである。

医療保険制度、生活費・生活を支える制度、高齢者サービス、障害者等サービス・こどもや家庭を支える制度等、公的サービスは縦割りである。実際は横断的なかかわりが求められることがあり、社会保障や社会福祉制度で対応できない場合は、暮らしに関わるあらゆる領域の連携が必須である。公的サービスにとどまらず、インフォーマルな情報・人脈も重要である。

制度には法的根拠があり、年齢・所得・心身の状態等による利用条件がある。原則本人の申請主義である。一見申請が本人にとって利益があるように見えても、総合的に見たときに後の煩雑さが負担となることもあり、申請後の継続的サポートの必要性を念頭に置くと良い。

制度の周知や情報提供は、権利擁護の大切な手段である。外来や病棟内

セルフヘルプグループ
疾病や障害など、さまざまな生きづらさ、共通の問題を感じる人々がつながり、共感の中で悩みを打ち明けたり、問題解決のために経験や情報を分かち合い、相談活動や社会に理解を広める活動を行うグループ。

自己覚知
バイステックの「ケースワークの原則」、7原則の1つ。

社会的包摂（ソーシャルインクルージョン）
social inclusion
社会的に弱い立場にある人々をも含め市民ひとりひとり、排除や摩擦・孤立から援護し、社会の一員として取り込み、支え合う考え方。対極は社会的排除。

ピアサポーター
自ら障害者疾病の経験を
持ち、その経験を活かし
ながら、他の障害や疾病
のある障害者のための支
援を行う人。

憲法 13 条
前段で「すべて国民は、
個人として尊重される」
としている。個人の尊厳
の考え方から憲法三大原
則の１つである「基本的
人権の尊重」（憲法 11
条）が導かれている。

に最新情報を掲示する等、本人や家族の目に留まりやすい環境を整えることは、一般的だが有効な方法である。ソーシャルワーカーは本人、家族の状況に応じ相手に伝わるような言葉で説明する。説明や提案のその場で利用する決断ができなくても、情報の断片が心に残り、後に本人や家族から相談を持ち掛けてくれることがある。クライエントが制度を知り、利用するしないを判断することは、自己決定の鉄則である。説明する際の工夫として、口頭だけでなく手元に残る紙媒体やイメージしやすいよう電子媒体を使用すると良い。精神科医療機関に対して好ましい印象を抱いていない患者も多く、退院後に通院することはおろか、紹介された制度利用を前向きに捉えていない場合もある。その場合は無理強いせず頃合いを見計らって改めて伝えていくことも肝要である。病院との関係を切りたいと考えている場合、第三者的立場の窓口や支援者を紹介することも有効である。精神科医療機関を退院した先輩クライエントや**ピアサポーター**等の経験談は、専門職のどのような言葉より重みがあり力強いメッセージとなる。ちょっとした工夫が八方塞がりを打開するきっかけになることが案外多い。

精神保健福祉士が医療制度、精神保健福祉制度、生活に身近な制度等を幅広く十分理解した上で、丁寧に伝え、実践で展開することは、憲法 13条で謳われている自分らしく生きる権利、個人の尊重と幸福追求権を後押しすることにつながる。制度は万能ではないので課題が見つかれば、改善のためにさまざまな組織的な働きかけが期待される。今後も新しい制度が創られていくが、制度を活かすのはひとである。長年にわたる隔離収容政策の負の遺産をどのように返済していくのか、ソーシャルワーカーの力量が一層問われている。

注)
(1) 50 周年記念誌編集委員会編『日本の医療ソーシャルワーク史—日本医療社会事業協会の 50 年』日本医療社会事業協会，2003，pp.2–12.
(2) 橋本明「わが国における精神科ソーシャルワーカーの黎明」『愛知県立大学教育福祉学部論集』(61)，2012，p.4.
(3) 小西加保留「本人の「生活」を支える権利擁護」上田晴男・小西加保留・池田直樹編『権利擁護とソーシャルワーク』ミネルヴァ書房，2019，p.4，p.6.
(4) 鈴木利廣「患者の権利とは何か」岩波ブックレット No.297，1993，pp.2–51.
(5) 島比呂志『「らい予防法」と患者の人権』社会評論社，1993,，pp.6–15.
(6) 平成 29 年度第 10 回地域移行支援セミナー実行委員会編『平成 29 年度第 10 回地域移行支援セミナー報告集』千葉県精神保健福祉協議会，2018，pp.5–6.
(7) 厚生労働統計協会編『国民衛生の動向　厚生の指標増刊 2021/2022』68（9），2021，p.221.
(8) 森岡清美・望月崇『新しい家族社会学（四訂版）』培風館，1997，p.4.
(9) 岡田久美子「精神障害がある人と家族が地域で安心して生きるために」『精神保健福祉』52（4），2021，pp.260–261.

6. 精神保健福祉士と協働する職種

A. 精神科医療機関における専門職

[1] 医療機関の従事者

　医療機関は、多職種のチームで運営されている。スタッフのほとんどがさまざまな国家資格を有し、異なる専門職種がチームを組みながら臨床業務を行う特殊な職場である。スタッフの人員配置などは、診療報酬制度で定められた**施設基準**によって管理されている。

　全国の医療機関に勤める各職種の**常勤換算従事者数**を職種別にみると、**表4-6-1**の通りとなっている[1]。ここでは、精神保健福祉士（以下、

常勤換算従事者数
従事者の労働時間を「常勤の職員が何人働いているか」に換算した人数。常勤換算従事者数＝常勤の職員の人数＋（非常勤の職員の労働時間の合計÷常勤の職員に定められた勤務するべき時間）

表4-6-1　各職種の役割と従事者数等

職種	役割	根拠法令	医療機関における常勤換算従事者数	うち精神科病院勤務者数	その他
医師（精神科医）	診断、治療	医師法	243,064 人	9,908 人	精神保健指定医特定医師
看護師	診察の補助療養上の世話、健康の保持、身体管理等	保健師助産師看護師法	827,451 人	57,975 人	保健師、助産師専門看護師
准看護師			90,774 人	22,221 人	
看護業務補助者	看護業務の補助		153,382 人	22,160 人	
作業療法士	日常生活・社会生活・就労のための作業能力評価・改善等	理学療法士及び作業療法士法	47,853 人	6,958 人	
公認心理師	心理検査、心理相談、心理的アセスメント	公認心理師法	4,108 人	1,793 人	臨床心理士認定心理士など
薬剤師	調剤、医薬品の供給、服用薬・副作用の説明等	薬剤師法	50,990 人	2,994 人	
管理栄養士	療養・健康の保持増進に必要な栄養指導、施設の給食管理	栄養士法	22,475 人	2,053 人	
栄養士	栄養の指導		4,444 人	779 人	
臨床検査技師	検体検査、生理学的検査、検体採取	臨床検査技師等に関する法律	55,169 人	908 人	
事務職員	医療事務、庶務事務、会計事務、施設管理等		223,064 人	10,296 人	

出典）令和２年医療施設（静態・動態）調査を基に著者作成、人数は小数点以下を省略.

［2］精神科医師

　「精神科医師」は、精神科を標榜する医療機関に勤務する医師の総称であり、法律上は医師国家試験に合格した医師であれば、誰でも名乗ることができる。しかし、患者に対する行動の制限を伴う精神科においては、精神保健福祉法により、**精神保健指定医**もしくは**特定医師**の規定があり、一定程度の実務経験が要求されている。

　医師は「医師でなければ、医業をしてはならない」（17条）業務独占資格であり、医師以外の者が医業行為を行う場合には、すべて医師の指示の下で行われることが前提となる。看護師をはじめとして、多くの医療専門職は医師の診療補助職として位置づけられており、医療チームのリーダーとしての役割が期待されている。一方で、医師に判断権限が集中しすぎるピラミッド構造では、スタッフの民主的で対等なディスカッションが阻害される傾向もある。近年では、医師の養成教育場面でも、臨床研修を通しての医療チーム形成と対人サービス専門職としての全人的教育が大きな柱になり、多職種チーム医療が志向されている。チーム医療を左右しかねない医師との関係をいかに築けるかが、MHSWにとっても大きな課題となる。

［3］看護師・保健師

　医療機関で最も多数を占め、入院患者の最も身近にいる職種が**看護師**である。保健師助産師看護師法（保助看法）で「看護師でない者は、第5条に規定する業をしてはならない」（31条）とされており、業務独占の国家資格である。近年は、職能団体による**専門看護師**資格も増えているが、一方で**准看護師**制度も残っており、いわゆる「正看」の指示を受けて「准看」が業務を行う、業務上の階層がある。また、地域の保健所や市役所にいる看護職種として**保健師**がいる。保健師は、名称独占資格であり、医師との関係は「傷病者の療養上の指導を行うに当たって主治の医師又は歯科医師があるときは、その指示を受けなければならない」（35条）とされている。

　多くの病院では、入院患者に対する**プライマリナース**制や**チーム看護**体制をとっており、密度の濃い個別看護のかかわりが目指されている。近年では、訪問看護ステーションなどに勤務し、地域の患者宅を訪問して支援する看護師も増えている。また、地域医療連携室を設け、退院・転院をコーディネートする退院調整看護師などを配属する病院も増えている。

医師
医師法では、「医療及び保健指導を掌ることによって公衆衛生の向上及び増進に寄与し、もって国民の健康な生活を確保する」ことが使命とされている（1条）。

精神保健福祉法
正式名称は、「精神保健及び精神障害者福祉に関する法律」。

精神保健指定医
精神保健福祉法18条により、①5年以上の医療経験、②3年以上の精神科臨床経験、③各精神疾患の症例の実務レポート、④指定医研修の受講、の要件を満たす医師と定められている。

特定医師
精神保健福祉法21条4項に基づく厚生労働省令では、①4年以上の医療従事経験、②2年以上の精神科臨床経験、③精神科医として適当な者、を基準としている。

看護師
保助看法5条で「厚生労働大臣の免許を受けて、傷病者若しくはじよく婦に対する療養上の世話又は診療の補助を行うことを業とする者をいう」と定義されている。

准看護師
保助看法6条で「都道府県知事の免許を受けて、医師、歯科医師又は看護師の指示を受けて、前条に規定することを行うことを業とする者をいう」と定義されている。

保健師
保助看法2条により、「厚生労働大臣の免許を受けて、保健師の名称を用いて、保健指導に従事することを業とする者をいう」と定義されている。

［4］作業療法士（OT）

　作業療法士（以下、OT という）は、当初から日本の精神科病院におけるリハビリテーション活動の主要な担い手とされてきた。作業療法士が行う職務は名称独占資格であり、医師の診療補助職である。したがって、すべての作業療法活動は、医師の処方箋に基づき行われており、作業療法士は定期的に主治医に対して、患者の様子や変化などの状況とリハビリテーション評価を報告しなければならない。

　1975（昭和 50）年に診療報酬点数化がなされ、医療機関の大きな収入源となることから、精神科での作業療法は広まった。1980 年代前半にかけて、作業療法と称して患者を病院の維持業務に従事させる使役行為を行うなど、倫理上問題のある精神科病院が相次ぎ、作業療法が批判された時期もあった。今日では、大集団の患者に対する単純反復作業活動は減り、患者個々のリハビリテーション評価に基づく計画的な個別作業療法や小集団活動が中心になりつつある。また、入院患者だけでなく外来患者に対する活動メニューも増やし、**精神科デイ・ケア**や、MHSW と連携しながら地域での在宅生活支援にも取り組んでいる。

［5］臨床心理技術者（CP）

　臨床心理技術者は、心理学の視点から、精神疾患の心理的診断・治療や心理的問題を抱えた人の問題の解決、精神的健康の増進に寄与することを目指す職種である。精神科医療現場では、心理検査や心理カウンセリング、認知行動療法などの心理治療が主要な業務となっているが、他の専門職と連携協働しながら在宅精神障害者への支援を行っている者も多い。

　1988（昭和 63）年から養成が進んだ**臨床心理士**は、臨床心理学の知識や技術を用いて、心理的問題での不適応者、傷病者・障害者への心理的援助を行うほか、心理テスト、心理療法、コンサルテーションなどを担ってきた。多数の臨床心理技術者が配置され、精神科の臨床現場では当たり前にいる専門職種として定着しているにもかかわらず、**国家資格化**の議論は難航した。その後、紆余曲折を経て、「公認心理師法」が 2015（平成 27）年に可決成立した。42 条 2 項では、「**公認心理師**は、その業務を行うに当たって心理に関する支援を要する者に当該支援に係る主治の医師があるときは、その指示を受けなければならない」とされ、医療機関では医師の指示を受けることを前提としている。

［6］薬剤師

　精神障害者は、精神疾患を有しており、その治療には薬物療法が欠かせ

プライマリナース
primary nurse
入院から退院まで一貫して同じ患者を受け持つ。「主治医」に対して「主看護師」とでも称すべき担当看護師のこと。

チーム看護
病棟内の入院患者を 2 群に分け、A チームと B チームが担当し、チームごとのミーティングを開いて方針検討を行う。

作業療法士
OT: Occupational Therapist
理学療法士及び作業療法士法 2 条により、「身体又は精神に障害のある者に対し、主としてその応用的動作能力又は社会的適応能力の回復を図るため、手芸・工作その他の作業を行なわせることを業とする者を言う」と定義されている。

臨床心理技術者
CP: Clinical Psychologist

臨床心理士
公益財団法人日本臨床心理士資格認定協会の民間資格。

心理職の国家資格化
議論が難航した背景には、業務が「医行為」にあたるかの評価をめぐり疑義が出され、厚生行政と心理職の関係団体、大学、医師団体との間で調整がつかず、国家資格化が頓挫してきた経緯がある。

公認心理師
公認心理師法 2 条では、「心理学に関する専門知識及び技術」をもって、「心理に関する支援を要する者」の①心理状態の観察・分析、②心理に関する相談に応じた助言・指導、③関係者の相談に応じた助言・指導、④心の健康に関する知識の普及を図る教育・情報提供を行う、と定義されている。

コンプライアンス
compliance
指示や法律に従うこと。医療現場では、医療専門職が示した指示を患者が守って行動することを指す。医師などの指示が守られた場合には「コンプライアンスが高い」などと表現され、服薬を規則正しく守らない「ノンコンプライアンス」が問題とされてきた。

アドヒアランス
adherence
患者が積極的に治療方針の決定に参加し、その決定方針に従って治療を受けること。患者への十分な説明と同意（インフォームドコンセント）に基づき、医療者が患者とともに解決像を考え、相談の上決定していく治療共同の概念。

栄養サポートチーム
NST: Nutritional
Support Team
チームが行う業務は、①栄養管理の判定、②適切な栄養評価の実施とアドバイス、③定期的な評価とケアの確認、④合併症の予防と早期発見、⑤高カロリー輸液管理に関する助言、⑥栄養管理上のコンサルテーション、⑦資材、素材のコストカット、⑧患者のQOLの向上、⑨新しい知識の啓発やチームの士気の向上など。

ない。患者の症状に対して薬物を処方するのは医師であるが、病院などで医師の処方箋に従って薬を調合して、患者に渡せるようにするのが「薬剤師」である。ともすると、薬局内での薬の調合業務のイメージがあるが、患者に対して服用薬の説明を行い、薬の副作用などについて患者に納得のいく説明や回答を行う役割を負っている。従来は、主治医の処方した通りに薬を服用する**コンプライアンス**（服薬遵守）が患者に期待されていたが、**アドヒアランス**が強調されるようになり、薬剤師の役割は重要なものとなっている。入院患者への服薬教育の主導、病院内で行われる疾病・服薬にかかわる心理教育プログラムへの積極的な関与も期待されている。とりわけ、非定型抗精神病薬などの新薬の登場により、精神科薬物療法の適正かつ効果的な活用を薬学的に果たすことが期待されている。医療チームの一員として臨床の現場に立ち患者に対する適切な処方整理や処方提案、処方設計ができる薬物治療のエキスパートとしての役割が期待されている。

［7］管理栄養士・栄養士

　長期慢性化した精神疾患の患者は、内科の合併症を有することが多く、精神科医療機関の大きな課題となっている。入院患者の場合には、患者の栄養状態によりカロリー摂取量や塩分摂取量をコントロールした、高血圧食や肝臓食などのいわゆる特別食を提供している。しかし、入院・外来を問わず、患者自身が栄養のコントロールを意識的に行う必要がある。このため、病院によっては、栄養士を中心として**栄養サポートチーム**（NST）を組み、患者に対する栄養サポートとアドバイスを行っている。

［8］ピアサポーター

　ピアサポーターとは、自らが精神疾患の経験を持ち、同じ病を体験する者の立場から患者を支援する者を指す。従来は、患者は医療を受ける受身的な存在に置かれていたが、病気のプロフェッショナルとして、患者に最も身近な支援専門職と評価されてきている。北米では、2000年代から認定ピアスペシャリストという新たな職種が創設され、**SOAR**のように専門職と当事者の垣根を越えたチームが当たり前になってきている地域もある。日本でも、同時期より徐々に注目されるようになり、2015（平成27）年には一般社団法人日本メンタルヘルスピアサポート専門員研修機構が設立されており、ピアサポーターの配置が推奨されてきている。

　身近に埋もれている当事者スタッフを見出し、スタッフチームの一員として位置づけるには、抵抗や不安をもつ専門職側の意識変革が必要になる。ともすれば一般市民以上に精神障害に対する偏見が強く、当事者に対して

ネガティブな評価を下しがちな専門職側に投げかけられた課題といえる。

B. 多職種チームの連携

[1] 外来医療チーム

　精神科病院の外来で、毎日多数の患者や家族に対応するのが、外来医療チームである。受診受付や来院者の問い合わせに対応する受付事務部門が、医師による外来診察や MHSW への生活相談を振り分ける。他の医療機関からの問い合わせや診療依頼には、地域連携室が窓口となり対応し、適切な担当者に振り分ける。診察室で医師が患者の診察を行う一方で、家族がMHSW のいる相談室で社会資源の活用について相談面接を受ける例もある。公認心理師による心理検査のほか、臨床検査部や放射線診療部で検査を受ける患者もいる。外来看護師は医師の指示による処置などを行いながら、定期的に受診している患者の様子をモニタリングし、病状の悪化している患者に対応している。入院が必要な場合には、主治医が入院治療の説得や入院時の告知を行い、MHSW は入院にかかわる事務手続きや相談に応じる。

[2] 入院病棟チーム

　入院時には、病棟の看護師が身体状況のチェックや処置などを行い、病棟での生活について患者・家族に説明を行う。平行して MHSW が、患者・家族の生活状況などについて聴取し、今後の生活目標などについて話し合う。病棟担当の OT や公認心理師などの職種も交えて、入院時のカンファレンスが行われ、今後の治療方針が話し合われる。多職種による合同カンファレンスは、定期的もしくは随時開かれ、入院後の治療経過と今後の退院に向けての目標や課題が話し合われる。すでに患者とかかわりのある地域の支援機関や、退院後のサービス提供が想定される**地域援助事業者等**にも来院してもらい、一緒に検討することもある。退院前には、患者や家族も参加するケア会議を開催し、多職種・多機関のスタッフが顔を揃える。

　入院医療の 1 つの機能として、入院患者の疾病意識や服薬アドヒアランスの向上と安定がある。短期での退院や長期入院患者の地域移行のためには、**心理教育**・服薬教育プログラムの提供が不可欠である。各患者に対する個別の説明よりは、集団力動の活用がより効果的であり、精神科医師、看護師、薬剤師等と共に MHSW がチームを組み、グループで**心理教育プログラム**を組む。各職種は専門領域に即して、患者に対して情報を伝達し、グループ内で各々の交流を体験しながら、病気に対する認識を深めていく。

SOAR: Support, Outreach, Advocacy, Referral
アメリカのウィスコンシン州マディソンにおける精神障害の体験を持つスタッフによる短期間のケアマネジメント提供モデル。リカバリーを志向する専門職と当事者の立場の統合が進みつつある。

地域援助事業者等
精神保健福祉法 33 条の 5 では、①一般相談支援事業者、②特定相談支援事業者、③居宅介護支援事業者、④その他必要な情報提供助言等の援助を行える事業者、と定義されている。

心理教育プログラム
病院によってプログラム構成は異なるが、病気の症状、服薬の意義、薬物の処方内容、副作用、病状再燃の注意サイン、地域の社会資源、退院後の生活などについて、数週間程度のメニューが組まれる。

グループ内での患者の様子や変化は、グループ終了後のレビューミーティングにおいて振り返りと評価が行われ、次回に向けての課題をチームで共有する。患者個々に対する治療目標、看護目標、リハビリテーション目標、生活支援目標などを確認し、職種ごとの働きかけや支援方法を協議する。

［3］デイケアチーム

　精神科デイ・ケアは、1974（昭和 49）年に診療報酬化された時点で、医師、看護師、OT、臨床心理技術者、MHSW などの人員配置が施設基準で規定されていたことから、精神科医療における多職種チームアプローチの先駆けとなった。スタッフは毎日、チームで活動を運営し、グループ場面での本人の様子を観察しながら、利用患者（通常、メンバーと称される）にかかわる情報と治療・支援方針を共有している。

　活動内容は、医療機関の構造や規模によって異なるが、近年では単一のプログラムではなく、同一時間帯に複数のグループプログラムを配置し、メンバーが選択できるようになっている。MHSW が主担当となって運営される就労支援・生活支援プログラムや、公認心理師や MHSW が主担当となる **SST（社会生活技能訓練）**、OT が主担当するスポーツや創作活動のプログラム、医師と薬剤師・看護師で運営される服薬教育プログラム、全スタッフで取り組まれるミーティングプログラムなど、多様な取り組みが、異なる職種の組み合わせによって展開されている。定期的な年間行事なども多く、イベントの企画運営のためにメンバーと実行委員会を組むなど、多職種が多彩なリハビリテーションプログラムを提供している。

［4］地域医療連携室

　病院により差はあるものの、「**地域医療連携室**」もしくはそれに類した名称のセクションを設ける病院が増えている。多くの病院の連携室では、医師や MHSW、看護師、事務職員などが協働して、他機関との連携実務にあたっている。診療報酬にも位置付けられている一般診療科では、自治体単位で連携実務者の協議会なども設立され、地域医療連携室の動きは活発になっており、**医療福祉連携士**などの民間資格に対する期待も高まっている。医療機関と外部の社会資源をつなぐ連携調整業務を、自らの役割と自認してきた MHSW や**医療ソーシャルワーカー（MSW）**が、今後どのように専門職としての力量を発揮できるかが問われている。

注）
　(1)　厚生労働省ウェブサイト「令和 2（2020）年医療施設（静態・動態）調査（令和 2 年 10 月 1 日現在概数）」（データ取得日は 2022 年 6 月 30 日）.

column

スクールソーシャルワーカーとスクールカウンセラー

仙台大学健康福祉学科　教授　氏家靖浩

　学校は、児童生徒という子どもと、教職員という大人から構成される普遍的な共同体である。人間は入れ替わっても構造自体は変わらないわけであるから、どうしても閉鎖的な社会にならざるをえない。この閉鎖性を打破する必要性が議論されるようになり、さらに子どもが貧困の影響を受けたり、不登校やいじめなど教師が頑張るだけでは対応できないことも多くなったことから、子どもの理解と支援に関わる福祉の専門職として**スクールソーシャルワーカー**が、心理学の専門職として**スクールカウンセラー**が学校のスタッフとして導入されることになった。

　特に精神保健福祉士はスクールソーシャルワーカーとしての活躍が期待されるので、現状と課題について検討してみたい。

　まず雇用形態は、通常の教員のように大勢がフルタイムで採用されるわけではなく、個別に任用期間が設定された非常勤業務であることが多く、職業としての確立はまだ発展途上といえよう。また、学校での活動も、一週間のうちで半日とか、基本は教育委員会に詰めていてリクエストがあれば学校に出向くようなスタイルもあるので、決められた仕事をこなすのではなく、自ら仕事を創造していく気概が求められることを覚悟しておくべきである。

　特に学校に異文化の風を吹かそうと思っても、校長の指揮下にあることから自由ではないし、しかも教育相談部や保健部の先生方と協力して仕事を進めるので、単独プレーで学校の困難を救おうなどと考えてはいけない。とにかく勤務に際して、教職員をはじめ児童生徒、保護者に対して、自分の名前と職務について誠実に説明できるコミュニケーション能力が求められる。

　また、スクールソーシャルワーカーが対応すべき特定の課題があるのではなく、教職員やスクールカウンセラーとは異なる着想でサポートの提案と実践ができるところに、閉鎖しがちな学校の文化を打破する機能があることを自覚しておきたい。要するに①問題のある児童生徒の社会環境に働きかける、②関係機関とネットワークを構築・連携・調整する、③子どもだけでなく保護者、教職員を支援する・情報を提供する、といったことである。つまり、学校で大人がどういったチーム体制を組むことで児童生徒の最善の利益にたどり着けるのかについて、ソーシャルワークの知識と技法を踏まえてアイデアを出し、実践することが任務になるのである。

　さらに、精神保健福祉士は精神疾患に関する豊富な知識で、児童生徒の精神症状を察知し、医療機関との調整役を果たしたい。

　教職員にソーシャルワークの智恵を伝授することも大切である。教職員は新たな子ども理解の技法を獲得できるので、結果として子どもの幸福につながるはずである。

参考文献
●文部科学省『生徒指導提要』教育図書，2010，p.120.

▌理解を深めるための参考文献

● 『医科点数表の解釈（令和 4 年 4 月版）』社会保険研究所，2022.
2 年に一度行われる診療報酬改定後に出版されており、入院料・専門療法の点数など
が確認できる。同社出版の「施設基準等の事務手引」と併せて参照すると診療報酬に
ついての理解を深めやすい。

● 精神保健福祉研究会監修『精神保健福祉法詳解（4 訂版）』中央法規出版，2016.
精神保健福祉法の条項すべての解説と厚生省令告示、施行規則および、これまで法改
正の新旧内容などが記されており、精神保健福祉法の辞書ともいえる内容。

● 厚生労働省ウェブサイト「これからの精神保健医療福祉のあり方に関する検討会 報
告書」（平成 29 年 2 月 8 日）厚生労働省．
これまでの精神科医療の入院制度や支援体制を振り返り、地域包括ケアシステムの構
築など今後の理念を明確にし、医療提供や退院支援の在り方、課題などが示されてい
る。

● 国際法律化委員会編／広田伊蘇夫・水野貫太郎監訳『精神障害者の人権―国政法律化
委員会レポート』明石書店，1996.
日本の精神医療が人権問題などで大きな転換点を迎えることになった 1985 年の国際
法律家委員会の来日とその勧告の内容や根拠となる国際法、日本の変化などについ
て、示唆に富む内容が書かれている

● 厚生労働省ウェブサイト「退院後生活環境相談員養成研修テキスト」（平成 27 年 3
月）厚生労働省．
医療保護入院に対して、退院後生活環境相談員による退院支援が行われるようになっ
た背景や法的根拠が抑えられ、退院までの連携フローとポイント、支援手法、各職種
や機関の役割、連携などが理解しやすい。

● 伊藤順一郎監修／小林茂・佐藤さやか編『病棟に頼らない地域精神医療論』金剛出
版，2018.
精神病床がなくなった北海道浦河町の取り組みや、地域精神医療の海外・国内調査の
内容、居住支援や家族支援などの各論についても紹介されている。

● 中島直『犯罪と司法精神医学』批評社，2008.
医療観察制度について紹介する資料は多く、また人権の観点からの批判も少なくない
が、治療の観点からの批判は少ない。本書の第Ⅲ部「医療観察法批判」は医療観察制
度を批判的に論じつつ、その本質への理解の一助となるものである。

● 宮本節子『ソーシャルワーカーという仕事』ちくまプリマー新書，筑摩書房，2013.
ソーシャルワーカー入門。著者が福祉事務所、保健所、児童相談所等で働き、クライ
エントと向き合ったソーシャルワーク実践が平易な言葉で紹介されている。精神保健
福祉領域の課題も取り上げられている。

● 近藤直司・田中康雄・本田秀夫編『こころの医学入門―医療・保健・福祉・心理専門
職をめざす人のために』中央法規出版，2017.
精神医学を診断と治療だけではなく、社会環境や心理現象、多領域チームアプローチ
など、さまざまな切り口で平易にわかりやすく記した本。

第5章 精神医療と保健、福祉の連携の重要性

精神疾患は個人に生じる病気であるが、治療だけでその人の生活を建て直すことは難しい。生活課題を解決していくためには、環境を変えていくソーシャルワークのアプローチが重要になる。本章では、医療・保健・福祉にまたがるさまざまな支援資源を活用しながら、包括的なケアを提供する仕組みづくりについて学ぶ。

1

精神疾患を有する人への早期介入支援は容易ではない。さまざまな関係機関との連携や、学校・職場の理解を深める普及啓発活動も必要になる。精神科救急医療システムや認知症初期集中支援チームを通して、必要とされる支援を考える。

2

精神疾患の多くは慢性疾患であり、服薬等による再発予防が欠かせない。一方で医療だけで生活上のさまざまな困難は解消できない。国が構築を目ざしている「精神障害にも対応した地域包括ケアシステム」を通して各機関の役割を考える。

1. 治療導入に向けた支援

A. 早期介入

世界保健機関（WHO）によると、一生涯のうち4人に1人は何らかの精神疾患に罹患するが、3人に2人は医療機関受診の機会を失しているという。日本では、2013（平成25）年から**医療計画**の4大疾病に精神疾患が加えられ**5大疾病**となり、国民にとって広範かつ継続的な医療の提供が必要な国家的課題となっている。

そのような中、日本の精神科医療では、長期入院（社会的入院）や地域移行支援の話題が中心となっていたが、近年では、精神疾患の早期発見、早期治療の重要性が再認識されている。しかし、精神疾患の特性から、コミュニケーションの取りづらさや、自身の状況を正しく理解しづらいことがあり、また精神疾患への誤解や偏見などの社会環境から、精神症状があっても自ら相談・受診することを躊躇することが多いと考えられる。ここに**早期介入**の難しさがあるが、われわれ専門職はこれらのことを意識して、さまざまなアクションを取っていく必要がある。自ら必要な医療にたどり着けない人を増やさないためには、対象者を取り巻く環境へのアセスメント、アウトリーチの支援、地域の中での支援体制の確立、日頃からの普及啓発活動などが必要である。

医療計画
医療計画は、医療法30条の4で、「都道府県における医療提供体制の確保を図るための計画を定めるもの」とし、対象疾患は医療法施行規則で、がん、脳卒中、急性心筋梗塞、糖尿病、2013年に精神疾患を加えて5疾患となった。

B. 保健所、市町村保健センター、精神保健福祉センターの役割

［1］保健所

保健所は、各都道府県・指定都市・中核市・特別区に設置が義務付けられている。1947（昭和22）年制定の保健所法（当時）によって、保健指導業務・予防対策と管内地域の保健衛生に関する行政事務を合わせて実施する機関として現在の保健所が発足した。その後、環境汚染問題の激化や超高齢化社会の到来、国民の健康に関するニーズの多様化・高度化等を背景に、対人保健サービスは地域住民に最も身近な市町村レベルで展開されることとなり、保健所は専門的あるいは広域的な対応を要するものを中心に担うことになった。

精神保健福祉に関しては、1965（昭和40）年の精神衛生法改正によって、

地域における精神衛生行政の第一線と位置づけられ、精神衛生センター（当時）とともに、相談や訪問・保健所デイケア・地域作業所づくり・精神障害者家族会の育成等に取り組んだ。今日では、保健師や精神保健福祉士による訪問支援活動も実施しており、未だ十分ではないがアウトリーチ活動を展開している。

［2］市町村保健センター

　市町村保健センターは、地域保健法によって定められ、任意ではあるが多くの市町村に設置されている。「住民に対し、健康相談、保健指導及び健康診査その他地域保健に関し必要な事業を行うことを目的とする施設」と定められており、各種健康診査や保健教育、家庭訪問などを実施している。保健師や看護師、管理栄養士などが配置され、乳幼児から妊産婦、高齢者の幅広い健康問題に対する相談窓口として、地域住民に最も身近な対人保健サービスを提供する拠点として位置づけられている。一番身近で相談のしやすい機関として期待されるが、精神保健福祉士は必置ではない。

［3］精神保健福祉センター

　精神保健福祉センターは、1965（昭和40）年の精神衛生法改正により「精神衛生センター」（任意設置）として規定され、1987（昭和62）年の精神保健法への改正によって「精神保健センター」に、さらに1995（平成7）年の「精神保健福祉法」への改正によって「精神保健福祉センター」に名称が変更された。

　精神保健福祉センターは、保健所・市町村への技術協力を行う機関として位置づけられ、精神科の診療に十分な経験を有する医師、保健師、看護師、作業療法士、精神保健福祉士、**臨床心理技術者**等が配置されている。精神保健福祉相談では、心の健康相談から、精神医療に係る相談、社会復帰相談をはじめ、アルコール、薬物、思春期、認知症等の特定相談を含め、精神保健福祉全般の相談を実施し、とりわけ精神保健および精神障害者の福祉に関する相談・指導のうち複雑または困難なものを行うとされている。

　精神保健福祉センターの業務は、精神保健および精神障害者福祉に関する人材育成・普及啓発・調査研究・**精神医療審査会**の審査に関する事務・**自立支援医療（精神通院医療）**および**精神障害者保健福祉手帳**の判定などがある。

　治療導入支援については、保健所との連携、専門的支援が必要な場合の同行訪問などを行う。普及啓発事業では、インターネットサイトでの情報発信、研修会の実施、リーフレットの作成など一般住民への周知に重要な

精神保健福祉法
正式名称は、「精神保健及び精神障害者福祉に関する法律」。

臨床心理技術者
心理学に関する専門的知識および技術を持ち、心理に関する相談に応じ、助言・指導その他の援助を行う能力を有すると認められる専門職。臨床心理士・臨床発達心理士・学校心理士などをいう（厚生労働省令）。

精神医療審査会
精神障害者の人権に配慮しつつ、その適正な医療及び保護を確保するため、精神科病院に入院している精神障害者の退院や処遇改善等について専門的かつ独立的に審査を行う。

自立支援医療（精神通院医療）
統合失調症、精神作用物質による急性中毒、その他の精神疾患（てんかんを含む）を有するもので、申請により、通院による精神医療を継続的に要する病状にあるものに対し、その医療費の支給を行う。

精神障害者保健福祉手帳
一定程度の精神障害のある方（発達障害も含む）を対象とし、申請により交付される手帳。自立と社会参加の促進を図るためにサービスを受けることができる。

役割を果たしている。

C. 学校保健の役割

[1] 学校における精神保健教育の現状

1980（昭和55）年以降、中学と高等学校の保健の教科書には、精神疾患名を挙げての精神保健に関する記載が一切なくなっていた。しかし2022（令和4）年4月、**高等学校学習指導要領**が改訂され、約40年ぶりに精神疾患の予防と回復に関する記述が教科書に盛り込まれた。「現代社会と健康」には、新たに「精神疾患の予防と回復」が掲載されており、「精神疾患の予防と回復には、運動、食事、休養及び睡眠の調和のとれた生活を実践するとともに、心身の不調に気づくことが重要であること。また、疾病の早期発見及び社会的な対策が必要であること」と記されている。

また、新しい学習指導要領解説では、具体的に4つの疾患（**うつ病、統合失調症、不安症、摂食障害**）を理解できるよう指導すること、精神疾患への正しい理解、専門家への相談や早期の治療などを受けやすい社会環境を整えること、偏見や差別をするべきではないことなどを理解できるようにすることも求められている。

他方、すでに精神保健分野の教育に積極的な取り組みをしている国もある。たとえばオーストラリアでは、学校全体で生徒のメンタルヘルスを支援するという理念のもと、**マインドマターズ**というプログラムがある。生徒のメンタルヘルスの促進、予防、早期介入を目的としており、これには教員や家族の支援なども含まれている[1]。

しかし、日本では未だ具体的な取り組みが充分に確立されておらず、今後は現状や課題を分析し、実情に合った独自の手法を開発する必要がある。

[2] チーム学校の概要

2015（平成27）年12月21日、「チームとしての学校の在り方と今後の改善方策について」という答申が中央教育審議会にてまとめられた。この中で、「子どもたちが今後、変化の激しい社会の中で生きていくためには、時代の変化に対応して、子どもたちにさまざまな力を身に付けさせることが求められており、これからもたゆまぬ教育水準の向上が必要である。そのためには、教育課程の改善のみならず、それを実現する学校の体制整備が必要不可欠である」[2]とあり、チーム学校の実現に向けた方策がまとめられている。

この体制整備の内容として、複雑化・多様化した生徒指導上の課題解決

高等学校学習指導要領
文部科学省が告示する高等学校の学習指導要領のことであり、教育課程（カリキュラム）を編成する際の基準となる。

マインドマターズ
mind matters
オーストラリアで全国の66％の学校が採用しているプログラムで、生徒には自己と他者の関係性、いじめといやがらせへの取り組み、ストレスとその対処方法、喪失体験への対処方法などが、教師には自傷行為と自殺を予防する取り組みが教えられている。

のための「心理や福祉に関する専門スタッフの活用」などが挙げられている。講じるべき施策の1つとして、心理や福祉等の専門スタッフを学校の職員として法令に位置付け、職務内容等を明確化すること等により、質の確保と配置の充実を進めるとしている。

［3］ スクールソーシャルワーカーの役割

　学校における心理や福祉の専門スタッフとしては、**スクールカウンセラー**や**スクールソーシャルワーカー**が挙げられる。スクールソーシャルワーカーの役割として、個別ケースにおける学内外の協働体制づくりを進めていくことが求められている。さらに、スクールソーシャルワーカーといえば、「連携」「協働」「チーム」「つなぎ」といったキーワードが出てくるが、文部科学省「スクールソーシャルワーカー活用事業実施要領」では、学校現場における子どもたちに対する「状況分析」機能が専門性として発揮されることを求めている。子どもたちの抱える課題が複雑化している中で、課題の本質を見抜くこと、いわゆる課題を可視化していくアセスメントは学校において不可欠である。これからの教育に求められるのは、画一的な基準や既存のルールに縛られず、個々の状況を見ながら能力を発揮させ、成長・発達の可能性を追求していくことである。

　ニッポン一億総活躍プランでは、2019（平成31）年における中学校区モデルでのスクールソーシャルワーカー事業の実施が掲げられている。このことからも、予防的対応を前提とした事業が展開されるように努めていくことも大きな役割といえる[3]。

D. 産業保健の役割

［1］ 日本社会の変化

　近年の日本社会はさまざまな分野で構造的な激変が生じている。国際社会の緊張度は増し、経済のグローバル化にともなう競争激化とともに、日本国内の産業構造も雇用環境も加速度的に変化してきている。日本の労働者に占める非正規雇用は38.8％（2019年）、雇用労働者の所得は200万円台が最頻値となり、2018（平成30）年度の**相対的貧困率**は15.7％、食糧困窮経験のある国民は13.6％に達しており、経済的格差の拡大とともに社会的に孤立する人々が取り残されてきている。2020（令和元）年初頭からの新型コロナウィルス感染症の国内での蔓延は、経済活動の低迷をさらに加速させ、国内自殺者が急上昇に転ずるなど、先々への漠然とした不安を抱えるメンタルヘルス課題を負った人々が多くなっている。

スクールカウンセラー
学校に配属され、児童生徒の心理的ケアを行う専門職で、公認心理師（国家資格）や臨床心理士（民間資格）等が担っている場合が多い。

スクールソーシャルワーカー
学校や教育委員会に配属され、児童生徒の福祉的サポートを行う専門職で、社会福祉士（国家資格）やメンタルヘルスの専門家である精神保健福祉士（国家資格）が担っている場合が多い。

ニッポン一億総活躍プラン
2016（平成28）年6月2日に閣議決定された政策。日本経済に更なる好循環を形成するため、これまでの三本の矢の経済政策を一層強化するとともに、広い意味での経済政策として、子育て支援や社会保障の基盤を強化し、それが経済を強くする、そのような新たな経済社会システムづくりを目指すもの。

相対的貧困率
所得分布中央値の50％の「貧困線」に満たない世帯員の割合を指す。

［2］職場での産業保健

　ストレスを引き起こす要因を**ストレッサー**と呼ぶが、職場におけるストレスは、同僚や上司・部下との人間関係、成果・能力主義、長時間労働などさまざまである。1995（平成7）年、当時の労働省は職場のストレスの指標として、「**職業性ストレス簡易調査票**」を作成した。これによると、①高い仕事の要求、②低い裁量性、③職場からの支援の低さ、④努力と報酬の不均衡などの職場内の要因が影響している[4]。

　また、2015（平成27）年から施行された改正労働安全衛生法ではストレスチェック制度が創設され、医師・保健師、また講習を受けた看護師・精神保健福祉士・公認心理師等が実施主体となることができるようになった。

職業性ストレス簡易調査票
職場で比較的簡便に使用できる自己記入式のストレス調査票で、57項目の質問で構成されている。

［3］職場のメンタルヘルス不全の予防と治療導入

　職場におけるメンタルヘルス不全の予防には、**一次予防（疾病の予防）**、**二次予防（疾病の早期発見・早期治療）**、**三次予防（合併症の予防・リハビリテーション）**がある。具体的に挙げると、一次予防は、就労環境の整備や休暇をとりやすくすること、メンタルヘルスの普及啓発などがある。二次予防は、ストレスチェック制度の活用などがある。三次予防は、休職後の復職支援、復帰後のフォローアップなどがある[5]。

　しかし、中小企業などでは組織内部での対策が充分ではないことが多く、外部の機関との連携（嘱託産業医や相談機関など）が重要になる。1990年代後半にアメリカで誕生した**EAP（従業員援助プログラム）**は、1990年代後半から日本でも普及が始まっている。メンタルヘルス評価、専門機関紹介、カウンセリング、職場復帰支援、緊急対応などの機能があり、更なる拡充が求められている。

EAP: Employee Assistance Program　従業員援助プログラム
アメリカで発展した職場のメンタルヘルスサービス。組織や個人における生産性に影響をもたらす課題の解決を支援し、組織と個人の健康保持増進を図ることを目的としている。

注)
(1)　水野雅文「精神科領域における早期介入の進展―日本における課題と展望」特集精神病／統合失調症への早期介入―現在の到達点と臨床ガイダンス―『精神神経学雑誌』121（3），2019，pp.208-212.
(2)　中央教育審議会「チームとしての学校の在り方と今後の改善方策について（答申）」中教審第185号，中央教育審議会（平成27年12月21日）.
(3)　今村浩司・下田学「チームとしての学校の在り方からみるスクールソーシャルワーカーの役割」西南女学院大学紀要 Vol.21，2017，p.95-106.
(4)　精神保健医療福祉白書編集委員会編『精神保健医療福祉白書2017』中央法規，2016.
(5)　厚生労働省eヘルスネット（情報提供）ウェブサイト「休養・こころの健康」（データ取得日は2022年6月10日）.

E. 精神科救急医療システム

[1] 精神科救急医療を取り巻く状況

　精神科救急医療は、精神保健福祉法19条の11で都道府県に課された体制整備の努力義務規定などに基づき、体制整備を進めている。精神科救急医療体制には、措置入院や応急入院などの救急入院医療にとどまらず、平時の外来や精神医療相談なども含まれる。社会構造の変化を背景に、社会的孤立、自死、いじめ、DV被害など、複雑なメンタルヘルス課題を抱える人も多く、精神科の患者数は増加している。また「これからの精神保健医療福祉のあり方に関する検討会」（2017〔平成29〕年）では、精神障害は身近な病気であり、「医療、障害者福祉・介護、住まい、社会参加、地域の助け合い、教育が包括的に確保された『**精神障害にも対応した地域包括ケアシステム**』の構築を理念とすべき」旨が示され、2020（令和2）年には地域包括ケアシステムの構築推進事業（以下、構築推進事業）と合わせて体制整備が進められている（**図5-1-1**）[(1)]。

[2] 精神科救急医療の変遷

　精神科救急は、救急度によって1次救急、2次救急、3次救急に分かれ、精神症状や身体合併症の救急度により、**精神科外来、精神科併設総合病院、身体合併症医療施設、精神科救急医療施設、救急救命センター**などの対応に分かれ、救急医療相談には**トリアージ**の手法が用いられている。

　精神科救急は、精神衛生法の下で3次救急に当たる**措置入院**の体制整備から始まり、都道府県に都道府県立精神科病院の設置を義務付け（19条の7）、一定の質を備えた**指定病院**を措置入院の施設と定めた。また1988（昭和63）年には**応急入院制度**を設け、「応急入院指定病院」を地域の精神科救急の担い手として位置付け、法的整備を図った。1995（平成7）年には「**精神科救急システム整備事業**」を創設して、自治体ごとにバラバラであった精神科救急システムを改め、「精神科救急医療施設の確保」や救急医療相談の中核となる「**精神科救急情報センター**」の設置、精神科救急医療の円滑な運営のための「**精神科救急医療システム連絡調整委員会**」の設置を推進した。2005（平成17）年には、幻覚、妄想、昏迷、興奮の激しい症状を呈する患者を受け入れる「**精神科救急医療センター**」を設けた。2008（平成20）年にこれらを統合して「**精神科救急医療体制整備事業**」（**図5-1-2**）とし、24時間対応する精神科救急情報センターの機能強化や、身体合併症対応施設確保事業を創設した。また診療報酬では**精神科急性期入院料、精神科救急入院料、精神科救急・合併症入院料**を創設し、高度で

精神科救急医療の確保
（19条の11）
2012年に「都道府県は、精神障害者の救急医療が適切かつ効果的に提供されるように…（中略）…地域の実情に応じた体制整備を図るよう努めるものとする」と、精神科救急の体制整備を法制上に位置付けた。

DV: Domestic Violence
配偶者や恋人など親密な者からの暴力を意味し、身体的、精神的、性的な暴力を含み、「DV防止法」などの対策がある。

精神障害にも対応した地域包括ケアシステム
精神疾患は全ての人にとって身近な病気であり、精神障害の有無にかかわらず、だれもが地域の一員として安心して自分らしい暮らしをすることができるよう、医療、障害者福祉・介護、住まい、社会参加（就労）、地域の助け合い、教育が包括的に確保された『精神障害にも対応した地域包括ケアシステム』の構築を理念としている。

精神科救急度
1次：外来治療レベル、
2次：入院治療レベル、
3次：緊急入院レベル。

トリアージ
triage
救急医療などで、効果的に治療をするために、患者を重症度や治療の優先度で振り分ける手法。

精神科救急の診療報酬
1996（平成8）年に精神科急性期入院料、2002（平成14）年精神科救急入院料、2008（平成20）年精神科救急・合併症入院料を創設した。

集中的な救急医療を評価し、対応可能な医療施設の確保を促進してきた。

［3］精神科救急医療体制整備事業（以下、「体制整備事業」）

精神科救急では、**かかりつけ医の対応**が優先され、対応困難な場合に、救急医療体制での対応を原則としている。救急医療施設は各自治体が圏域ごとに、病院持ち回りの「病院群輪番型施設」、精神科救急入院料を算定する中核医療機関等の「常時対応型施設」、診療所を含む「外来対応施設」を指定し確保している。精神科救急の相談やトリアージは精神科救急情報センターや医療提供施設で行われ、自治体の精神科救急医療体制連絡調整委員会でその評価を行い、調整を図る仕組みである（図5-1-1、図5-1-2）。

「**精神医療相談事業**」は、相談者の症状や不安の緩和のほか入院要請の抑制など、救急医療の負担軽減にも貢献してきたが、地域包括ケアシステムの重層的な支援体制の下で、平時からの相談支援の充実が重要であるとして、2020（令和2）年度から「構築推進事業」に移行して実施している。精神科救急医療の体制整備は、各自治体で取組みが行われているが、精神科救急の圏域は8割の自治体が医療計画の2次医療圏よりも広く、自治体

かかりつけ医の救急対応
（ミクロ救急）
かかりつけ医の対応はミクロ救急とも呼ばれ、各医療機関が自主的に行う救急診療。それが困難な場合、救急医療体制（マクロ救急）で対応する。

精神科救急医療体制整備事業
(1)精神科救急医療体制連絡調整委員会、(2)精神科救急情報センター、(3)搬送体制、(4)精神科救急医療確保事業（①病院輪番型施設、②常時対応型施設、③外来対応施設）、(5)身体合併症救急医療確保事業、(6)（精神医療相談事業）。

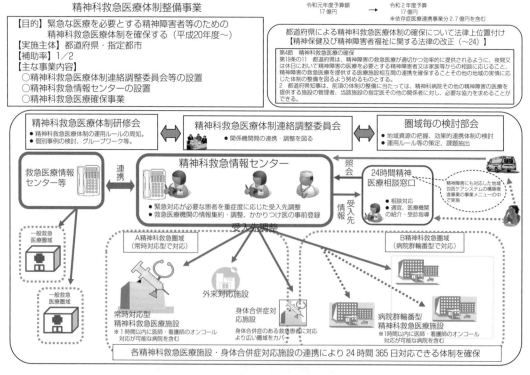

図5-1-1 精神科救急医療体制整備事業

出典）厚生労働省ウェブサイト「第1回精神科救急医療体制整備に係るワーキンググループ」（2020年2月28日）資料2，p.21.

○　精神障害にも対応した地域包括ケアシステムにおける精神科救急医療体制は、精神障害者や精神保健（メンタルヘルス）上の課題を抱えた者等及び地域住民の地域生活を支えるための重要な基盤の一つであり、入院医療の提供の他、同システムの重層的な連携による支援体制の中での対応、受診前相談や入院外医療により必ずしも入院による治療を要さない場合も念頭におきつつ、都道府県等が精神科病院等と連携しながら必要な体制整備に取り組むことが重要。

精神科救急医療の提供に係る機能分化

平時の対応・受診前相談

○　精神障害にも対応した地域包括ケアシステムにおける重層的な連携による支援体制における平時の対応の充実
　▶　保健所や保健センターからの訪問等、精神科医療機関と保健所等の協力体制、相談体制の構築、障害福祉サービス等の活用
○　精神医療相談窓口の設置、充実
○　精神科救急情報センターの設置、充実

入院外医療の提供

○　かかりつけ精神科医等が時間外診療に対応
○　相談者のニーズに応じて往診、訪問看護が可能
○　診療を行った上で、入院の要否に関する判断を実施

入院医療の提供

○　平時の対応、受診前相談、入院外医療の後方支援の実施、原則、対応要請を断らない
○　措置入院、緊急措置入院への対応が可能
○　身体合併症（新型コロナウイルス感染症を含む）への対応が可能
※　地域の基幹的な医療機関が一元的に果たす場合や医療機関間の連携による面的な整備により果たす場合も想定

【都道府県】精神科救急医療体制に関する評価指標を用いた整備状況の整理と評価、地域の実情に合わせた体制整備の推進

【国】精神科救急医療体制整備事業の充実等と指針の改正の検討、精神科救急医療体制に係る評価指標の検討及び提示

身体合併症対応の充実

○　身体合併症対応を充実する観点から、都道府県等において精神科救急医療体制と一般の救急医療体制との連携の強化を図る。

精神科救急医療の提供現場における連携の促進

 精神科救急医療施設

対診や訪問・電話等による助言等
※ ICTの活用も検討

 一般の救急医療施設

互いの救急医療体制の検討の場への参画

 精神科救急医療体制連絡調整委員会等

身体合併症対応における課題の共有、解決策の検討等

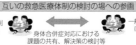 一般の救急医療体制における会議体

当事者、家族の参画

○　誰もが危機等の状況下においてもその意思が尊重され、必要なときに医療を受けられる体制となるよう、都道府県等における精神科救急医療体制連絡調整委員会や精神科救急医療圏域ごとの検討部会に、当事者や家族が参画する。

図 5-1-2　精神障害にも対応した地域包括ケアシステムにおける精神科救急医療体制整備

出典）厚生労働省ウェブサイト「精神科救急医療体制整備に係るワーキンググループ報告書（概要）」令和 3 年 1 月 22 日，厚生労働省，p.1.

によっては精神科救急情報センターが未設置、身体合併症対応施設の指定がない、連携不十分など、地域格差や体制整備の課題も残している[1]。またメンタルヘルスの問題は多岐にわたっており、さまざまな支援機関との連携や、リエゾンでの精神科医療のかかわりなど一般医療との連携も課題となっている。精神科救急医療の中で精神保健福祉士は、精神科救急情報センターの主要な職種に挙げられ、精神科救急医療施設では必置とされ、重要な位置づけとなっている。救急医療に関わる行政や相談支援機関にも多くの精神保健福祉士が配置されており、対象者の相談支援から調整、連携、ネットワークの構築に至る専門職種として、地域の精神科救急医療体制の構築に寄与することが期待されている。

F. 認知症初期集中支援チーム

[1]　認知症対策と早期受診・早期対応

　認知症者の増加は著しく、認知症の人は 2025（令和 7）年に 700 万人になると予測されている。平均寿命が 80 歳を超え、誰もが認知症になるリスクを抱えており、必要なサービスや支援を受けながら、可能な限り地域で

精神科救急医療圏域
都道府県等の精神科救急医療の圏域は、医療計画の 2 次医療圏より多い圏域数設定の自治体が 1 ヵ所、2 次医療圏と同じ圏域が 5、全体 1 圏域が 12、2 次医療圏より少ない圏域数の自治体は 41 ヵ所（87.2％）。自治体により圏域も違い、身体合併症対応施設の確保が十分できていないなど、体制整備の課題も残している[1]。

リエゾン精神医学
liaison psychiatry
身体疾患患者の精神的、心理社会的ケアに関して、精神科医が行う医療連携サポートで、精神医学の一分野。

認知症患者数の推移
厚生労働省「患者調査」によれば、認知症患者は2002年の22.7万人から2017年には70.4万人に増加。特にアルツハイマー型認知症の外来患者数は7万人から51.3万人へと、7.3倍に激増。また認知症の有病率は、80〜84歳22.4%、85〜89歳44.3%で、65歳以上では約5人に1人、認知症の人は2025年には約700万人と推計されている。

認知症の原因疾患
厚生労働科学研究によれば、診断確定者の67%がアルツハイマー型認知症で、脳血管性認知症が19.5%、レビー小体型認知症4.3%などの結果が示されている[2]。

認知症初期集中支援チーム　構成員
①認知症ケア3年以上の実務経験のある保健師、看護師、介護福祉士、精神保健福祉士、社会福祉士など12職種とこれに準ずる医療・介護の専門職から2名以上と、②認知症の鑑別診断等の専門医療の臨床経験5年以上の認知症サポート医師1名によって構成されている。

認知症施策推進5か年計画（オレンジプラン）
認知症の人の意志が尊重された共生社会の実現を目指し、①認知症の理解の普及・啓発の推進②認知症の様態に応じた適時・適切な医療・介護③若年認知症施策の強化④認知症の人の介護者への支援⑤認知症者を含む高齢者に優しい街づくりの推進⑥認知症の予防法、診断法等の研究開発⑦認知症の人やその家族の視点の重視、など7つの柱（戦略）を掲げている。

暮らしていくことができる地域包括ケアシステムの構築が求められている。

認知症には、アルツハイマー型認知症などの神経変性による認知症や脳血管性の認知症、その他の疾患による認知症があり、**アルツハイマー型認知症**が全体の約3分の2を占めている。アルツハイマー型認知症は、進行の過程で、記憶障害や見当識障害、遂行機能障害、行動心理症状などが出現し、後期には心身機能が低下し生活のあらゆる面でケアが必要となる。認知症は原因疾患の治療により回復する場合もあり、認知症の予防や治療、支援のため、早期診断、早期対応が重視されている。

かつて認知症対策は、主として介護の問題となっていたが、1999（平成11）年にアルツハイマー型認知症の治療薬（**塩酸ドネペジル**）が承認されると、治療の対象として認識され、2000（平成12）年の**ゴールドプラン21**では、老人性痴呆（認知症）疾患センターの設置や早期相談と診断、支援体制の充実が挙げられ、2004（平成16）年12月には疾患名を「痴呆」から「認知症」に改め、早期診断、早期対応の促進を図ってきた。

[2] 認知症初期集中支援チーム

2012（平成24）年認知症施策検討プロジェクトチームから「今後の認知症施策の方向性」が示され、早期対応については、受診が遅れて病状が悪化し、行動心理症状が生じてから受診するケースが散見されるとして、医療機関の整備と共に、医療やケアに繋がらない認知症者を支援する「**認知症初期集中支援チーム**」（以下、支援チーム）を設置する方策が示された。支援チームは、地域包括支援センターなどに医療や介護、福祉の専門職を配置し、認知症の人や家族に対し、初期のアセスメントや具体的なケアの提供、医療機関への紹介、助言などを行い、適切なケアに繋げていく事業である（**図5-1-3**）。2013（平成25）年「**認知症施策推進5か年計画（オレンジプラン）**」でモデル事業が開始され、2014（平成26）年の介護保険法改正で、地域支援事業の任意事業となり、翌年に包括的支援事業に位置付けられ、2018（平成30）年度からは全ての市町村で実施されている。支援チームは、認知症ケアに一定の実務経験のある医療職と介護、福祉職の2名以上と、認知症専門医1名で構成され、対象者は40歳以上で在宅で認知症が疑われるか認知症の人で、医療や介護サービスに繋がっていない者や行動心理症状が顕著なため対応に苦慮している者となっている。支援チームは、対象者について地域包括支援センターから情報を得て、認知症疾患医療センターや**認知症地域支援推進員**と連携して訪問し、認知機能障害や生活障害、健康問題などについて、「**認知症の総合アセスメント**」を行った上で本人および家族にアドバイスを行い、必要な受診や支援につ

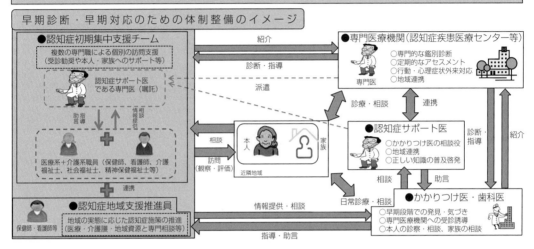

- 容態の変化に応じて医療・介護等が有機的に連携し、適時・適切に切れ目なく提供されることで、認知症の人が住み慣れた地域のよい環境で自分らしく暮らし続けることができるようにする。

発症予防 ▶ 発症初期 ▶ 急性増悪時 ▶ 中期 ▶ 人生の最終段階

- 早期診断・早期対応を軸とし、妄想・うつ・徘徊等の行動・心理症状（ＢＰＳＤ）や身体合併症等が見られても、医療機関・介護施設等での対応が固定化されないように、最もふさわしい場所で適切なサービスが提供される循環型の仕組みを構築する。

早期診断・早期対応のための体制整備のイメージ

図 5-1-3　認知症の容態に応じた適時・適切な医療・介護等の提供

出典）厚生労働省老健局認知症施策推進室「認知症施策の動向について」（令和２年２月14日）日本学術会議フォーラム資料, p.26.

なげていく。家族は家族内で対応しようとすることも多く、介入の拒否や自己の疾患に気付かず地域で孤立することも少なくない。個人の尊厳の保護に万全を期すことを前提とし、本人や家族の受け止め方を理解しながら、早期の受診や適切なケアに繋げていくことが重要である。地域包括支援センターでは、従来から支援に繋がりにくい対象者にもかかわっているが、支援チームによって、より困難な方にかかれるようになった面もある。対象者の発見や情報は、住民とのネットワークをもつ民生委員などから寄せられることも多く、発見や介入に繋がる人や支援者との連携は不可欠であり、地域づくりの視点も重要である。

注）

ネット検索によるデータ取得日は、いずれも 2022 年 9 月 20 日.

(1) 厚生労働省ウェブサイト「精神科救急医療体制整備に係る基本的事項」（令和2年8月28日）、第1回精神科救急医療体制整備にかかるワーキンググループ（資料2）, pp.24-39.

(2) 筑波大学附属病院精神神経科ウェブサイト「都市部における認知症有病率と認知症の生活機能障害への対応」厚生労働科学研究費補助金認知症対策総合研究事業23年度～24年度総合研究報告書.

認知症地域支援推進員（推進員）

推進員は、認知症の医療や介護の専門的知識および経験を有する者で、「認知症地域支援・ケア向上事業」に基づき、全ての市町村で①医療や介護の連携ネットワークの構築の推進、②事業の企画や調整、③認知症の支援や体制構築などの役割を負う。市町村、地域包括支援センター、認知症疾患医療センターなどに認知症ケアの専門職として配置され、認知症初期集中支援チームとも連携し相談支援も行っている。

認知症の総合アセスメント

以下の各領域と相互の関連から全体状況を捉える。①脳の病的変化、②認知機能障害（記憶、見当識、視空間など）、③生活障害（ADL、IADL）、④身体的健康問題、⑤精神的健康問題、⑥社会的状況。

2. 再発予防や地域生活に向けた支援

慢性疾患
発症が徐々に進み、治療
も経過も長期に及ぶ疾患
のこと。

多剤大量処方
薬剤を大量に多剤併用す
ることで、患者の鎮静化
を図ろうとしたものであ
るが、効果の科学的根拠
は乏しく、副作用の出現
率が高い。

悪性症候群
定型抗精神病薬のほか、
抗うつ薬、炭酸リチウム
などの向精神薬によって
生ずる重篤な副作用で、
無動、寡黙、筋固縮、高
熱、意識障害、痙攣など
の症状が現れ、最悪の場
合は死に至る。

コンプライアンス
compliance
他者の指示や命令、法律
などに従うこと。医療現
場では、医療専門職によ
る指示を患者が守って行
動することを指す。

インフォームドコンセント
informed consent
投薬・手術・検査などの
医療行為について、患者
が説明を受けて十分に理
解した上で自らの意志で
方針に同意すること。

アドヒアランス
adherence
患者が積極的に治療方針
の決定に参加し、その決
定方針に従って治療を受
けること。医療者が患者
とともに解決像を考え、
相談の上決定していく治
療共同の概念。

非定型抗精神病薬
錐体外路系の副作用が少
なく、うつ病にも適応が
ある。

A. 服薬自己管理の支援

[1] 抗精神病薬による治療

　精神疾患の多くが**慢性疾患**であり、治療には向精神薬等の薬物療法が必須とされ、服薬治療の継続が治療転帰に大きく影響するとされている。しかし、日本では1960年〜1980年代の長年にわたって**多剤大量処方**が精神科病院で当たり前に行われ、1980年代には抗精神病薬による致死性副作用（**悪性症候群**）が激増した[1]。患者は副作用に苦しみながら、十分な説明も受けないまま服薬を強いられていた。この状況を八木剛平は「患者は病気と入院と薬物によって三重のダメージを受けている」と評している[2]。

　「**薬漬け**」が横行していた背景には、当時の精神医療従事者の常識として、主治医の処方した通りに薬を服用させる**コンプライアンス**（服薬遵守）が患者に課されていたことがある。患者は治療に従順に従うべきであるという前提で、医療者の指示を患者がどれだけ遵守できるかが評価され、医師などの説明内容をよく理解し、指示が守られた場合には「コンプライアンスが高い」などと表現され、処方通りの服用を規則正しく守らない「ノンコンプライアンス患者」が問題とされていた。その後、**インフォームドコンセント**の定着によって、**アドヒアランス**が強調されるようになるとともに、1990年代から**非定型抗精神病薬**が普及したこともあり、単剤化が進むとともに重篤な副作用は減少した。

　医療専門職は、服薬を怠ること（怠薬）や拒むこと（拒薬）による患者の症状再燃を防ぎ、服薬を継続させることに腐心していたが、当の患者が薬について理解して自ら服薬するようになる心理教育プログラムの浸透は遅れた。近年では、多剤大量の向精神薬を服用していた患者が主治医と相談しながら、ゆっくりと微量ずつ減らしてゆく減薬プログラムを実施している医療機関もある。

[2] 服薬自己管理への支援

（1）精神科医療機関

　精神科病院においては、入院患者に対する服薬管理は主に病棟看護師によって行われるが、徐々に退院に向けての看護師や薬剤師による服薬自己

管理の指導が行われる。また、多職種チームで過去の服薬状況などをアセスメントした上で、個別の服薬管理方法（服薬カレンダーの使用、薬袋への服薬日記入等）の検討が行われる。

病院内で行われる疾病・服薬にかかわる**心理教育プログラム**での服薬教育が行われ、薬物療法の効果や副作用等について患者自らが学ぶことで、自己管理が促されている。退院時には、退院前カンファレンス等の場で関係機関と情報を共有し、地域の支援機関に申し送りを行う。

(2) 訪問看護ステーション

退院後の在宅療養を支援する機関として、訪問看護ステーションがある。精神疾患の方を対象とした精神科独自のものもあるが、他の疾患と同様に訪問看護を展開するステーションもある。訪問看護師や精神保健福祉士が、かかりつけ医と連携して家庭を訪問して、服薬状況の確認や心身の健康状態の確認を行い、地域での在宅生活を支えている。

精神疾患だけでなく、高齢化に伴う身体疾患を合併している患者は多く、処方されている薬剤も多種多様で、精神科以外の他科の治療薬も服用している。糖尿病治療などでは食前薬と食後薬が処方されており、訪問看護ステーションが調剤薬局と連携して、患者に分かりやすい薬袋の提供を行っており、体重の管理や運動・食事の状況把握も必要となる。

(3) 障害福祉サービス事業所等

共同生活援助、**自立生活援助**、**自立訓練（生活訓練）**の事業所では、スタッフが服薬支援の声かけや、服薬カレンダー等も活用しながら服薬を確認している。自らが精神疾患の経験を持ち、同じ病を体験する者の立場から患者を支援する**ピアサポーター**の存在も大きい。服薬についても、自らの怠薬・拒薬体験を通して率直に患者にアドバイスし、患者もその言葉を受け止める。専門職が心理教育プログラムとして伝えるよりも、当事者同士の対話の方が説得力のあることが多い。

B. 精神障害にも対応した地域包括支援システム

[1] 新福祉ビジョン

2015（平成27）年、厚生労働省は「**誰もが支えあう地域の構築に向けた福祉サービスの実現―新たな時代に対応した福祉の提供ビジョン**」（以下、**新福祉ビジョン**）を発表した。改革の方向性として、①新しい地域包括支援体制の確立、②生産性の向上と効率的なサービス提供体制の確立、③総合的な福祉人材の確保・育成、が挙げられた。特に「新しい地域包括支援体制の確立」では、高齢者領域と同様に、各制度を連携させる地域包

共同生活援助
夜間や休日、共同生活を行う住居で、相談、入浴、排せつ、食事の介護、日常生活上の援助を行うグループホーム。

自立生活援助
一人暮らしに必要な理解力・生活力等を補うため、定期的な居宅訪問や随時の対応により日常生活における課題を把握し、必要な支援を行う。

自立訓練（生活訓練）
自立した日常生活又は社会生活ができるよう、一定期間、生活能力の維持、向上のために必要な支援、訓練を行う。

ピアサポーター
➡ p.224
第4章6節 A. [8]

新福祉ビジョン
「新たな福祉サービスのシステム等のあり方検討プロジェクトチーム」によってまとめられた。現状の課題として、①複雑化する支援ニーズへの対応、②福祉人材の確保と質の高いサービスの効率的提供、③誰もが支え合う社会の実現と地域の支援ニーズの変化への対応、の3点を挙げた。

括支援体制（全世代・全対象型地域包括支援）の確立を提起した。

［2］精神障害にも対応した地域包括ケアシステム

　新福祉ビジョンを受けて、2017（平成29）年の「これからの精神保健医療福祉のあり方に関する検討会」の報告書[3]では「**精神障害にも対応した地域包括ケアシステム**」（以下、「**にも包括**」と記す）の構築が提案された。地域生活中心という理念を基に、精神障害者の一層の地域移行を進めるための地域づくりを推進するために、精神障害者が地域の一員として安心して自分らしい暮らしができるよう、医療・障害福祉・介護・社会参加・住まい・地域の助け合い・教育を包括的に確保することが目指された。

　厚生労働省が示す文書（**図 5-2-1**）では、①精神障害の有無や程度にかかわらず、誰もが安心して自分らしく暮らすことができるよう、医療、障害福祉・介護、住まい、社会参加（就労など）、地域の助け合い、普及啓発（教育など）が包括的に確保された「にも包括」の構築を目指す必要があり、同システムは地域共生社会の実現に向かっていく上では欠かせないものである、②「にも包括」の構築にあたっては、計画的に地域の基盤を整備するとともに、市町村や障害福祉・介護事業者が、精神障害の有無や程度によらず地域生活に関する相談に対応できるように、市町村ごとの保健・医療・福祉関係者等による協議の場を通じて、関係者などとの重層的

にも包括

厚生労働省の説明文書では、「にも包括」は「高齢期におけるケアを念頭に論じられている『地域包括ケアシステム』における、必要な支援を地域の中で包括的に提供し、地域での自立した生活を支援するという考え方を、精神障害者のケアにも応用したものであり、高齢期の『地域包括ケアシステム』とは異なるものであることに留意」と注書きが付されており、「『にも包括』の構築は、住民一人ひとりの暮らしと生きがい、地域をともに創る『地域共生社会』の実現にも寄与する」とされている。

関係者

精神科医療機関、その他の医療機関、地域援助事業者、当事者・ピアサポーター、家族、居住支援関係者などが挙げられている。

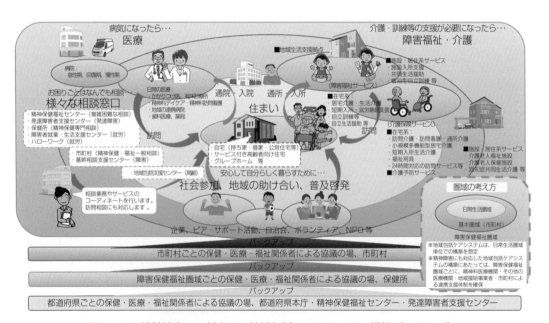

図 5-2-1　精神障害にも対応した地域包括ケアシステムの構築（イメージ）

出典）厚生労働省ウェブサイト「精神障害にも対応した地域包括ケアシステム構築の手引き（普及版）Ver.1 ─地域共生社会を目指す市区町村職員のために」2022年5月.

な連携による支援体制を構築していくことが必要、と記されている。

［3］精神障害にも対応した地域包括ケアシステムの構築推進事業

　これを受けて、同 2017（平成 29）年度からは「**精神障害にも対応した地域包括ケアシステムの構築推進事業**」（以下、「**構築推進事業**」）と「**精神障害にも対応した地域包括ケアシステムの構築支援事業**」（以下、「**構築支援事業**」）が実施されることとなった。

　「**構築推進事業**」は、①保健・医療・福祉関係者による協議の場を通じてさまざまな立場の者が協働し、障害保健福祉圏域等の単位で精神保健医療福祉に関する重層的な連携による支援体制を構築する、②精神障害者等の日常生活圏域を基本として、市町村などの基礎自治体を基盤として進めていく必要があることから、都道府県等は市町村との協働により、精神障害者等のニーズや、地域の課題を共有化した上で、地域包括ケアシステムの構築に資する取組を推進するものである。具体的な事業としては**表 5-2-1**の 14 事業（当初 11 事業）が掲げられている。

構築推進事業
実施主体は、都道府県・指定都市・特別区・保健所設置市である。

さまざまな立場の者
行政職員、医療機関の職員、地域援助事業者、当事者、ピアサポーター、家族、居住支援関係者等が挙げられている。

表 5-2-1　精神障害にも対応した地域包括ケアシステムの構築推進事業

事業内容（1 は必須、2 ～ 14 は地域の実情に合わせて選択実施）	
1.	保健・医療・福祉関係者による協議の場の設置（※必須）
2.	普及啓発に係る事業
3.	精神障害者の家族支援に係る事業
4.	精神障害者の住まいの確保支援に係る事業
5.	ピアサポートの活用に係る事業
6.	アウトリーチ支援に係る事業
7.	措置入院者及び緊急措置入院者の退院後の医療等の継続支援に係る事業
8.	構築推進サポーターの活用に係る事業
9.	精神医療相談に係る事業
10.	医療体制の構築に係る事業
11.	精神障害者の地域移行・地域定着関係職員に対する研修に係る事業
12.	入院中の精神障害者の地域移行に係る事業
13.	包括ケアシステムの構築状況の評価に係る事業
14.	その他、包括ケアシステムの構築に資する事業

出典）厚生労働省ウェブサイト「地域で安心して暮らせる精神保健医療福祉体制の実現に向けた検討会（資料）」2021 年，より作成．

［4］精神障害にも対応した地域包括ケアシステムの構築支援事業

　一方「**構築支援事業**」は、①国において、地域包括ケアシステムの構

構築支援事業
参加主体は、都道府県・指定都市・特別区である。

の推進に実践経験のあるアドバイザーから構成される組織を設置する。②都道府県・指定都市・特別区は、広域アドバイザーのアドバイスを受けながら、都道府県等密着アドバイザーや構築推進サポーター等と連携し、障害保健福祉圏域及び市町村における「にも包括」の構築を推進する。③関係者間で情報やノウハウを共有するため、ポータルサイトの設置[4]等を行う。

　障害福祉圏域の関係者による「保健・医療・福祉の一体的取組」を、都道府県・指定都市の構築推進サポーターがバックアップし、さらに国のアドバイザー組織（広域アドバイザーと都道府県等密着アドバイザー）がバックアップして、個別相談・支援、現地での技術的助言、都道府県等研修への協力等を担うとされ、国は**構築支援事業事務局**を担う。

[5]「にも包括」の背景と評価

　江間は「にも包括」への評価として、①背景には退院促進が進まない精神科病床数の多さと長期在院の問題がある、②地域移行関連事業の延長線上に位置付けられたものである、③地域移行・地域定着の実現を地域社会全体のネットワークに担わせようとしている、④国としての根本的な改革ではなく自治体独自の解決に委ねようとしている、⑤高齢者領域の地域包括ケアシステムとの連携の問題、障害者総合支援法とのシステムの整合性も今後問われる、⑥国が大枠を定めて各自治体に実施形態を検討させるトップダウンとなっていること、を指摘している[5]。

　国はトップダウンで「にも包括」構築を迫っているが、各自治体の動きはさまざまである。必須事業とされた「協議の場の設置」は多くの自治体で設置されたが、「**協議会**」との棲み分けで戸惑う関係者も多い。複数の事業に積極的に取り組む自治体もあれば、必須事業以外の動きはほとんどない自治体もある。「にも包括」によって、各自治体の精神障害者施策の姿勢、とりわけ地域移行支援に取り組む姿勢の温度差が顕著となり、地域格差は拡がりつつある。「にも包括」構築を打ち出した厚生労働省の政策評価と実効性の検証には、なお時日を要する。

C. 地域生活を支える多機関の役割

　前項の「にも包括」のイメージ図（**図5-2-1**）に描かれているさまざまな機関が、精神障害者の地域での生活を支える役割を期待されている。
　障害福祉サービスの相談支援事業では、重層的な相談支援体制を組むことが目指されている（**図5-2-2**）。第1層は、障害福祉サービスを利用する人

障害福祉圏域の関係者
保健所、精神科医療機関、当事者・ピアサポーター、地域援助事業者（指定一般・特定相談支援事業者）、家族、居住支援事業者等が想定されている。

構築支援事業事務局
全国会議の企画・実施、普及啓発イベントの開催、アドバイザー等の合同研修会の開催、地域包括ケアシステム構築に向けた取組に資する事例集の作成、地域包括ケアシステム構築状況の評価等を行う。

地域移行関連事業
構築推進事業の実施に伴い「長期入院精神障害者地域移行総合推進体制検証事業」は廃止されている。

協議会
障害者総合支援法に基づく、他障害と合同の障害者自立支援協議会を指す。

に対し、生活全般を見据えた基本相談支援を基盤とした**計画相談支援**を行うもので、障害福祉サービスのケアマネジメントを担う指定特定相談支援事業所が行う。第2層が、障害福祉サービスの利用の有無にかかわらず、より専門的な個別相談支援を行う**一般的な相談支援**で、市町村の障害者相談支

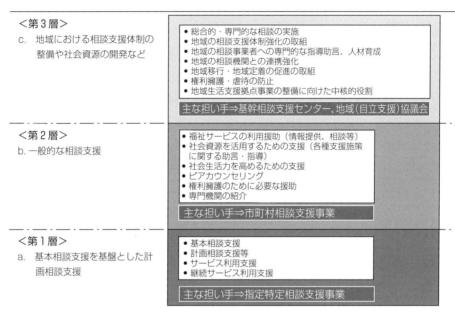

図5-2-2　重層的な相談支援体制

出典）厚生労働省資料をもとに著者作成.

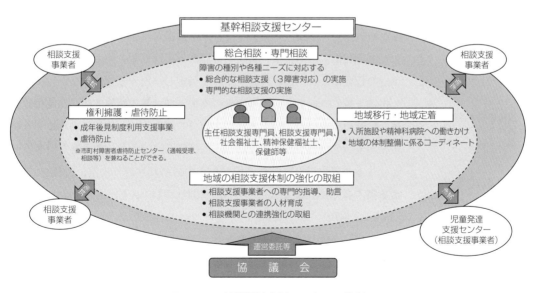

図5-2-3　基幹相談支援センターの役割

出典）厚生労働省ウェブサイト「地域で安心して暮らせる精神保健医療福祉体制の実現に向けた検討会：資料」，2021年.

援事業が担うが、**指定特定相談支援事業者、指定一般相談支援事業者**への委託が可能とされている。第3層は、**地域における相談支援体制の整備や社会資源の開発**、相談支援専門員の後方支援（人材育成）などを指し、主な担い手は基幹相談支援センターや地域の（自立支援）協議会が想定されている。

基幹相談支援センターは、地域の相談支援の拠点として位置づけられている（図5-2-3）。総合的・専門的な相談業務および成年後見制度利用支援事業を実施する。また地域の実情に応じて、地域の相談支援体制強化の取組、地域の相談事業者への専門的な指導助言・人材育成、地域の相談機関との連携強化、地域移行・地域定着の促進の取組、権利擁護・虐待の防止などを行う。これら障害者相談支援体制をベースとして、事項で述べる障害福祉サービス事業所が各市町村にある。

D. 障害福祉サービス

　障害者総合支援法では、障害福祉サービスを訪問系、日中活動系、施設系、居住系、訓練系、就労系、障害児通所系、入所系、相談支援系の類型に分類している。居住の場と日中活動や訓練の場を分離した体系にし、複数のサービスを同時に利用できるところに特徴がある[6]。

　訪問系サービスには、居宅介護、重度訪問介護、同行援護、行動援護、**重度障害者等包括支援**がある。日中活動系サービスには、**短期入所、生活介護、療養介護**がある。訓練系・就労系サービスには、**自立訓練（機能訓練・生活訓練）、就労移行支援、就労継続支援（A型・B型）、就労定着支援**がある。居住系サービスには、自立生活援助と共同生活援助がある。サービスを利用する場合は、相談支援専門員のサービス利用相談を活用し、生活の必要に応じて複数のサービスを選択し利用する。

　相談支援については、障害者総合支援法では**基本相談支援、地域相談支援、計画相談支援**の3つを規定し、相談事業として一般相談支援事業と特定相談支援事業の2つを定めている（図5-2-4）[6]。「**一般相談支援事業**」とは基本相談支援および地域相談事業のいずれも行う事業、「**特定相談支援事業**」は基本相談支援および計画相談支援のいずれも行う事業である（5条17項）。

　基本相談支援とは、さまざまな生活上の問題について、障害者・家族等からの相談に応じて、必要な情報の提供及び助言を行い、市町村及び指定障害福祉サービス事業者等の連絡調整その他の便宜を図るものである。

　地域相談支援とは、地域移行支援と地域定着支援の両者を含む。「地域移行支援」は、精神科病院に入院している精神障害者に対して、住居の確

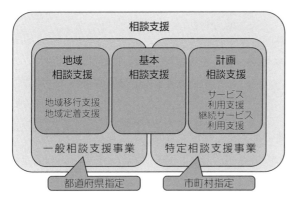

図 5-2-4 「相談支援」の区分け
出典）著者作成.

療養介護
医療と常時介護を要する人に、医療機関で機能訓練、療養上の管理、看護、介護及び日常生活の世話を行う。

自立訓練（機能訓練）
自立した日常生活又は社会生活ができるよう、一定期間、身体機能の維持、向上のために訓練を行う。

就労移行支援
一般就労を希望する人に、一定期間、就労に必要な知識及び能力の向上のために訓練を行う。

就労継続支援（A 型）
一般就労が困難な人に、雇用して就労の機会を提供し、能力等の向上のために訓練を行う。

就労継続支援（B 型）
一般就労が困難な人に、就労する機会を提供し、能力等の向上のために訓練を行う。

就労定着支援
一般就労に移行した人に、就労に伴う生活面の課題に対応するための支援を行う。

保や外出同行等のさまざまな相談支援・連絡調整を行う。「地域定着支援」は、退院後に単身で居宅生活している精神障害者に、24 時間 365 日連絡が取れる体制を確保し、緊急の事態その他の場合に電話相談・訪問支援等を行う。

　計画相談支援とは、サービス利用支援と継続サービス利用支援で構成される。サービスの利用申請にあたって本人の状況や置かれている環境、障害福祉サービスまたは地域相談支援の利用に関する意向を聞きながら、サービス等利用計画案を作成するケアマネジメントを行うものである。

　利用者への地域生活支援事業である相談支援の充実は、制度の根幹をなす重要な意味を持つ[6]。

　自立支援医療は、心身の障害の状態の軽減を図り、自立した日常生活又は社会生活を営むために必要な医療を指す。精神障害者にとっては精神科通院医療の医療給付規定であり、最も利用されている制度の１つである。利用する場合は、まず市町村に申請し（53 条）、自立支援医療費を支給する旨の認定を受けることになる。

注）
　　ネット検索によるデータの取得日は，いずれも 2022 年 8 月 9 日.
(1) 古屋龍太『精神科病院脱施設化論—長期在院患者の歴史と現況、地域移行支援の理念と課題』批評社，2015.
(2) 八木剛平『日本精神病治療史』金原出版，2002.
(3) 厚生労働省ウェブサイト「精神障害にも対応した地域包括ケアシステム構築の手引き（普及版）Ver.1 —地域共生社会を目指す市区町村職員のために」2022 年 5 月.
(4) 厚生労働省　精神障害にも対応した地域包括ケアシステム構築支援情報ポータルウェブサイト，2017 年から随時更新されている.
(5) 江間由紀夫「『精神障害にも対応した地域包括ケアシステム』に関する考察」東京成徳大学紀要，(27)，2020，pp.59–72.
(6) 古屋龍太編『精神保健福祉に関する制度とサービス（第 3 版）』弘文堂，2017.

精神医療国家賠償請求訴訟の原告に立った訳

精神医療国家賠償請求訴訟　原告　伊藤時男

　私は、東京の精神病院と福島、茨城（いばらき）など計45年の入院生活を強いられてきました。特に福島の病院では一度も退院せずに38年の入院生活を送りました。東京の病院では、最初の入院は2年半、そのうち脱走を1回企（くわだ）てて失敗し2年半も入院しましたが、伯父によって退院させてもらえました。伯父の店で働いていたのですが、被害妄想が出て同じ病院に再入院しました。その時は急性期の症状の時代で、いくら「あんたはおかしいよ」と言っても直らない病状でした。その急性期が抜けたのは、あるきっかけでした。再入院して東京の次の病院に転院したときの事です。私はまだ落ち着かなくてこの病院でも、脱走を企てました。すぐ知人の所に行って、また病院に連れ戻され失敗に終りました。そして2ヵ月過ぎた頃、私は躁状態で気持ちが落ち着きませんでした。そんなとき、その病院の作業療法士の人が、私が気持ちが高ぶって「俺より出来る奴はいないんだ」「俺はなんでも出来るんだ」と口走っていたら、「そんな事だれでも出来るよ」と口添えしてくれました。私は「へぇーだれでも出来るのか」「俺、もしかしたら今までやって来たのは間違いかな？」と考えるようになったのです。それからしばらくして間違いだと気づき病状がそれから少しずつ良くなっていきました。

　口数も減り病気が落ち着いた頃、父が福島から面会に来て、しばらくして東京の病院から福島の病院に転院となりました。面会から帰る父の後姿を見て、背中がとても小さく見え父が不憫に思えました。今まで私のやって来たことで父には苦労ばっかりかけたなと、私は心を入れ替えようとその時誓ったのです。

　福島に転院し、最初のうちは場所が変わったせいか、妄想が少しありました。「俺は東京から来た医者だ」という妄想があり、2〜3日医者気分で病棟を歩いてました。そんな妄想も1週間位で消え、しばらくして病状も落ち着いて、院外作業に出されました。院外作業は、養鶏場の仕事で、仕事はにわとりの糞出しやワクチンや卵洗いなどで朝9時頃〜夕方5時頃までででした。一日800円の仕事で患者の手元に残る金は病院に差し引かれて350円でした。毎日休まず働いても、月7,000円にしかなりません。私は福島の病院に行ったら模範的な患者になろうと思っていたので、真面目に養鶏場を最初2年位それから10年と働きました。最初2年位働いた頃、病になり、1年位休んだあと、カセットの部品の工場で1年半働き、それから違う工場で1年半働き、そしてまた養鶏場で10年余り働きました。

　それだけ働いても退院の話はまだ出ませんでした。さすがにこの病院はおかしいと思うように私はなりました。そして養鶏場をやめました。私の症状の方は、その頃何年も病気が起きなかったです。私は働いても退院出来

なかったのですが、中には働かなくても退院して行く人が何人も病院にはいました。私は何か、この病院はおかしいと思うようになったのです。

そう思いながらも作業をやめてからも退屈な日が続くので院内作業をして働くことにしました。院内作業は給食作業です。給食作業は毎食の配膳や洗い物、ゴミ捨てなど、雑用の仕事です。一日350円、患者の手元には差し引かれて一日175円です。給食作業は13年か14年働きました。それだけ働いても、退院の話は出ませんでした。今度こそやめようと思い仕事をやめました。やめてからは作業療法というので、ソフトボールや卓球や絵画などをしました。

大地震（東日本大震災）が3月11日福島県に起きました。その時、私はホールで玩具のボウリングを楽しんでいました。「グラッ。グラッ。」と揺れ廊下の配管が落っこって来て水が噴き出し、床に40cm位たまりました。私はあわてて服を着替えうずくまっていたら、「時男さんこっちこっち！」とケースワーカーに先導され逃げました。そして次の日、茨城交通のバスが病院の前に迎えに来て病院の患者さんの大移動がはじまりました。

最初私たちは三春町の 要田中学校の体育館に避難をして、茨城県の県立病院、国立総合病院、民間の精神科病院と転院しました。最後の病院には1年半入院し退院しました。福島の病院では、なかなか退院出来なかったけど茨城の病院では1年半で退院できたのです。今考えると不思議でしょうがありません。福島で働きづくめで退院出来なかったのに、茨城では1年半で退院、どこに病院の違いがあるのでしょうか。

私が入院していた福島の病院は評判があまり良くありませんでした。「あの病院は東大に入学するくらい退院が難しいんだよ」と患者も皆、言っていました。あとで知ったのですが精神病院に一年間に一人入院させておくと約500万円の収入があるとドキュメンタリーのテレビ番組で知りました。福島の病院では何十年と入院している患者が多数いました。病状が良くてもなんらかの事情で退院できない人がいます。私が原告に立った訳は、こういう人たちのために良くなっても退院出来ない医療保護入院の人や社会的入院、施設症の人のために何か自分にできることはないかと考えたからです。全国にはこういう人が今もいっぱいいます。私はこういう人のためにも、日本の精神医療を少しでも良くするための裁判の原告の先駆けとなり頑張りたいと思っています。

| 理解を深めるための参考文献

●厚生労働省ウェブサイト「精神科救急医療体制整備に係るワーキンググループ　報告書」（令和3年1月22日）.
地域包括ケアシステム構築の理念を踏まえて、平時の医療や相談対応、救急医療施設の確保などについて、評価に基づく精神科救急医療体制調整委員会での調整、体制整備を図ることなど、具体的な方向性が示されている。

●厚生労働省ウェブサイト「精神科救急体制整備に係る基本的事項」（令和2年8月28日）第1回精神科救急医療体制整備に係るワーキンググループ（資料2）.
精神科救急医療体制整備の全体像やこれまでの取り組み、課題が、調査、統計資料を基に示されており、現状や課題を理解しやすい。

●厚生労働省ウェブサイト「精神障害にも対応した地域包括ケアシステムの構築に係る検討会　報告書」（令和3年3月18日）.
だれもが暮らしやすい共生社会を築く地域包括ケアシステムの構築の視点にたち、設置した精神科救急医療体制整備のワーキンググループ検討結果も踏まえ、支援体制やかかりつけ医、医療機関、支援機関などの役割や課題、今後の体制整備の在り方を示している。

●『2020年度　認知症初期集中支援チーム員研修テキスト（第2版）』国立研究開発法人 国立長寿医療研究センター，2020年3月.
認知症初期集中支援推進事業の趣旨、事業の評価のためのチェックリスト、「認知症総合的アセスメント」、チーム員会議、体制整備に向けた手法の詳細が示されている。

●厚生労働省ウェブサイト「認知症施策の総合的な推進について」（令和元年6月20日），第78回社会保障審議会介護保険部会（資料2），厚生労働省.
認知症の原因疾患の状況、認知症の人の将来推計、これまでの取組みと新オレンジプランの取組みなど、認知症の総合的な取組みの進捗と計画が示されている。

●岩上洋一・全国地域で暮らそうネットワーク『地域で暮らそう！精神障害者の地域移行支援・地域定着支援・自立生活援助導入ガイド』金剛出版，2018.
「にも包括」構築の中で、精神科病院入院者の地域移行・地域定着をどのように進めるか、事例を通して具体的な制度活用の方法を示したガイドブック。

柴山雅俊	（しばやま　まさとし）	商船三井医務室　精神科医…………………………………第1章6節G
城田晴夫	（しろた　はるお）	駒澤大学文学部社会学科　非常勤講師…………………………第1章3節
長坂和則	（ながさか　かずのり）	静岡福祉大学社会福祉学部　教授…………………………キーワード集
中島　直	（なかじま　なおし）	多摩あおば病院　副院長／診療部長………………………第4章4節
中村　敬	（なかむら　けい）	東京慈恵会医科大学森田療法センター　名誉センター長………第2章3節A
名和界子	（なわ　くにこ）	斗南会　秋野病院　公認心理師・臨床心理士………………第1章5節B
新井山克徳	（にいやま　かつのり）	医療法人財団　青溪会　駒木野病院生活医療部副部長　ソーシャルワーク科
		………………………………………第3章3節、第4章1節・3節
長谷川眞砂子	（はせがわ　まさこ）	さいたま市立病院患者支援センター　ソーシャルワーカー………第4章5節
幅田加以瑛	（はばた　かいえ）	福井大学医学部　病態制御医学講座　精神医学　助教………第2章4節A-B
原　敬造	（はら　けいぞう）	原クリニック　院長………………………………………第2章6節E
福岡彩加	（ふくおか　あやか）	福井大学医学部　病態制御医学講座　精神医学　医員
		………………………………………第1章5節C、第2章2節
福山敦子	（ふくやま　あつこ）	NPO法人ハートフル　訪問看護ステーション聲　精神看護専門看護師
		………………………………………………………第2章6節C
三家英明	（みつや　ひであき）	三家クリニック　院長……………………………………第2章6節A-B
森岡由起子	（もりおか　ゆきこ）	聖学院大学心理福祉学部特任教授　大正大学名誉教授………第1章5節B
森山拓也	（もりやま　たくや）	城西国際大学福祉総合学部　准教授……………………第2章3節C-D
吉池毅志	（よしいけ　たかし）	大阪人間科学大学人間科学部　准教授……………………第4章2節E-H
四本かやの	（よつもと　かやの）	神戸大学大学院保健学研究科　准教授……………………第2章5節

コラム執筆者（五十音順）　　　　　　　　　　　　　　　　　　　　執筆分担

伊藤時男	（いとう　ときお）	精神医療国家賠償請求訴訟　原告……………………………第5章2節コラム
氏家靖浩	（うじいえ　やすひろ）	仙台大学健康福祉学科　教授………………………………第4章6節コラム
門屋充郎	（かどや　みつお）	NPO法人　十勝障がい者総合相談支援センター　所長…第4章2節コラム
熊谷彰人	（くまがい　あきひと）	医療法人社団　翠会本部　副本部長………………………第3章2節コラム
髙田知二	（たかた　ともじ）	地方独立行政法人　岐阜県立多治見病院　精神科部長……第3章3節コラム
知名純子	（ちな　じゅんこ）	まるいクリニック　医務部長　認定精神保健福祉士………第2章6節コラム

精神医学と精神医療
【新・精神保健福祉士シリーズ1】

2023(令和5)年3月30日　初　版1刷発行

編　者　高岡　健・古屋龍太

発行者　鯉渕友南

発行所　株式
　　　　会社　弘文堂　101-0062　東京都千代田区神田駿河台1の7
　　　　　　　　　　　TEL 03(3294)4801　振替 00120-6-53909
　　　　　　　　　　　https://www.koubundou.co.jp

装　丁　水木喜美男

印　刷　三美印刷

製　本　井上製本所

ISBN978-4-335-61125-4

新・精神保健福祉士シリーズ 全21巻

福祉臨床シリーズ編集委員会/編

2021年度からスタートした新たな教育カリキュラムに対応！

新・精神保健福祉士シリーズ
1
精神医学と精神医療

シリーズの特徴

精神保健福祉士の新カリキュラムに対応した全面改訂版を編むにあたり、①血の通ったテキスト、②実践の哲学を伝えるテキスト、③現状変革・未来志向のテキスト、④現場のリアルを伝えるテキスト、⑤平易で読みやすいテキスト、の5点を基本的な編集方針としました。
精神保健福祉士をめぐる時代状況の変化とともに、本シリーズもまた新陳代謝を図り、新しい価値と哲学を発信していければと願っています。

新・社会福祉士シリーズ 全22巻

福祉臨床シリーズ編集委員会/編

2021年度からスタートした新たな教育カリキュラムに対応！

新・社会福祉士シリーズ 1

医学概論

シリーズの特徴

社会福祉士の新カリキュラムに合致した科目編成により、社会福祉問題の拡大に対応できるマンパワーの養成に貢献することを目標とするテキストです。

たえず変動し拡大する社会福祉の臨床現場の視点から、対人援助のあり方、地域福祉や社会福祉制度・政策までをトータルに把握し、それらの相互関連を描き出すことによって、社会福祉を学ぶ者が、社会福祉問題の全体関連性を理解できるようになることを意図しています。

◎＝精神保健福祉士と共通科目